全国卫生产业企业管理协会治未病分会
中国民族医药学会医史文化分会　联合组织编写
中关村炎黄中医药科技创新联盟

话说国医

四川卷

丛书总主编　温长路

本书主编　章红梅

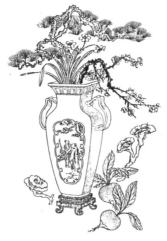

河南科学技术出版社
· 郑州 ·

图书在版编目（CIP）数据

话说国医. 四川卷/章红梅主编. —郑州：河南科学技术
出版社，2017.1
ISBN 978-7-5349-8013-8

Ⅰ.①…话 Ⅱ.①…章 Ⅲ.①-中医学-医学史-四川省
Ⅳ.①R-092

中国版本图书馆 CIP 数据核字（2015）第 260049 号

出版发行：河南科学技术出版社
　　　　　地址：郑州市经五路 66 号　　邮编：450002
　　　　　电话：(0371) 65737028　65788613
　　　　　网址：www.hnstp.cn
策划编辑：马艳茹　高　杨　吴　沛
责任编辑：吴　沛
责任校对：李振方
封面设计：张　伟
版式设计：王　歌
责任印制：张　巍
印　　刷：河南新华印刷集团有限公司
经　　销：全国新华书店
幅面尺寸：185 mm×260 mm　　印张：19.75　　字数：289 千字
版　　次：2017 年 1 月第 1 版　　2017 年 1 月第 1 次印刷
定　　价：79.00 元

总　序

　　国医，是人们对传统中国医学的一种称谓，包括以汉民族为主体传播的中医学和以其他各不同民族为主体传播的民族医学，与现代习惯上的"中医学"称谓具有相同的意义。她伴随着数千年来人们生存、生活、生命的全过程，在实践中历练、积累，在丰富中沉淀、完善，逐渐形成了具有中国哲学理念、文化元素、科学内涵的，在世界传统医学领域内独树一帜的理论体系，为中华民族乃至全世界人民的健康做出了重大贡献。

　　中医具有鲜明的民族特征和地域特色，以其独特的方式生动展示着以中国为代表的、包括周边一些地区在内的东方文化的历史变迁、风土人情、生活方式、行为规范、思维艺术和价值观念等，成为中国优秀传统文化的有机组成部分和杰出代表，从一个侧面构建和传承了悠久、厚重的中国传统文化。自岐黄论道、神农尝百草、伏羲制九针开始，她一路走来，"如切如磋，如琢如磨"（《诗经·国风·卫风》），经过千锤百炼，逐渐形成了包括养生文化、诊疗文化、本草文化等在内的完整的生命科学体系，也是迄今世界上唯一能够存续数千年而不竭的生生不息的医学宝藏。

　　中国幅员辽阔，在不同的区域内，无论是地貌、气候还是人文、风情，都存在着较大差异。因此，在长期发展过程中也形成了具有相同主旨而又具不同特质的中医药文化。其方法的多样性、内容的复杂性、操作的灵活性，都是其他学科不可比拟也不能替代的。在世人逐渐把目光聚焦于中国文化的今天，国学之风热遍全球。国学的核心理念，不仅存在于经典的字句之中，重要的是蕴结于中国人铮铮向上的精神之中。这种"向上之气来自信仰，对文化的信仰，对人性的信赖"（庄世焘《坐在人生的边上——杨绛先生百岁答问》），是对文化传统的认知和共鸣。"文化传统，可分为大传统和小传统。所谓大传统，是指那些与国家的政治发展有关的文化内容，比如中国汉代以后的五行学说，就属于大传统。"（李河《黄帝文化莫成村办旅游》）无疑，中医是属于大传统范畴的。中国文化要全面复兴，就不能不问道于中医，不能失却对中医的信仰。要准确地把握中医药文化的罗盘，有必要对中医学孕育、形成、发展的全过程进行一次系统的梳理和总结，以从不同的地域、不同的视角、不同的画面全方位地展示中医学的深邃内涵和学术精华，为中医学的可持续发展，特别是众多学术流派的研究提供更多可信、可靠、可用的证据，为促进世界各国人民对中医更深层次的了解、认同和接受，为文化强国、富国战略的实施和中医走向世界做出更大的贡献。如此，就有了这个组织编撰大型中医药文化丛书《话说国医》的想法和策划，有了这个牵动全国中医学术界众多学者参与和未来可能影响全国众多读者眼球的举动。

《话说国医》丛书，以省（直辖市、自治区）为单位，每省（直辖市、自治区）自成一卷，分批、分期，陆续推出。丛书分则可审视多区域内的中医步履，合则能鸟瞰全国中医学之概观。按照几经论证、修改、完善过的统一范式组织编写。丛书的每卷分为以下四个部分：

第一部分——长河掠影。讲述中医从数千年的历史中走来，如何顺利穿越历史的隧道，贯通历史与现实连接的链条，是每卷的开山之篇。本篇从大中医概念入手，着眼于对各省（直辖市、自治区）与中医药发展重大历史事件关系的描述，既浓彩重笔集中刻画中医药在各地的发展状况和沧桑变迁的事实，又画龙点睛重点勾勒出中医学发展与各地政治、经济、文化的多重联系。在强调突出鲜明思想性的原则下，抓住要领、理出线条、总结规律、突出特色，纵横历史长河，概说中医源流，彰显中医药文化布散于各地的亮点。

第二部分——历史人物。该部分是对各地有代表性的中医药历史人物的褒奖之篇。除简要介绍他们的生卒年代、学术履历、社会交往等一般项目外，重点描述他们的学术思想、学术成就和社会影响。坚持按照史学家的原则，实事求是，秉笔直书，不盲目夸大，也不妄自菲薄，同时跳出史学家的叙述方式，用文学的手法将人物写活，把故事讲生动。其中也收入了一些有根据的逸闻趣事，并配合相关图片，以增加作品的趣味性和可读性，拉近古代医家与现代读者的距离。

第三部分——往事如碑。该部分表现的主题是在中国医学史上值得记上一笔的重大事件：第一，突出表现自然灾害、战争、突发疫病等与中医药的关系及其对医学发展的客观作用；第二，重点反映中医地域特色、不同时期的学术流派、药材种植技术与道地药材的形成等对中医药理论与实践传承的影响；第三，认真总结中医药在各个历史时期对政治、经济、文化生活等产生的积极作用。以充分的史料为依据，把中医药放到自然的大环境、社会的大背景下去考量，以充分显示她的普适性和人民性。

第四部分——百年沉浮。即对 1840 年以来中医药发展概况的回顾和陈述，特别关注在医学史上研究相对比较薄弱的民国时期中医药的发展状况，包括中医的存废之争、西学东渐对中医的挑战和影响，以及新中国成立、中医春天到来后中医药快速发展的情况和学术成就等。梁启超说："凡在社会秩序安宁、物力丰盛的时候，学问都从分析整理一路发展。"（《中国近三百年学术史》）通过对不同阶段主要历史事实的综合和比对，借镜鉴、辨是非、放视野、明目标，以利于中医未来美好篇章的谱写。

作为中医药文化丛书，《话说国医》致力于处理好指导思想一元化与文化形式多样性的关系。在写作风格上，坚持以中医科学性、思想性、知识性为导向，同时注重在文化性、趣味性、可读性上下功夫，以深入浅出的解读、趣味横生的故事、清晰流畅的阐释，图文并举，文表相间，全方位勾画出一幅中医学伟大、宏观、细腻、实用的全景式长卷。参加本书编纂的人员，都是从全国各地遴选出的中医药文化研究领域内的中青年中医药学者，他们头脑清、思维新、学识广、笔头快，在业内和社会上有较大影响和较高声誉，相信由他们组成的这支队伍共同驾驭下的这艘中医药文化航母，一定会破浪远航，受到广大读者的支持和欢迎！

丛书在全国大部分省、市、自治区全面开始运作之际，写上这些话，也算与编者、作者的一种交流，以期在编写过程中能对明晰主旨、统一认识、规范程序起到些许作用；待付梓之时，就权作为序吧！

温长路

2012 年 12 月于北京

前　言

四川历史悠久，古时为梁州及巴、蜀立国之域，故称"巴蜀"或"蜀"。至宋真宗咸平四年（1101年）分设益州路、梓州路、利州路、夔州路，谓之川陕四路，进而省称为"四川"，后世以之为四川得名之由。当然，也有人认为四川得名之由，因其境内有岷江、金沙江、石亭江、嘉陵江四大川。清代置四川省，沿用至今。

四川所处的地理位置是独特的，西起景色壮丽的康藏高原，东至绵亘曲折的大巴山麓，北始巍峨峻拔的剑门群峰，南到温暖湿润的金沙江河谷，其间地理条件复杂多样，既有千里草原和丘陵平畴，也有雄险幽秀的山川林海。正是这样一个特征十分鲜明的地理区域，把蜀地阻隔成一个相对独立的、较为安全的地区，社会经济、文化呈现繁荣景象，到了唐代遂有"一扬二益"的说法。据《陈子昂集》载，唐代"国家富有巴蜀，是天府之藏。自陇右及河西诸州军国所资，邮驿所给，商旅莫不皆取于蜀。又京都府库，岁月珍贡，尚在其外。"清人徐心余在为《蜀游见闻》所作的序中说："四川一省风景之美，名胜之多，物产之饶，矿苗之富，殆为天下冠，除海货外，应有尽有，良足闭关自守，此殆他省莫能抗衡者。"

多元的气候环境、复杂的地形条件、肥沃的地质土壤，这些都有利于多种药材的生长，也使得其呈现出明显的区域性特征或地带性分布。四川药材品种丰富，加上悠久的栽培、饲养历史及精细领先的加工技术，故素有"药库"之称。《神农本草经》记载产自巴蜀境内的药物就将近 80 种，占所载药材总数的 1/5 左右。《新修本草》所记载的药材，产于四川地区的约占 1/3。故古谚有云："天下有九福，药福数西蜀。"据统计，目前川药有药用植物 3 962 种，药用动物 344 种，药用矿物 44 种。药物种类占全国的 75%，居全国第一。药材常年种植面积、产值和产量，均占全国 1/10 左右。不仅如此，由于川药品质上乘，加之许多药材为川地所独有，故使四川成为历代王朝重要的贡品药材基地。唐代贡品药材，据《新唐书·地理志》的粗略统计，总共有 110 项，而四川竟有 43 项之多，居全国之首。南宋文天祥《赠蜀医钟正甫》诗中，便有"炎黄览众草，异种多西川"的盛誉。

蜀地特殊封闭的地理环境和灵秀山川，使得这片土地有幸避免战乱，形成一个相对安定和繁荣的社会环境，成为文人学士及达官贵仕都望风而入的避难之地，"天下人才皆入蜀"的局面，为这个特殊的文化宝地注入了新的血液。在历史的长河中，四川这片土壤不仅孕育和造就了绚丽灿烂的古代文明和古代科技，同时也孕育和造就了辉煌的中医药科技成就及一大批名垂古今的医药学家，为祖国科技文化的繁荣和人类生生不息的生命繁衍做出了巨大的贡献，成为一颗独放异彩的明珠。据统计，截至民国年间，见诸文献的四川医家多达千余人，各种医学著述七百余种，成为名副其实的"医乡"。历代四川医家给后世留下的无论是救死扶伤的人道主义精神，精勤不倦、博极医源的学习态度，精湛超凡的医学技能，灵活多变、不拘一格的临症诊治经验，互尊同道的思想作风，还是勤勉不懈、笔耕不辍的治学理念，勇挑重担的社会责任意识，都是一份特别值得借鉴、继承和弘扬的独具特色的宝贵的文化财富。

四川中医，跟其他各地中医的发展一样，经历了太多的坎坷和斗争。早在唐代，西方医学便随着宗教的传入而进入我国。至明崇祯十三年（1640 年），西方医学通过传教士经广元入川，并到成都传播。之后，各国传教士不断入川，建立各类医院，从事西医诊治活动。随着西医的推广和普及，加之国民政府"废止中医"的议案，使得四川中医药受到严重的冲击。为了守护祖国医学，四川中医人士纷纷奔走相告，成立各级医学团体和组织，创办各类中医刊物，进行强烈抗议。1949年以前，四川从未建立过正规的中医研究机构，少数私立的中医学校及中医院也因缺乏资金、政府歧视以及社会动乱等多种因素，不仅设备简陋、规模极小，设立时间也很短暂。尽管如此，在 1905~1949 年这 40 多年的时间里，全省的中医学校共培养出上千名中医人员，其中不乏名医大家，分布各地，服务社会，粉碎了国民政府废止中医的企图，使得中医学在斗争中得以发展，为新中国成立后的中医办学提供了宝贵经验，也为祖国医学和四川中医的发展做出了巨大的贡献。

在温长路教授的策划、指导和帮助下，四川医药文化得以再次全面搜集、整理和编撰。全书共分四部分，即：长河掠影、星光璀璨、往事如碑、百年沉浮。由于资料有限，还有许多四川医家、医事未能载入书中，此乃一大憾事。此外，本书在编撰过程中，虽按总体要求在内容、体例及用语等方面进行了一些斟酌，因编者能力所限，仍难免疏漏、不尽人意之处，希望得到同道、读者的谅解和完善。

章红梅

2015 年 10 月

目　录

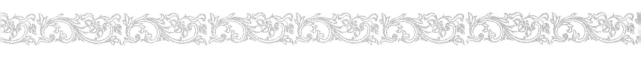

长河掠影

星光璀璨

22

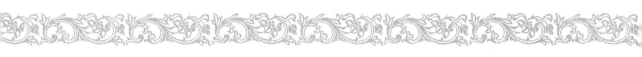

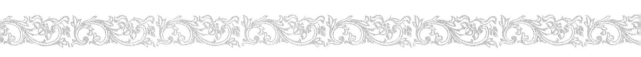

百年沉浮

长河掠影

2

四川（含重庆）历史地理概况

1. 地理位置

四川（包括今重庆市）位于中国西南腹地、长江上游，介于东经97°21′~110°11′和北纬26°03′~34°19′，东西长1 075千米，南北宽921千米。北连青海、甘肃、陕西，东邻湖南、湖北，南接云南、贵州，西衔西藏。据《尚书·禹贡》记载，古人将中国划分为九州，即徐州、冀州、兖州、青州、扬州、荆州、梁州、雍州和豫州，四川大致位于梁州。四川的西部是青藏高原东麓和横断山脉，南连云贵高原，北近秦岭，东接湘鄂西山地，四面山地环绕，形成中国四大盆地之一，囊括四川中东部和重庆大部的四川盆地，地处四川中部、盆地西部的成都平原，更是盆中之盆，平原土地表土质结构良好，易于耕作，有"百种百收"之誉。

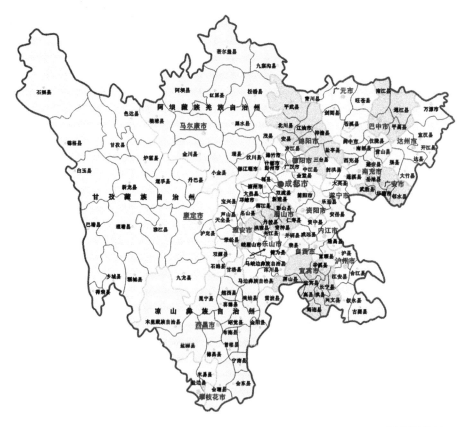

四川省地图

2. 历史悠久

四川历史悠久，人杰地灵，沃野千里，物产丰富，经济繁荣，文化昌盛，自古就有"天府之国"的美誉，也是巴蜀文化的摇篮。据考古发现，早在 200 多万年前，四川便开始有了人类活动。20 世纪 80 年代在重庆巫山县发现的"巫山人"化石，其推测巫山人活动时间距今 201 万~204 万年，比云南元谋人还早 30 万年，是中国境内迄今发现最早的人类化石。1951 年在四川资阳县发现的资阳人，生活年代距今 7 500 年左右。四川境内已被命名的旧石器时代文化遗址还有资阳鲤鱼桥文化、汉源富林文化、成都羊子山文化、简阳龙垭遗址、攀枝花回龙湾遗址、重庆铜梁文化等。四川境内的新石器时代遗址更是多达 200 多处。说明早在上古时期，四川就已经是人类活动的重要区域。

远在大约 5 000 年前，成都地区就已经有原始人类部落聚居。在上古神话传说中，有很多关于上古四川先王活动的记载，如大禹岷江治水、杜宇魂化鹃鸟、苌弘血化碧玉等。1986 年发掘出土的广汉三星堆文化遗址，是距今 2 800~4 800 年的古蜀国政治和经济中心。2001 年发掘出土的成都金沙文化遗址，属商周时代的古蜀文化遗存，距今 2 650~3 250 年，是继三星堆文明之后，古蜀国的又一个政治、经济和文化中心。三星堆遗址和金沙遗址的发现，说明在夏商时期甚至更早，蜀人就已经迁入了成都平原。经历了蚕丛、柏灌、鱼凫三代蜀王之后，大约相当于中原西周末期，杜宇王朝建立，其势力基本覆盖了整个四川盆地。春秋早期，杜宇禅位于治水有功的蜀相鳖灵，鳖灵建立了开明王朝，直至战国末年。杜宇、开明对川西地区的开发有着极为重要的贡献，因此长期受到蜀地人民的崇敬。公元前 316 年，秦惠文王派张仪、司马错入川，改蜀国为蜀郡。此后，成都就一直成为中国西南地区的政治和经济中心。

今重庆市所辖地区，位于四川东部，由商周时期原居湖北荆州云梦泽和湖南岳阳城陵矶一带的巴族人入川后建立的巴国发展而来，巴国先后在平都（今重庆市丰都区）、枳（今重庆市涪陵区）、江州（今重庆市）、垫江（今重庆市合川区）以及阆中（今四川省阆中市）建都。至战国末年为秦所灭，秦统一全国后设巴郡。

因巴、蜀两地共处长江上游地区，经济、文化共通，故并称"巴蜀""巴山蜀

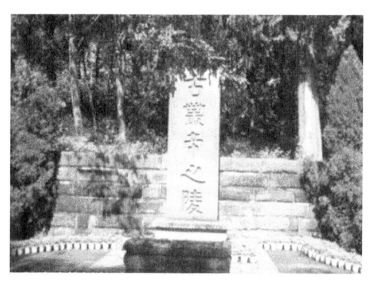

郫县丛帝陵

水"。汉代设十三州，将巴、蜀并为益州。汉末三国时刘备集团在益州建立政权，史称蜀汉。晋代分为梁、益二州。唐太宗贞观元年，改益州为剑南道，梁州为山南道，唐玄宗时分山南道为东、西二道，唐肃宗时分剑南道为东、西两川，唐太宗时将剑南东道、剑南西道和山南西道置三道节度使，合称为"三川节度使"或"剑南三川"。此"三川"即今之四川。宋代设十五路，后又增至二十三路。其中四川地区分置西川路和峡西路，后分西川路为东、西二路（即梓州路和益州路），分峡西路为利州路和夔州路，合称川峡四路，简称四川路，四川因此得名。或说四川是因境内有岷、泸（金沙江）、雒（石亭江）、巴（嘉陵江）四大川而得名。元代设四川行省，明代设四川布政司，清代设四川省，均沿用四川之名。新中国建国初期，分为川东、川南、川西、川北四行署，后合并恢复四川省。

3. 天府之国

四川拥有得天独厚的地理环境，川西是高原山地，川东是沃野平原，其间河流纵横交错，气温、土壤、降水量等条件优越，非常适宜农业的发展。四川的盐、铁等矿产资源也很丰富。而古代川人勤于治水，也对农业生产起到了积极的促进作用。据文献记载，大禹就出生在岷山之中的石纽（今四川汶川县）。公元前250年前后，秦国蜀郡守李冰父子在蜀人世代治水的基础上，修筑都江堰水利工程，控制了水患。

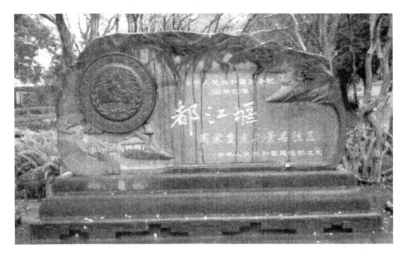

都江堰

其后蜀人治水，历代皆有。由于长期的对水害的治理和对水利的开发利用，成都平原成为当时全国最重要的粮仓。左思《蜀都赋》："沟洫脉散，疆里绮错，黍稷油油，粳稻莫莫。"为四川赢得了"天府之国"的美誉。诸葛亮《隆中对》："益州险塞，沃野千里，天府之土……民殷国富……。"《华阳国志·蜀志》："灌溉三郡，开稻田，于是蜀沃野千里，号为陆海，旱则引水浸润，雨则杜塞水门，水旱从人，不知饥馑，时无荒年，天下谓之天府也。"

自西汉时期起，巴蜀地区的经济实力逐渐超越关中和中原的先进地区，居全国之首。西汉前期，关中、山东、江南等地都曾出现各种天灾与饥荒，全凭巴蜀的支援才得以安度。西汉之后，巴蜀地区隶属蜀汉政权。一方面，在蜀相诸葛亮的励精图治之下，社会经济得以发展；另一方面，由于蜀汉政权举国之力投入对外作战，民力消耗极大。西晋至隋统一期间，内部争战不休，局势一直处于动荡之中，社会经济处于停滞状态。唐宋时期，巴蜀地区的经济文化得到全面恢复和发展，唐代巴蜀与扬州并称"扬益"，北宋时称"扬一益二"。宋末至清初，四川在空前的战乱下，人口锐减，经济凋敝。明初与清初两次推行大规模的移民运动，史称"湖广填四川"。两次移民使人口缺乏的四川获得大批劳动力，社会经济得到迅速恢复。而以移民为主体组成的社会，也使四川地区形成了包容开放的文化氛围。

由于四川物资丰富、交通便利以及易守难攻的特殊地理位置，在 1937 年至 1946 年抗日战争期间，重庆被当时的国民政府定为"战时首都"和"永久陪都"。四川成为抗日战争的大后方，中国沿海沿江的各类工矿企业、高等学校和文化团体也纷纷内迁至四川，为中国的抗日战争和世界反法西斯战争取得胜利做出了重要贡献。第二次国内革命战争时期，中国工农红军一、二、四方面军先后长征进入四川。红四方面军于 1932 年 12 月至 1935 年 4 月，在四川东北及与陕西接壤地区，建立了川陕革命根据地，面积 42 000 多平方公里，人口达 700 万，是当时全国第二大革命根据地。新中国成立后，20 世纪 60 年代实行三线建设战略，四川省为三线建设重点地区之一。

1997 年，原四川省重庆市、涪陵市、万县市、黔江地区从四川省划出，组建为新的中央直辖市——重庆市。虽然在行政区划上分开了，但是在经济、文化、生活习俗等方面，重庆与四川依然保持着一种天然的亲密关系。

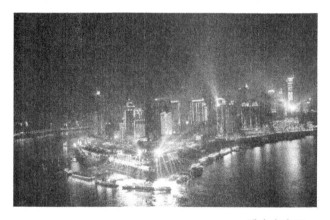

重庆市容图

四川古代至近代中医药发展简史以及与四川社会经济历史发展的关联

1. 璀璨文明

在长期的历史发展过程中，四川可谓人杰地灵，积累了丰富多姿的古代文明，在文学、书画、戏曲、音乐、舞蹈等文学艺术领域和水利、冶金、井盐开采、石油天然气开采、造纸、印刷术、天文历算、织锦等科学技术领域，都取得了令人瞩目的成就，涌现出无数的文人高士、名著大家，可谓群星璀璨，盛极一时。尤其是两汉时期和唐宋时期，由于重视教育、政治清明，且相对远离战乱，人民安居乐业，因而经济建设和文化发展一度在全国居于领先地位。

举世闻名的都江堰水利工程，不仅是中国古代最伟大的水利工程，也是全世界最古老的、迄今仍使大面积农田和城市受益的水利工程，其灌溉面积之大、设计建造之科学合理、耗费投资之低以及所获综合经济效益之高，都占据了世界之最的地位。都江堰长期为成都平原的农业生产、交通运输发挥着巨大的促进作用，为四川地区成为"天府之国"奠定了坚实的基础，因地制宜的巧妙设计和"深淘滩，浅包鄢（后改为低作堰）"的水利维修准则，也历来受到人们的高度重视。

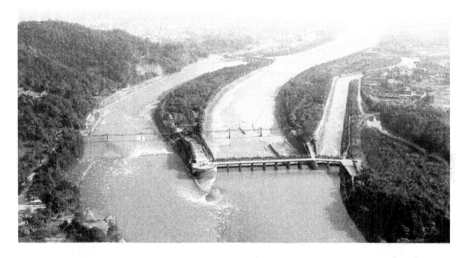

都江堰图

青铜文明是早期人类文明所经历的一个重要时期，蜀地自古出产铜矿，《华阳国志·蜀志》记蜀地之宝，其中有"铜、铁、铅、锡……空青"。空青是一种铜矿石，即蓝铜矿，含铜量达 55.3%，与铅、锡都是冶铸青铜的重要原料。李时珍《本草纲目》卷一○引《名医别录》："空青，生益州山谷及越西山有铜处，铜精熏则生空青，其腹中空，三月中采，亦无时。能化铜铁铅锡作金。"巴蜀地区的青铜文明以三星堆祭坑出土的古蜀王国青铜器为代表，其合金成分与中原青铜器相比自成体系、独具一格，其青铜铸造技术中的铜焊工艺，则领先中原地区几百年。

与此同时，蜀中的黄金加工工艺也达到了当时全国的最高水平。秦汉以后，巴蜀地区的钢铁冶铸得到长足发展，刀剑铸造以百炼钢技术闻名于世。

盐是古人生活不可或缺的必需品，李冰在蜀中兴修水利的同时，也开出了中国、也是全世界的第一口盐井。《华阳国志·蜀志》："秦孝文王以李冰为蜀守，冰能知天文地理，……又识察水脉，穿广都盐井。"秦代四川地区有 3 个县，到汉代已经有 18 个县有盐井。盐井的开凿，为巴蜀地区提供了大量食盐，为开采食盐而逐渐发展起来的钻井、固井、治井、采卤等技术，也成为现代石油、天然气开采技术的渊薮。据史料记载，四川早在西汉前期就已经挖成了天然气井，并以天然气为燃料用来煮盐。明代出现了人工钻凿的油井。对此李时珍在《本草纲目》卷九记载："正德末年，嘉州开盐井，偶得油水，可以照夜，其光加倍。沃之以水则焰弥甚，扑之以灰则灭。作雄硫气，土人呼为雄黄油，亦曰硫磺油。近复开数井，官司主之。次亦石油，但出于井耳。"

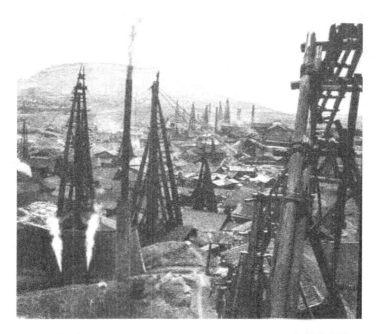

自贡盐井图

自汉代至宋代，四川地区曾经是我国造纸业和印刷业的中心地区之一。在此基础上，刻印了全世界最早的纸币"交子"。我国自古以丝绸闻名，据考证，"中国"的英文名"China"一词，其实是由古印度语"Cina"和古希腊语"Serice"演变而来，二者的含义均为"丝之国"。根据三星堆出土文物以及史料佐证，"丝国"所在乃是古蜀国，也就是现在的成都平原[1]。巴蜀地区是公认的我国古代最早、最重要的养蚕、治丝、织锦的中心地区之一。《说文解字》："蜀，桑中蚕也。"古蜀先民第一代先王为蚕丛氏，居于蚕陵（今四川茂县）。蚕桑始祖是黄帝之妃嫘祖，乃四川盐亭人。正是由于农业和蚕桑业的发达，蜀国的布帛、金银为秦国所觊觎，才会被秦国所吞并。秦汉时期，巴蜀的丝织业达到当时全国的先进水平，整体规模仅次于齐鲁地区。汉代以后巴蜀丝织业以蜀锦为代表，织造技术极为精良，产量也很大，因此朝廷在成都专门置办锦官，以管理丝织业。因此成都又称为"锦官城"或"锦城"。

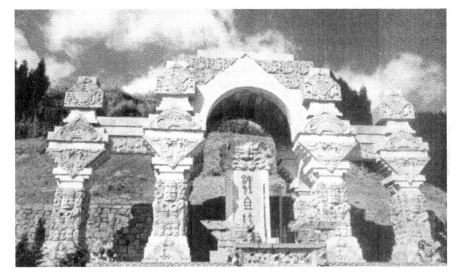

盐亭嫘祖陵

技术的先进、手工业的发达，使巴蜀地区的经济水平也居于全国的前列。特别是南宋时期，巴蜀地区的人口达到 1 295 万，占全国的 23.2%，而其财赋收入占整个南宋的 1/3，供应的军粮也占 1/3。宋末元初，巴蜀地区抵抗蒙古骑兵的入侵长达半个世纪，为此付出了惨重的代价。其后又经历元末明初和明末清初的战乱，造成社会动荡，人口锐减。

---

[1] 刘兴诗. China 释义新探 [J]. 四川文物，1999（2）：56-58.

经济的发展，移民的迁入，使文化交流日益频繁。汉初文翁兴学，使巴蜀地区的文化得到长足发展。文学领域，西汉有司马相如、扬雄、王褒等，唐宋时期有李白、苏轼等，更有王勃、卢照邻、高适、岑参、杜甫、白居易、刘禹锡、黄庭坚、陆游等众多的文人墨客游历巴蜀，留下了不可胜数的名篇佳作。

不仅如此，四川在医药学领域，也涌现出大量的名医名家和众多的学术成果，成为祖国传统医学中的一方重镇。

2. 中药之库

适宜的土壤、温度和湿度，是各种中药材生产和优质遗传的条件。四川幅员辽阔，地形复杂，兼有山地、高原、河流、平原，包括了亚热带、温带和高原雪山等多种气候，地理环境和自然气候得天独厚，因此孕育了十分丰富的药材资源。《山海经》中记载了古代产于巴蜀地区的多种奇异的药物和"不死之树""长寿之实"等。《史记·货殖列传》："巴蜀亦沃野，地饶卮、姜、丹沙、石、铜、铁、竹、木之器。"《华阳国志·巴志》："其药物之异者，有巴戟天、椒。"我国最早的药学专著《神农本草经》和最早记载药物产地的药学专著《名医别录》中，记载产自巴蜀的药物近 80 种，占所载药物总数的 1/5。在后世本草药物文献中，多有以巴蜀或其他四川地名冠称药名者，如川芎、川贝、川乌、川楝子、川附子、川黄连、川牛膝、巴豆、蜀椒、雅连等。

秦汉以降，以《黄帝内经》的成书为标志，医学理论趋于成熟，理法方药体系逐渐趋于完善，东汉末年以及三国两晋南北朝时期，战乱频仍、瘟疫流行，疾病的增加以及战争对医药的直接需要，客观上也促进了医学的发展。这一时期，不仅名医辈出，医药专著涌现，而且开始形成药材市场。三国时期，著名的药材集散地有长安、洛阳、樟树、成都。当时成都的商业繁荣程度已超过魏都洛阳，来自巴蜀和南中（今四川南部及云南、贵州地区）的土特产都在成都集散，其中重要的药材商品有丹砂、犀角、附子、黄连、大黄等。

南朝时期（420—589），长江下游的药业发展迅速，当时的药学名家陶弘景说这里有不断来去的"蜀药及北药"，评价荆州、益州运来的当归、乌头、附子、天雄质量最好。"假令荆益不通，全用历阳（今安徽和县）当归，钱塘（今浙江杭州）三建（指乌头、附子、天雄），岂得相似。"四川产药材不仅种类繁多，而且品质优异，为历代医药学家所称道，其中不少品种还被列为皇家贡品。据《旧唐书》记载，当时朝廷规定四川上贡的药材达 40 余种，四川所辖 40 州中有 34 州均有上贡药材。两宋时期，朝廷十分重视医学，专门建立了校正医书局以收集、整理、编纂医药书籍，又根据王安石变法的"市易法"政策，朝廷对药材实行垄断经营，开办了官药局，是古代医药学发展的一个高峰时期。南宋文天祥《赠蜀医钟正甫》中说："炎黄览众草，异种多西川。"

据 20 世纪 80 年代全国第三次中药资源普查结果，全国中药资源品种总数为 12 807 种，其中植物药 11 146 种。四川共有中药材资源品种为 4 103 种，占全国品种的 36.8%，居全国第三位，药材常年种植面积、产值和产量，均占全国的 10% 左右[1]；另有动物药 320 余种，矿物药 130 余种，因此四川素有"中药之库"的美称。而中医界自古就有"无川不成方"之说，也表明了四川中药的重要地位。四川所产药材中，名贵或质优的品种有：冬虫夏草、川贝母、川芎、附子、麦冬、白芍、黄连、牛膝、天麻、杜仲、厚朴、郁金、白芷、姜黄、鹿茸、麝香、熊胆等。川芎、麦冬、黄连、川贝母、冬虫夏草等不仅是中国出口较早且量大的品种，而且在中国国内的生产和销售占有举足轻重的地位，比如川芎占有国内 90% 以上的市场份额；人工种植中药材超过约 50 万亩，已建立川药规范化种植示范基地 38 个；各种动植物药的年均产量超过 100 万吨，是中国最大的中药材产地。

根据四川省的自然地理条件和药材分布状况，川药划分为四大产区：

（1）四川盆地药材生产区。该区位于四川盆地底部，热量条件优于同纬度的长江中下游地区，主产川芎、麦冬、丹参、白芍、附子、川乌、郁金、姜黄、莪术、泽泻、川白芷、川明参、干姜、佛手、无花果等 1 000~1 500 种。

（2）攀西地区药材生产区。该区包括凉山州、西昌市、攀枝花市、金沙江干热河谷等地，水热条件好，主产芦荟、茯苓、补骨脂、红大戟、穿山甲、川续断、三七、黄芩、防风、砂仁、山柰等 2 400 余种。

（3）盆地周边山地药材生产区。该区药用植物资源丰富，是四川降水量最多

---

[1] 赵立勋. 四川中医药史话 [M]. 成都：电子科技大学出版社，1993.

的地区，中药资源有 1 500~2 000 种，主产天麻、川牛膝、杜仲、厚朴、黄柏、银杏、黄连、金银花、柴胡、辛夷、半夏、红花等品种。

（4）川西北高原及川西高山峡谷药材生产区。该区地势北高南低，海拔 2 500~5 500 米，主要包括阿坝州和甘孜州，环境几乎无污染，盛产大量名贵中药材，主产川贝母、麝香、红豆杉、薯蓣、羌活、党参、冬虫夏草、黄芪、大黄、秦艽、红景天、雪莲花、雪上一枝蒿等约 1 800 种。

四川主要野生和栽培（养殖）中药材品种及其地理分布概括如下。

【川芎】 都江堰市（菊花心川芎）、郫县、彭州市、崇州市。

【川贝母】 阿坝州、甘孜州；以卷叶贝母、暗紫贝母为主。

【附子、川乌】 江油市；以南瓜叶附子为主流品种。

【黄连】 洪雅县、峨眉山市、大邑县（味连）。

【麦冬】 绵阳市、三台县（绵阳麦冬、川麦冬）。

【天麻】 平武县大量栽培，野生资源广布。

【冬虫夏草】 康定县、马尔康县。

【红花】 简阳市、平昌县（川红花）。

【干姜】 四川岷江流域多栽培、犍为县、沐川县主产。

【川牛膝】 天全县（天全牛膝）、洪雅县。

【金银花】 南江县、沐川县（川银花）。

【丹参】 中江县（中江丹参）、平武县（川丹参）。

【补骨脂】 西昌市、金堂县。

【郁金（川郁金）】 双流县、犍为县、崇州市（多栽种绿丝郁金、黄丝郁金）。

【姜黄】 犍为县、崇州市、双流县。

【莪术】 犍为县、崇州市、双流县。

【天冬】 内江市、古蔺县。

【白芍】 中江县（中江白芍）、渠县。

【白芷】 遂宁市（川白芷）。

【黄柏】 荥经县、峨眉山市、洪雅县、通江县（川黄柏）。

【厚朴】 都江堰市、峨眉山市、古蔺县、三台县（川朴）。

【杜仲】 四川各地均有栽培。

【半夏】 南充市、西充县主产，川东北地区多野生。

【金钱草】 四川多野生资源（四川大金钱草）。

【泽泻】 彭山县、都江堰市（川泽泻）。

【麝香】 都江堰市、马尔康县（人工养殖，活体取麝）。

【熊胆】 都江堰市主产（人工养殖，活体引流）。

【辛夷】 北川县主产，四川各地有栽培。

【乌梅】 大邑县、达州市多栽培。

【川续断】 主产凉山州。

【羌活】 甘孜州、阿坝州。

【银耳】 通江县（通江银耳）。

【川明参】 苍溪县、金堂县、巴中市。

【柴胡】 剑阁县（竹叶柴胡多野生，习称"剑柴"；北柴胡多栽培）。

【桔梗】 梓潼县（川桔梗）。

【花椒】 汉源县（川椒、红椒）、茂汶县。

【大黄】 四川北部、西部多栽培。

【党参】 九寨沟县（原南坪县）。

【菊花】 苍溪县、仪陇县、中江县。

【龙胆】 凉山州野生资源丰富。

【川木香】 四川西部（阿坝州）。

【枇杷叶】 四川各地栽培。

【佛手】 犍为县、沐川县（川佛手）。

3. 采药峨眉

峨眉山是四川省著名的旅游胜地，向来有"峨眉天下秀""震旦第一山"的美誉。她又是中国四大佛教名山之一，据传为普贤菩萨的道场，在中国佛教界也有着重要地位。不仅如此，峨眉山也是四川省最主要的药材分布和生产基地。

峨眉山位于四川西南部，是邛崃山脉分支，包括大峨、二峨、三峨、四峨等四座大山，山地面积 200 平方千米，其中大峨山最高峰万佛顶海拔 3 099 米。早在 6 亿年前，峨眉山区还是一片汪洋大海，随着喜马拉雅造山运动，形成了地质学上著名的"峨眉断裂带"。亿万年后，沧海变桑田，峨眉山才成为今天的模样。

峨眉山处于中亚热带，气候温暖潮湿，雨量充沛，但日照时数较少。山区奇峰突起，岩层和土质复杂，气候垂直差异很大，从山麓至绝顶，海拔每升高 100 米，气温则下降 0.54 ℃，常常是山下已收谷，山顶始出苗。据峨眉山气象台 1950～1970 年的观测，顶峰金顶的最高温度 23.4 ℃，最低气温-20 ℃，年平均温度 3.1 ℃。峨眉山的云雾为全国之冠，年平均雾日 323 天，最多时达 330 天。年平均日照 946 小时，最少时 661 小时。雾重则化雨，年平均降水量 1 593.3 毫米，山顶则多达 1 958.8 毫米，最高年份达 3 000 毫米以上。

独特的地理、气候条件，为植物生长创造了良好的环境，因此峨眉山的奇花异草、珍禽异兽为数甚多。据统计，峨眉山有植物 3 000 多种，其中动物 2 000 多种。植物中有 120 多种属珍贵、稀有或特有，其中 23 种已列为国家重点保护植物。动物中有国家一级保护动物大熊猫，二级保护动物小熊猫、岩羊、大鲵、猕猴等，三级保护动物灵猫、白鹇、水獭、岩鸽等。峨眉山的动、植物中，不少可供药用，由于峨眉山历来都是佛僧尼、居士相戒杀生之地，所以动物药的开发利用较少，而植物药品种则相当多。据 1984 年峨眉县普查，峨眉山总计有药物 1 894 种，蕴藏量达 305.5 万斤，其中植物药 1 784 种，动物药 93 种，矿物药 7 种。其中产量较大者有黄连、续断、百部、土茯苓、天花粉、茖叶细辛、天南星、五味子、天麻、潞党参、丁桐皮、木姜子、石菖蒲等。

峨眉山药材自古闻名海内。《华阳国志》中记载："峨眉山有仙药，汉武帝遣使祭（采用）之"。唐代医家孙思邈曾到峨眉山中采药炼丹，搜集民间验方著书立说，以峨眉山为据点，走遍了四川的东南西北，编写成《千金翼方》《千金要方》《丹经》等名著，远传国外。唐代文史学家李善在《文选著》中写道："峨眉山多药草，茶尤好，异于天下。"北宋文史学家宋祁在《益部方物略》中，记载了峨眉山特产的金星草、木莲花、竹柏、石瓜、裟罗花等许多药物。公元 14 世纪以来，出现了很多中药学专著，如《蜀本草》《本草品汇精要》、李时珍的《本草纲目》、赵学敏的《本草纲目拾遗》、吴仪洛的《本草丛新》等专著，其中著录了大量产于峨眉山的药物，如天师栗、普贤菜、黄桷树、普裘石、空青、雪蛆等。新中国诞生后，峨眉山药物资源的保护研究和开发，列入了政府的工作日程，出版了多种有关峨眉山药用植物的专著；创办了野生药用植物种植园；建立了世界知名的"四川省中药学校"，培养了近万名中药科技人才，取得了 200 多项关于峨眉山药用植物的考察研究、驯化栽培、保护管理等科研成果。一部《四川中药志》所载，绝大部分是峨眉山药物；《中药大辞典》收载药物 5 767 种，其中 1 200 多种产于峨眉山；以"峨眉"二字为词头的也有百种之多。

4. 远古医事

自古以来，巴蜀地区就是医药事业相当发达的地区。早在 4 000 多年以前，四川已经出现了医疗活动，如重庆巫山大溪文化遗址中出土的两枚骨针，说明在新石器时代晚期，约相当于夏朝时代，古人就已掌握了针刺技术。巴蜀地区在先秦时期的医药事迹，则从《山海经》一书中可以窥见一斑。据今人考证，《山海经》乃是巴蜀文化典籍，其中《大荒经》是巴人所作，《海内经》是蜀人所作。《山海经》中记载了若干巫医、医事以及药物的情况，如《大荒西经》："大荒之中有山名曰丰沮。玉门，日月所入。有灵山，巫咸、巫即、巫肦、巫彭、巫姑、巫真、巫礼、巫抵、巫谢、巫罗十巫，从此升降，百药爰在。"《海内西经》："开明东有巫彭、巫抵、巫阳、巫履、巫凡、巫相，夹窫窳之尸，皆操不死之药以距之。"详细记载了当时巫医采炼药物和治疗疾病的情形。晋郭璞注说："皆神医也。"《世本·作篇》有"巫彭作医""巫咸作医"。《山海经》中还记述了饥、心痛、惑、疥、风、疟、聋、痒、痔、蛊、痔、帼目、狂、肿疾、瘫、痴、癣、呕、疠、痛、疫等 30 多种疾病，祝余、蓇草等 130 多种药物，以及服之、浴之、涂之、砭刺等治疗方法，说明了古代巴蜀地区医药学之发达。

5. 四川藏医

四川为多民族聚居地，有 55 个少数民族，其中 5 000 人以上的少数民族有彝族、藏族、羌族、苗族、回族、蒙古族、土家族、傈僳族、满族、纳西族、布依族、白族、壮族、傣族等。少数民族主要聚居在凉山彝族自治州、甘孜藏族自治州、阿坝藏族羌族自治州及木里藏族自治县、马边彝族自治县、峨边彝族自治县、北川羌族自治县。四川有中国第二大藏区、最大的彝族聚居区和唯一的羌族聚居区。彝族是四川境内人数最多的少数民族，主要聚居在大小凉山与安宁河流域；藏族居住在甘孜、阿坝州和凉山州的木里藏族自治县等高原地区；羌族是中国历史最悠久的民族之一，主要居住在岷江上游的茂县、汶川、黑水、松潘、北川等地。与中医药学一样，少数民族地区的医药学也源远流长，有着较为完整的理论体系和成熟的临床诊疗体系。

藏医药是以藏族为主的少数民族在长期的生产和生活实践中创造和发展起来的传统医学，至今已有几千年的历史。藏医药与汉族中医药在理论体系、诊断方法、治疗大法和药物组方等各个方面都有着水乳交融、密不可分的关系，是中国传统医药的重要组成部分。藏医药主要流行于藏族聚居地区，包括西藏、青海、四川、甘肃、云南、内蒙古等省区，以及印度、尼泊尔等国家的部分地区。藏医药以藏族人的医疗经验总结为主体，同时结合了汉族中医药学的内容。在公元7世纪松赞干布时代，藏医药就已有了相当发达的水平。当时汉藏文化的交流，特别是文成公主入藏时带去的医药典籍，对藏医药的发展起到了很大的促进作用。同时，由于西藏在地域、宗教、贸易各方面与古印度有着密切的联系，以及佛教在西藏以及其他藏区的广泛影响，因此藏医药也受到古印度吠陀医学的影响，并带有浓厚的藏传佛教色彩。8世纪的藏医学家宇妥·元丹贡布所著《四部医典》详细地阐述了藏医药的基础理论、临床各科以及药物知识，标志着藏医药学体系的形成。

藏医学认为人体内存在着三大因素、七大物质基础、三种排泄物。三大因素即"隆""赤巴""培根"，"隆"意为气或风，具有维持生命、气血运行、肢体活动和分解食物等功能；"赤巴"意为胆汁或火，具有产生和调节休温、保持气色、生智慧、助消化等功能；"培根"意为涎液或水和土，具有供给营养、生长脂肪、调节皮肤、正常睡眠等功能。三者相互依存、相互制约、相互协调以维持人体的正常机能，使其成为一个整体，如果三者之间的平衡被破坏，就会产生各种疾病。七大物质基础是饮食的精微、血、肉、脂、骨、髓、精等七种物质，其中以饮食

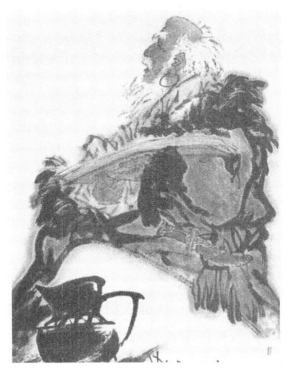

宇妥·元丹贡布

精微为最重要，因为其他六种物质均由它转变而成；血能滋润身体并维持生命；肉似围墙，能保护身体；脂肪能柔润身体，悦气色；骨为支架；骨髓能生精；而精的功用是生殖。大、小便及汗三种排泄物均系排除体内废物，其中有温润皮肤的作用。三大因素支配着七大物质基础及三种排泄物的运动变化。在一定条件下，上述三者保持着相互协调，维持着人体的正常生理活动。藏医学还认为，人体的五脏六腑，不是孤立的存在物，通过经络与其他器官联系在一起，构成了人体有机的整体；人与自然界有密切关系，各项生理功能随着自然界的变化而受到影响。这些理论与汉族中医学的相关理论具有一定的共性。

据传，宇妥·元丹贡布在完成《四部医典》初稿后，曾到四川甘孜地区研究医学、传授经验。1696 年，第司·桑杰加措为重振藏医药，创建了"药王山医学利众寺"。该寺应七世达赖的请求，曾派名医来四川大寺院建立"门巴扎仓"（医学部）学习中医药，在传播、丰富藏医学知识上起了重要作用。八世达赖以后，藏医药在四川有了很大发展，《四部医典》的注解本、各种手抄本、医药挂图等在四川藏区广泛

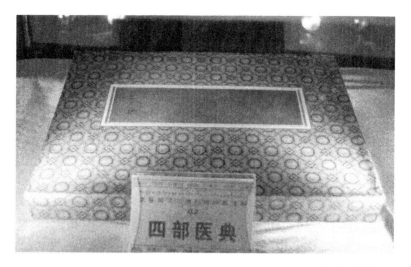

《四部医典》

流传。17~18世纪，以德格人德玛·丹珍蓬卓为代表的一批藏医药学家根据各自的临床经验，汲取了西藏、印度和中医的医学知识和学术思想的精华，创造性地将中医的四诊和治法引入藏医学中，重新整理和纠正了藏医学中的一些错误，逐渐形成了四川藏医（南派藏医及其支流康巴藏医）体系。其主要特点如下。

（1）擅长治疗脾胃病。

（2）对高原性风湿病、水肿病、高血压病总结出了一套独特的、系统的治疗方法。

（3）擅长使用放血疗法配合治病。

（4）擅长使用清热药治温热病。

（5）处方药味多，多用大方。

在四川藏医的独特理论体系中，土生万物居中，与水、木、铁、火相生相克，和中医学的五行学说相类似。在诊断方面，四川藏医尤其是康巴藏医，包含了问诊、望诊、触诊，类似中医的四诊。其中望诊中的尿诊，是藏医诊断的主要方法，也是藏医的一大特点。看尿诊病内容丰富，比起中医的察尿，更加周详细致。如尿色黄为胆病，红色为生疮、流黄水，略红色为传染病；又如尿味臭甚者为察哇病（外感），臭气不大者为胃肠病等。触诊主要是切脉，切脉时，同样以"寸、关、尺"配属五脏六腑。

藏药是藏医药独具特色的组成部分，《四部医典》《医用草药本草》《本草秘诀》《本草集成宝库》《晶珠本草》等药学著作记载了藏药学的巨大成就。藏药根据药物的自然来源分为珍宝类、矿物类、植物类、动物类等，目前有药用记录的藏药 2 294 种，其中部分药物与中药相同。藏药以植物药居多，但以对动物药和矿物药的应用最有特色。其中有些动、植物药材十分名贵，如天麻、虫草、康香、熊胆、贝母、三七、羚羊角等。植物药中著名的有藏红花、藏青果等。藏红花具有活血化瘀、养血通经的功效，用其治心脑血管病、妇科病以及精神病等有良效。藏青果功效养阴清肺、涩肠止泻，治疗白喉、喉炎、痢疾均有较好的疗效。动物药所用的是藏区较多的动物，如野猪、鹿、野牛、兔、羚羊、鹫、虎、豹、猴等。矿物药多用重金属类如金、银、铜、铅、锡、朱砂、水银等，以及泥土、硇砂、雄黄、龙骨、石灰花、碱花等。藏医药很考究药物的采集时间、保存和加工方法，加工方法有浸、泡、烘、烤、煅、劈、水飞等，与中药炮制方法基本一致。藏药的剂型有丸剂、散剂、膏剂、汤剂、露剂、浸膏剂、药油剂、药酒剂、煅制剂等，但是很少用水煎剂。藏药中有一种被称为藏药之王的"佐塔"，由金、银、铜、铁、铅、锡、汞等其中重金属与虎须、白狮子毛、白孔雀羽等 14 种动物药配制锻炼而成，其功效是延年益寿、祛病除邪。据传，在解放初期，一奴隶主被押禁狱中数十年，他每日服用此药，至出狱时，虽已年近七旬，但却面色红润，如二三十岁之人。"佐塔"是一种母药，以之与其他药调配可制成一系列的"仁青佐塔"类药物，分别用治胃痛、肠炎、肺病等多种疾病，确有较好疗效。

藏医临床治病包括饮食、起居、内服药物、外治等四个方面，治病除使用内服药物或外治法外，对饮食起居也很重视。外治法是藏医的特色疗法，包括擦身、按摩、灸法、拔罐、外敷、熏药、药水浴、穿刺、放血等。

大约在 18 世纪，由于当地佛教文化及藏学的发展已相当兴盛，大量佛学和医药书籍已撰著或需要流传，于是德格宣慰司却吉登巴泽仁花费了 16 年时间，修建了德格印经院（全称为德格吉祥聚慧经院）以印刷和保存藏文化书籍。印经院印刷和保存了大量的藏文书籍，并藏有包括佛学、文学、医学在内的绝大部分藏文化书籍的木刻版，现存的木刻书版约 30 余万块，其中有关藏医药的刻版数万块

（包括四川地区藏医撰著的著作刻版在内），包含1 200多种、60余部藏医药书籍的内容，其数量仅次于佛学与文学书籍刻版。新中国建立以来，学者已对这些藏医药刻版做了拓印和整理，已整理完成的藏医书版共42部，为藏医药的研究和发展提供了基础条件。印经院除印刷保存藏文书籍之外，还培养和造就了一大批藏医药学家，成为研究藏医药的学术中心，印度、尼泊尔也曾派人前往学习。因此，它在藏医药的学术发展史上占有重要的地位。

200多年前，德格人色朵·倾贤良勒到内地学习中医药后去了拉萨，他根据中医学的著作和经验，纠正了藏医中的一些错误之处，撰著了《打多》《仁多》（意为极贵重的医药理论与经验）。其弟子金赞又著《几都溪汪里》一书，如今此书的刻版仍保存在德格印经院内。100多年前，德格县八帮寺活佛颜登降措撰有做药丸和炼丹术的书籍——《仁青居加如波得几麦榜》。其弟子石渠县人麦榜，又著《恶药》等书，内容为丸药的制作方法，其中还论述了诊脉、看尿的方法，此书现亦存于德格印经院内。另有德格县人业如·曲扎降措著有《配药法》一书。其弟子仲萨寺人降央青哲为《四部医典》的疑难处作注，书名《厄要》，又著有一篇关于心脏的生理、病理、病症的文章，书名《所拢所哇烹得驮虾》。此外，活佛颜登降措的弟子巴登却加活佛著有针灸、取胎术等内容的《几杜松登称哇》，其另一弟子德格县柯鹿洞人夏清·贡却阿热著有药物功效、应用等内容的《几杜烹堆尼洛》（意为用药精华）。这些名医及其著作对康巴地区藏医药的发展，做出了巨大的贡献，至今，仍有效地指导着藏医的临床工作。由此可见，四川地区藏医药的发展已达到相当高的水平，而且形成了德格印经院这样的藏医药文化和学术中心。

6. 四川彝医

生活在四川大、小凉山一带的彝族人，已有几千年的历史。其先民在长期同自然界的斗争中，积累了丰富的医药知识，并且在历史上曾经补充和丰富中医药学术，为中医药的发展做出了贡献，也为保障彝族人民群众的健康起到了重要作用。

关于彝医药的起源，传说在上古时代，古彝族的祖先支格阿龙与雷神阿普在搏斗中获胜，他就向雷神索取治病的药方，于是双方以对话的形式讨论了治病用药的知识。其实质就是彝族人在实践中积累起来的医药知识，而冠以神话色彩，使它易于被人们接受和流传。从支格阿龙向雷神所问的病种来看，有腹痛、腹泻、咳嗽、疟疾、麻风等内科病，也有目红肿痛、秃疮、牙痛、冻伤等五官科、外科和皮肤科病，共计 9 种。直至 1950 年以前，这 9 种病仍是广泛流行于彝区的常见病、多发病。从雷神回答治疗这些病所用的药物来看，有头发、羊油、猪蹄、蟒蛇等动物药，有花椒根、黄连、南瓜根、蓝布裙等植物药。从治疗方法看，有嗅、熏、敷、煎水内服等外治法和内治法。从药物加工看，已采用了火烧、热烙、捣烂、舂烂等简单的药物炮制方法。这段神话，今天考证可以确定流行在公元前 200 年左右，也就是说早在母系社会的彝族人民就已经有了简单、朴素的医药知识。

其后，彝医药经历了奴隶社会的漫长历史时期。由于地域偏僻和生产力及文化水平的低下，彝医药一直未能得到长足的发展。公元 649—902 年间，彝族历史上的"南诏时代"后期，由于中医药学的传入和影响，彝族医药也建立起自己的一套医学理论。如《西南彝志》："人生肾先生，肾与脾成对。肾属壬癸水，脾属戊己土。心出形与威，心属丙丁火。后长肺和肝，肺属庚辛金，肝属甲乙木。"这种对人身脏腑及其功能的认识，反映出中医理论对彝医的渗透。此外，《西南彝志》中还论述了"人以气血为生命之根本"，且这个根本的生命元气是从脐底发出，这与中医的气血理论和下丹田气海是元气发出之处的理论一致。有关彝医药的文献实物，当推在凉山地区发现的《医算书》和广泛流传在彝区的各种《作祭经》中的《献药经》。在《医算书》中，不仅论述了人的生命与年历的关系、阴阳五行与方位、十二兽、禁日的对应关系，更重要的是记载了药物治病的经验，如"初六，禁刺眼睛，但如眼睛有病，可用熊胆点眼""十六，禁刺乳房、乳头、但有伤病，可吃青蛙治疗。"并且记载了主要用动物胆治病的经验，如熊胆治眼病，鹿胆治咽喉病、腰痛，猴胆治椎骨病，等等。此外，在清代官修的凉山各州县的志书中，还记载了彝族民间治疗疟疾、痢疾、狂犬病等的药物和方法。《献药经》中主要记载了大量的彝区常用药物，计有 64 种动物及植物药的功能与主治，并且还记载有植物药与蔬菜的配合治疗作用。如草果治头晕、生姜治腹泻等。此外，书中还记载了植物药的采集、加工、炮制、煎煮、配伍等内容。由此可见，彝医药在临床使用动、植物药方面，不仅积累了丰富的经验，而且有其独特的功效。

星
光
璀
璨

汉代

涪翁（西汉末—东汉）——钓隐涪江

西汉末年，社会动荡，动乱不安。新莽之乱，政权更替，统治集团内部保刘还是拥王，矛盾异常尖锐。各地农民纷纷起义，兵戈四起，白骨横呈，中原大地一片荒凉。相对说来，蜀地特殊封闭的地理环境和灵秀山川，使得这片土地有幸避免战乱，形成一个相对安定和繁荣的社会环境，成为文人学士及达官贵仕都望风而入的避难之地，"天下人才皆入蜀"的局面，为这个特殊的文化宝地注入了新的血液。

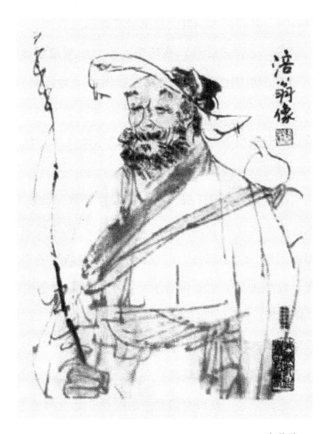

涪翁像

一天，竹木繁茂、百花盛开的渔父村（今位于四川省绵阳市东郊），以包容、开放的怀抱迎接了一位神秘老者。这位老人德行高洁，卓尔不群。为了避开新莽的政治纷争，不肯与世浮沉，随波逐流，无意宦途，故隐姓埋名，藏形避世，结庐涪江之畔，逍遥村野之间。他的真实姓名，里籍身世，具体生卒时间，至今无人知晓。唯一知晓的是他常常独自垂钓于涪水，并以此为乐，所以时人以涪翁称之，翁也以此自号。

涪翁的故事，在当地世代流传。他精通医术，诊脉如神，用针奇效，常常针下病除。凡有因病求治者，他从不顾忌贵贱尊卑，长幼美丑，都一视同仁，不计回报，给予悉心治疗，涪州一带的百姓，多赖以痊愈。

在进行临床实践，普施仁心的同时，涪翁也勤于含毫染翰，撰成《针经》和《脉诊法》。虽然《黄帝内经》中有针灸的论述，也有扁鹊、仓公等人将针灸运用于治疗，但针灸方面的专著却尚未问世。直至涪翁著成《针经》，祖国医学史上才拥有了第一本针灸专书。尽管《针经》在历史的岁月中很遗憾地亡佚了，但成书却是历史事实。该书对于祖国医学事业的发展做出的卓越贡献，是不可磨灭的。他所撰写的《脉诊法》也已经散失，但据诸多史料及各类文献的记载，涪翁的再传弟子郭玉脉法精妙，得到涪翁的真传，由此可以印证《脉诊法》的丰硕成就和精粹的脉诊阐释。

也在东汉时期，在紧邻涪州的广汉，有一位天资聪慧，勤勉不懈，喜好经方，以医为志的年轻人，他的名字叫程高。他广集各医家的成功经验，凡闻有医术高明者，他一定会不远千里，虔心往拜，讨教医术。一次偶然的机会，得知涪翁精通脉法，擅长针灸，效如神助，于是带着求学渴望，怀着崇敬的心情来到"渔父村"，希望能拜涪翁为师。然而，涪翁坚守着"非其人勿教，非其真勿授"的信念，不愿意将医术传授给与自己不是志同道合的人，加上不凡的人生经历，他处事尤为谨慎小心，掌握的医术不会轻易传授他人，所以没有立刻接受程高的请求。程高并没有因为被拒绝而灰心，反而对涪翁更加敬重，恭执弟子之礼。

经过多年的考察，涪翁知程高学医的动机纯正，心性淳厚，天资颖悟，可继衣钵，才正式收他为弟子。从此涪翁乃悉心传授医术，传导医学思想，讲授医理。程高旁通其妙，尽习其术，医名渐著。他处处以涪翁为榜样，也隐匿不仕，穷其一生为百姓治病。长期的医学实践，精湛的医疗技术，救活了大批病人。以其医疗实绩，得以与涪翁齐名，时人尊称师徒二人为"涪城二隐君子"。

由于涪翁隐姓埋名，藏形避世，所以世人对涪翁其人其事的更多真实情况知之甚少，史书也没有专门为他立传。还是后来因他的再传弟子郭玉做了太医丞，有了官阶，社会的关注点提高了。郭玉医术高明，而且才思敏捷，善于应对，受到皇帝宠任，《后汉书》的作者范晔为郭玉立传，在追溯师承关系的时候，才由郭玉而及程高，由程高而提及涪翁。尽管史书对涪翁事迹的记载十分简略，但是这毕竟使他得以成为一位继扁鹊、仓公之后，最早见于正史文献记载的针灸先贤。张杲《医说》、周守忠《历代名医蒙求》和《四川通志》等医学著作对涪翁都有所记述。只不过诸位先贤都惜墨如金，书中寥寥数语几笔，语焉不详，仍不无遗憾，但这并不妨碍后人对涪翁的崇敬、爱戴和怀念。

宋代绵州通判杨叔阑为了缅怀这位医界先哲，曾激情赋诗一首，题为《问涪翁》，其诗序中赞美说："闻汉有涪翁者，独钓江干，不知氏名，其避世之雄呼？"诗中更高度赞颂"呜呼涪翁，独钓江上。天高地厚，水阔山空"。明代万历年间，人们在绵阳城南延贤山建"南山十贤堂"，为州内历代名贤 10 人塑像纪念，居其首位者乃是涪翁。作为有益于人民的圣人，一直受到世人的祭祀，连绵不绝。

还有涪翁的像碑，置于李杜祠内，与李白、杜甫同享馨祀，一直持续到清末。清代光绪年间，绵州鸿儒吴朝品崇敬涪翁的人品，缅怀涪翁的恩德，特在李杜祠里建一小亭。因涪翁没有留下名氏，所以用"无名亭"名之。吴氏搜集了大量史料和民间见闻，为涪翁赋诗一组。诗成七年之后，由夔门名士张朝墉书写，并镌刻于碑。诗碑现存 470 余字，由诗序（55 字）、五言诗（360 字）和末尾署名（20余字）三部分构成，前两部分保存完整，字迹清晰可辨，而末尾署名约有五六字残泐不可辨识。诗碑集中叙述了涪翁的生平、品格、志趣，介绍他的著作，对医学事业的发展传播所做的卓绝贡献，还记述了涪翁学术传承的具体情况。诗人对涪翁重新审视，把他与箕子、许由以及同时代的著名隐士如严君平等相提并论，突破了历来对涪翁游戏风尘，"乞食人间"等看法的局限性，给予涪翁应有的评价和社会地位，也细腻地描写了涪翁的思想情趣和风雅韵事。为后世详细、深入地研究涪翁其人其事，提供了十分宝贵的资料。此碑至今见存，由绵阳市文物管理所负责保存。

除了文人赋诗，官府树碑，乡豪建亭之外，历代以来，绵阳当地还以涪翁命名，至今留下了涪翁山、涪翁堰、涪翁村、涪翁路等地名。所有这一切，都足以见证历代对这位医家老者的无比尊崇，他的事迹至今仍令人追思不已。

附涪翁诗碑录文：

绵州城甫二里有涪翁山旧址，云涪翁垂钓处。陈经畲时设亭。王庸甫邀余同游，荆棘蓊茸，古迹几不可辨。因作诗纪之，时光绪十八年九月二十（七）。

壬辰九月秋，访古南山麓。前贤念涪翁，遗迹谁兴筑？缔观涪翁山，大书镌岩腹。好事者谁子？叔兰杨司牧（涪翁山石刻三字，宋绵州推官杨叔兰书）摭词问涪翁，长歌当尸祝。摩岩刻文字，班班犹可读。翁生西汉季，涪县聊踪伏。名姓久亡匿，于何稽氏族？涪翁实自号，渔钓守孤独。野王有二老，却聘刘文叔。汉阴有老父，张温犹惭恶。逸民本同俦，范史劳记录。或言新室乱，名贤肆诛戮。翁迺辟凶焰，脱身窜嵒谷。蛙声分闰位，符命邀推毂。翁真箕颍辈，肥遯遂初服。蒋诩与郭钦，连襟堪恸哭。可怜国师公，流言见谗讟。公孙僭成都，任氏甘臣仆。（公孙述据成都任满，为司空弟恢为太尉）梓橦李巨游，清飌扇芳馥。我翁持钓竿，高节等眾福。富春严子陵，于翁愿私淑。幽崖常闭扃，贫馔安简朴。乞食无短笔，卖药唯敝篘。脉法幸成书，铖经甫削牍。执贽来程高，传衣又郭玉。比翁严君平，奇才藏龟卜。疑翁郑子真，谷口逃利禄。鲁直寓涪陵，涪翁复旁出。异代名雷同，踪迹惊凡目。吁嗟汉涪翁，寒泉喷飞瀑。同志二三子，山头谋结屋。配食宜丈人（谓河上丈人），庭庑傍修竹。钓台石磷磷，延贤山矗矗。修敬属逡生，嘉肴荐谿蔌。再拜谒涪翁，澹湮笼乔木。

吴朝品立卿□□

光绪己亥年花□前四□

夔门张朝墉白翔（书）。

郭玉——医者意也

郭玉，字通直，东汉名医，广汉郡（今新都县）人。郭玉出生于贫寒人家，少时生活十分艰难，常常食不裹腹，曾经历各种困苦忧患。这段特殊的经历，使他深刻体验到劳动人民的疾苦。特别是看到广大穷苦百姓因缺医少药，备受病魔的摧残，而得不到救治的痛苦，于是立志学医，普济生灵。

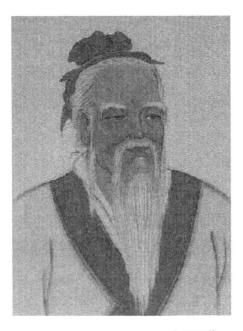

郭玉画像

当时乡里有一位隐居不仕的医者，精通脉学，擅长针灸，往往手到病除，效如神验，深受百姓爱戴。这位医者，就是汉代著名医家涪翁的得意高徒程高。郭玉十分仰慕他高尚的医德和精湛的医术，决心拜他为师。有幸的是，程高很赏识郭玉的为人，对他学医为救治穷人的志向特别赞扬，因此，郭玉很快获得拜师学医的允诺，有机会成为涪翁的再传弟子。

郭玉跟随程高学习医术是很幸运的。作为老师的程高能够尽心传授平生所积医疗经验，作为学生的郭玉谦虚谨慎，勤奋不懈。很快得以"学方诊六证之技，阴阳不测之术"，尽得其真传，在针灸、脉学等方面积累了丰富的经验，获得了很深的造诣。

医技日精的郭玉，并未像师祖和老师那样隐匿山间，远离政治，而是积极参与社会活动，很快名声便传扬开去。朝廷知晓郭玉高深的医技之后，立刻召他到宫廷，聘为太医丞（主管医药行政的高级长官）。而郭玉也欣然应召，赴京城上任。当时在位的皇帝，是东汉第四代皇帝汉和帝（89—105）。郭玉治病效如桴鼓，汉和帝十分好奇，想检验郭玉的医术和脉法到底有多神奇，便精心策划了一个骗局。当时，女人治病，只能在帷帐里伸出手来，让太医切脉。一天，和帝从宫里挑选了一位手腕美如女子的宦官，与一个宫女杂处，隐蔽在帷帐中。两人各伸出一只手来，伪装成一个人的样子，让郭玉各诊一手，并问所得疾苦。郭玉诊脉后，大惑不解。对和帝说：左阴右阳，脉有男女，其状似乎不是同一个人，对此他也没有办法加以解释。和帝听后，为之折服，赞叹不已。郭玉通过脉象就能辨认男女，实际上也是从一个侧面反映了涪翁、程高的诊脉经验。

郭玉在医治病人的过程中，善于记录医案，不断地总结临床经验。他曾经提出"医之为言，意也"的著名论断。这个论断常常被后人提起。事情的起因是这样的，郭玉医术高明，虽贵为皇室太医，但为人非常仁厚纯朴，无论患者身份尊贵或卑贱，经济富有或贫乏，都一定会尽其心力进行诊治，但是给贵族治疗的效果，往往不如普通百姓那样好。汉和帝知道后，便派一个贵族患者装扮成贫寒人的样子，并更换居处，再去请郭玉进行诊疗，结果竟然一针而愈。皇帝对此难以理解，便诏来郭玉质询。郭玉回答说："医之为言，意也，腠理至微，随气用巧，针石之间，毫芒即乖，神存乎心手之际，可得解而不可得言也。"这是"医者意也"这句话在文献中的最早出处，它揭示出患者与医生之间的心意配合，彼此沟通；也反映出郭玉在施行针灸疗法时全神贯注，对病人认真负责的精神。

关于贵人患者治疗效果不佳的问题，郭玉曾做出进一步的解释，提出医学史上著名的"四难"说。其基本精神如下：尊贵之人生病时，喜好自作主张，不信任医生，一难也；生活没有规律，养尊处优，放逸任性，不好好保养身体，二难也；体质羸弱，根基不牢，难以用药，三难也；不遵从医生的建议，好逸恶劳，身体缺乏锻炼，四难也。这四种困难，使得医生的治疗面临很大难题。此外，权贵之人以处尊高之位，对医生常常盛气凌人，让人见面便产生恐惧的心理。当怀着惶恐之心，战战兢兢地面对显贵患者的时候，医生连自己的精神状态都无法调整好，就更谈不上专心治病。而心理的恐惧，常常使手法失度，神经紧张，所以效果不好也就在所难免的了。郭玉的这番议论，不仅正确评估了东汉王公贵族生活和思想行为对诊治疾病的不良影响，实事求是地揭示了医生诊治不同地位的患者所存在的心理障碍，同时也提醒人们，生活要有规律，多注意运动，增强体质，患病时要与医生密切配合，才能取得更好的疗效。皇帝听后，对郭玉的解释深表认同，后又责令宫中贵人一一改进看病陋习。郭玉的医术、医德和对针灸与诊法的贡献，也为朝野所叹服。此后，"贵人难医"一说便流传开来。郭玉的这些至理名论，可谓深得治病与养生的妙道，至今仍然作为至理名言，为广大人民所珍惜和重视。

郭玉担任太医丞多年，一直得到朝廷的重视，他做事谨慎，善保身心，年迈而终。《后汉书》载郭玉为雒（今广汉市北外乡）人，《华阳国志》记载其为新都人，所载不同。考《华阳国志》较《后汉书》成书早八十余年，且《华阳国志》的作者为东晋江原（今四川省崇州市）人常璩，而《后汉书》作者是南朝宋顺阳（今湖北光化）人范晔，距郭玉的时代已远，因此《华阳国志》关于郭玉里籍的记载可信度要更大一些。明代绵州（今四川省绵阳市）建有南山延贤堂古迹，相传为郭玉早年读书处。

唐代

昝殷（约797—859）——唐代著名产科专家

中国古代封建社会，特殊的社会制度，畸形的社会风俗，造成妇科疾病的治疗甚为艰难。除了女性自身独特的生理和病理因素之外，更主要的是由于"三从四德"以及男女授受不亲等封建伦理思想的束缚，致使女性患病之后难以启齿，出现严重的讳疾忌医的陋习，也使医者难以准确诊断和有效的治疗。南宋医家曾经感慨地说，治疗妇人疾病比治疗男子疾病要难十倍。再加上古代女性地位卑微，受到来自各方面的严重歧视，以致历史上部分医家甚至持有"宁医十男子，不医一妇人"的社会偏见。

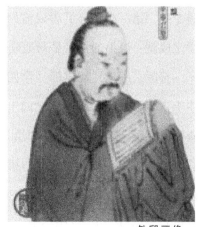

昝殷画像

然而，无论古今，女性人口约占总人数的一半，而且特殊的生理原因，妇女承担着生育子女、繁衍后代的责任。如此众多的女性人群，必然会对医学提出要求，因此，中医妇产科亦就成了祖国医学的重要组成部分，仍有不少医家努力地从事妇患、妇产的临床治疗和理论探索，并且积累了丰富的经验。根据文献已有的记载，早在殷商时期就有对孕妇所怀胎儿性别、出生时间和临产吉凶等进行占卜。《史记》记载，扁鹊医术名传天下，他到赵国的都城邯郸，听说当地对妇人十分尊重，妇女地位比较高，只是疾病得不到治疗，很多妇女受到折磨，丧失生命。于是他改变行医科目，为带下医。到了西汉时期，已有专门治疗妇女疾病的女医。《汉书·外戚传》记载，许皇后怀孕时生病，女医淳于衍曾经入宫侍皇后之疾。这是我国医学史上最早关于女性妇科医生的记载。至于妇科方面的疾病，中医古籍中更有大量的记载，如中医学奠基性著作《黄帝内经》、方书之祖《金匮要略》、隋代巢元方的《诸病源候论》以及唐代孙思邈的《千金要方》和王焘的《外台秘要》等，对妇科疾病诊治都有或多或少的记载。然而，这些记述都是零散的，不全面，不系统的。或有论无方，或有方无论。对于妇产疾病临床证治与方药组成方面，更没有形成系统的论述。至唐代末，已经有妇产科专著流行于世。尽管隋朝以前曾有过《妇人婴儿方》《范氏疗妇人方》《疗妇人产后杂方》等专书，但早在唐代初年均已散失亡佚了。

可喜的是，唐代大中年间曾出现《产宝》一书，是我国现存最早的中医妇产科专书，第一次弥补了唐以前妇产医学文献之不足，也概括了唐以前中医妇产医学之成就，该书的作者是蜀地成都人昝殷。

昝殷，唐代蜀地成都（今四川成都）人，约生于贞元十三年（797），卒于大中十三年（859），官居医学博士。昝氏生平及其医学事迹，见诸文献记述者甚少。查阅清嘉庆《四川通志》、同治《重修成都县志》，知唐宣宗大中六年（852）时，昝殷已扬名于成都。当时，白敏中任剑南西川（唐方镇名，今四川成都平原及其以北地区，治所在今四川成都）节度使（唐时总揽一个区域的军、民、财、政的官吏），驻守成都，权倾一地。只是家中妇女多患难产，并有妇女因此丧失生命。家人的离世，使白氏异常痛苦和忧虑。他告知属下及身边的人注意发现医术高明的医生，并委派专人四处询访产科名医，寻求医药良方。有人向他举荐昝殷，白敏中亲自迎接，向他详细询问治疗妇产科急难病症的良策。昝殷一一为之剖析决断，对答得中，阐释精辟，使白敏中甚是信服。

后来，白氏家族中复有妇人难产，经过昝殷的救治，都得以转危为安。医疗实践使白敏中对昝殷治疗妇女难产的精湛医技有了更为深刻的了解，于是他建议并积极支持昝殷将产科方面的经验进行总结整理，撰成专书，以便向社会推广。在白氏的建议和支持下，昝殷在撷取前人女科证治经验的基础上，结合自己的临证心得，首创把产科医论与方药证治结合在一起，大约在唐大中六年至十一年间（852—856）完成书稿，呈请白敏中过目审阅。白敏中仔细研读之后，大为赞赏，认为此书内容重要，言简意赅，方药便捷实用，堪为产科之宝籍。遂欣然给该书题名为《产宝》。又留昝殷在身边随军治病，使他又获得随军节度之官名。

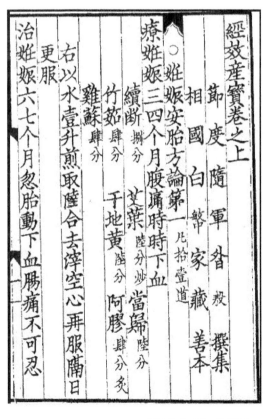

《经效产宝》书影图

《产宝》刊印成书之后，在社会上广泛传播，受到医学界的高度重视。由于在临床实践中，昝殷提供的医术、医方"医效神验"，因而得到广泛应用。加上后世人们不断地修订、增辑，使该书更加完善，被世人称颂为《经效产宝》。从此，《经效产宝》代替了《产宝》，成为通行书名。《经效产宝》全书分上中下三卷，共52篇（今本存41篇），371方。该书体例和孙思邈的《千金方》大体相似。具体表现为对每一种证候，先述病因，疾病机制；然后描述病症的临床表现；最后具体开列治法方药。在中国医方史上，实有承前启后的作用。其书上卷是关于妊娠期杂病和分娩的内容，包括养胎、保胎、安胎、食忌、恶阻、胎动不安、漏胞下血、心腹腰痛、防止伤寒热病伤胎、淋症、下痢、肿胀，以及难产、死胎胞衣不出等危重妇科疾病的记载，可以视为产科医学之大全。

书中首先记载妇女怀孕后要特别注意先兆性流产的症状，如果妊娠三四个月发生腹痛、胎动和时时下血时，应使用当归、川续断、地黄、艾叶、阿胶之属予以救治。这剂药方具有补肾、滋阴、养血、止血安胎的疗效。六七个月时，如果突然胎动下血，肚子疼痛不可忍受，这是非常危重的疾病，容易发生"血尽子死"或"胞干即死"的危险。治疗这种病症，一方面要使用大剂量的生地汁、阿胶，空腹温服来止血；另一方面，又要重用当归、芎䓖等作用于子宫的药物，以达到人工引产的目的。上述方药都是昝殷经长期临床实践证明了的疗效可靠的宝贵经验，至今仍为临床医学广泛使用。

关于安胎方面，昝殷在"胎动不安方论"中提出两种方法：其一是因为母亲有病而引起胎动。遇到这种疾病，只需要治疗好母亲的疾病，其胎自安。其二是由于胎儿自身不够坚固，导致母亲生病，那就需要治疗胎儿的病症。胎儿安稳了，母亲随即也就痊愈了。昝氏已认识到胎动流产与孕妇体质和胎儿先天发育状况之间的密切联系，与现代医学根据孕卵、胚胎方面的因素和母体方面的因素来分析流产的缘由，是吻合一致的。

认真观察妊娠初期的症状，是诊断妊娠的重要依据。所以本书除了描写常见的月经停止是妊娠征兆之外，还详细记述各种其他方面的症候，比如起初是心中烦闷，头晕目眩，四肢沉重，懒于行动，厌恶闻到油烟味，喜欢吃酸咸水果和食物，好卧少起等。三、四个月时，还会出现呕吐。到了妊娠后期，可能会出现水肿。昝殷认为这些症候与母体的健康状况和身体素质有关。如果孕妇体质虚弱，血散入四肢，遂致腹胀，手足面目都浮肿，小便也秘而不畅。

接近临产时，昝殷强调产妇一定要蓄积精力，以便顺利产下婴儿。关于难产，他列出了十二种催生的处方，尤其是对横产（肩产）、倒产（足产）做了重点论述。遇到难产，如果运用一般方法仍没有效果，他主张药、法结合，"内宜用药，外宜用法"。具体意思是要给产妇内服滋补强壮的药物，以增强体质和力量，再加上外治手术助产，使母子都能平安。由此，我们便知道了当时已有手术助产的医疗方法。

血晕（休克）是产科之急症，如救治不及时，往往容易危及生命。血晕之疾有产前、产后之分，其共同的临床表现为临产或产后突然头晕眼花，神志不清，恶心呕吐，甚至神昏口噤，不省人事。其病因大多为临产或产后阴血暴亡，或产时痛极，心神失守，或失血过多，心无所养等原因所致。昝殷推荐的急救方法，是把铁秤砣或江石烧灼令红，放在容器中，将容器放在产母床前帷帐里，用醋淬烧红的铁秤砣或江石，产妇得醋气即可除血晕。此法也是有一定疗效的民间单验方，简单易行，切合实际。此方一直为后世所推崇。书中还依据血晕的不同症状表现，列举诸多急救方药以备临症选用，体现出昝殷对血晕病证之重视。

下卷专论产后疾病，包括产后心惊、中风、余血奔心、烦渴、淋病、虚赢、下痢、腰痛、玉门不闭、心痛、出汗、烦闷虚热、血瘕、小便赤、溲血便血、二便不通、寒热、咳嗽、血晕、无乳、乳痈、乳溢等病症。昝殷对产后各种疾病的症状进行了详细的描写。如有的症候是产后心闷气绝，眼张口闭，通身僵直，腰背反偃，其状如羊痫风。这种"风痓"症，类似现代医学所说的破伤风。治疗的方法是用防风、当归、茯苓、麻黄等药物进行急救。他对产后病因的分析，也很科学。比如提出产后烦渴，是因为产时"水血俱下"，伤津所致。产后小便频繁，是由于分娩用气，伤于膀胱所致。产后乳痈，可能是因产后不曾给小孩喂奶造成的。对产后热结，大便不通的疾病，他反对内服攻下药，而主张用蜜煎导（坐药），滋润大便。其方法审慎而有效。

《经效产宝》问世之后，有多种刊本广泛流行，不久就传入日本。该书和孙思邈的《千金方》一样受到日本医学界的普遍欢迎。原书版本于元明之间散佚无存，后经日本人船桥氏从《医方类聚》中辑得三百余方，重新刊刻，使得这部著作得以流传下来。清代张金城在日本得到该书的传抄本，乃携带归国，重刻刊印，是我国现存的第一部妇产科专著。今传《经效产宝》在《产宝》之后，附列五代周颋传授的"济急方论"和宋代濮阳产科名医李师圣、郭稽中的"产论十九证方""产后十八论方"等三篇。这些论说也有一定的参考价值。《经效产宝》对后世妇产医学、医家曾产生广泛而深刻的影响，具有很高的文献学和临床学价值，成为我国现存最早、流传最广的妇产科专著。后世陆续出现的宋代杨子建《十产论》、李师圣《产育宝庆方》，以及南宋陈自明之《妇人大全良方》等妇产科专著，无不受到《经效产宝》的启示和影响。可以说《经效产宝》对唐代以后中医妇产医学的发展与完善，起到了十分重要的作用。

此书自刊刻流传以来，备受历代学者的高度评价。五代周颋序认为昝殷《产宝》深入医门，百姓妊娠之家视为"家内明师""常恨不家藏一本"；宋代著名妇产科医家陈自明认为，妇产科药方的基础四物汤（当归、白芍、川芎、生干地黄等量，每次四钱），创于《产宝》；清代张金城将该书与北宋本《千金方》、元大德本《千金翼方》相提并论，认为诸书十分宝贵。现代学者李焘把昝殷列为与扁鹊、张机、巢元方、孙思邈齐名，是对妇产科学贡献最大的中国医学家。

除了对妇产科做出杰出贡献外，昝殷也十分重视食疗，而且对食疗理论和方法颇有研究，践行"药食同源"的养生学原则。他在临床应用中对食物的药性、配伍和适宜病症，都有细致的总结和记录，选取食疗方114首，撰成《食医心鉴》。书中系统论述了中风、消渴、淋病、妊娠疾病及部分妇儿科病的食治诸方，按照不同病症，共分15大类。每症首论病因，发病机制及症状表现，后列食疗方、制作方法及其功效。叙述简明实用，论述精准。尤其是对治疗之论述，更为细致精炼。如讨论治疗心腹冷痛一病时，认为有九种心痛，其病因和表现各不相同，分别是虫心痛、疰心痛、气心痛、悸心痛、食心痛、饮心痛、冷心痛、热心痛、久心痛，这些都是由于体内各种邪气乘于手少阴之络，邪气搏于正气，彼此交接相击，故令人心痛。找到病因之后，则对症治疗，随脏腑经络，兼证不同而用药不同。如治冷气心痛，发作无时，不能咽食，则使用桃仁粥方，即桃仁一两，去皮尖，研，以水投取汁，红米三合，煮粥，空心服之。这种治疗方法，与后世运用活血化瘀药物治疗冠心病、心绞痛基本上是一致的。这有力证明了昝殷是根据病症和辨证施治的原则，按一定的组方，配成食疗方药。书中此类验方众多，现精选3方，做一整理，与读者共享。

1. 糯米阿胶粥

主治：阴血不足引起的眩晕、心悸、失眠、月经不调及虚劳、尿血、便血、胎动漏血或妊娠血不足所致的胎动不安。

配方：阿胶30克，糯米60克。

制法：先将糯米煮粥，临熟，阿胶砸碎成末，入粥锅搅匀即可。

效用：阿胶内含有明胶朊、骨胶朊，水解后产生赖氨酸、精氨酸、组氨酸及胱氨酸，并含钙、硫等，具有滋阴补血、补肺润燥、养血补虚，止血安胎的功能，配合糯米补中益气、健脾养胃，其养血止血，滋阴润肺功效更佳。

昝殷对此方功效的评价是能和血滋阴，化痰清肺，治胎前产后诸疾。

注意事项：本粥可供早晚餐或当点心服食，应间断服用，连续服食易致胸满气闷。脾胃虚弱泄泻或呕吐、消化不良、阳气不足者忌食。

2. 郁李仁粥

主治：小便不利，大便干燥秘结，四肢浮肿，喘息腹胀，水肿腹满，包括肝硬化腹水。

配方：郁李仁10克，薏苡米30克。

制法：选取上好郁李仁，以颗粒饱满、淡黄白色、不出油、无核壳者为佳。先将郁李仁捣烂，以水研细，然后滤取药汁，另煎薏苡米做粥，将熟时入郁李仁汁调匀。

效用：郁李仁的作用主要是通大便，利小便，使人体多余的水分，从大小便排出，常常用之于大便秘结不通，小便不利，水肿胀满，以及肝硬化腹水等病症；薏苡米具有健脾益胃，补肺止泻，利水消肿，清热排脓，胜湿除痹之功效。二药合用，具有利水消肿，通便除胀之功。

昝殷评价此方的功效是治脚气肿满喘促，大小便涩。

注意事项：晨起早餐食用，阴虚液亏者及孕妇不宜选用。

3. 牛蒡粥

主治：肺胃塞热，咳嗽吐痰不爽，咽喉肿痛，咽喉炎，腮腺炎，扁桃体炎。

配方：牛蒡根 30 克，粳米 50 克。

制方：先将牛蒡根研碎，过滤取汁 100 毫升，再煮米做粥如常法，临熟兑入牛蒡根汁即可。

效用：牛蒡根辛苦微寒，具有疏风散热、宣肺透疹、解毒消肿、利咽散结之功，为治风热解毒常用要药；粳米的功效是补中益气，健脾和胃，消除烦渴。二者合用，既可去掉牛蒡根苦寒之性味，又可达到宣肺清热，利咽散结之功。

昝殷对此粥功效的论述是能疏散风热，消肿毒，利咽喉。

注意事项：可分早晚 2 次食用，脾胃虚寒泄泻者不宜服用。

《食医心鉴》内容十分丰富，食疗形式除粥之外，还有羹、馄饨、饼、茶、酒、丸、糕、饮、汁、面条等，制作方法也是多种多样，包括炒、蒸、煎、炖、烤、煨等。该书所选之方，大多取材容易，符合简、便、廉、验的养生医学原则。如治痔疮下血兼除目昏暗的槐叶茶方，治胸中伏热、下气消痰化食的桔皮汤方，治皮肤风痒兼能明目的枳壳方，治饮食不下，胸中结塞，虚弱无力的乌鸡桑白皮面方等。

昝氏的医学理论，坚持药与食结合，防与治结合，对人体具有治病养生的双重功用。因此，此书自刊行以来，备受世人的喜爱，很快便传播到国外，有益于人类。如朝鲜金礼蒙等编著的《医方类聚》中，就收录了《食医心鉴》的部分内容。令人遗憾的是，此书在宋代以后便佚失了，现存本是日本学者从《医方类聚》中辑录而成，具体内容未能完整再现，从数量上看，可能仅获原书大半左右。上海中医药大学文献研究所对本书进行了重新整理，根据 1924 年东方学会本，参照《医方类聚》加以校订勘误后，收入《历代中医珍本集成》丛书中，上海三联书店于 1990 年出版，成为现存最为完整，最便利使用的版本。书中的内容对我国目前的食疗学、营养学的研究和发展，仍然具有重要的理论指导意义和实用价值。

梅彪——第一部药物雅学著作《石药尔雅》

修道成仙，长生不死，对人类特别是对统治者，具有很大的诱惑力。尽管历代描述的神仙世界是那么虚无缥缈，空幻迷离，但是始终都没能唤醒世人对迷信的执着和狂热。秦始皇希望永远占有他攫取到的无上政权，永远享受他拥有的人间财富和逸乐，曾苦心求道，希求长生。只是传说中的神仙来无踪，去无影，求之而不得。为了表达求仙的虔诚，秦始皇郑重其事地派遣徐福率领童男童女三千，乘坐高大华丽的楼船，浩浩荡荡，入海寻找蓬莱、方丈、瀛洲三座仙山。可是徐福这一去，如石沉大海，没有半点消息。秦始皇久等不着，就在阜乡亭附近的海边修建了十个祠堂，遥拜蓬莱仙人，祈求神仙赐予长生不老之术。神仙们虚虚实实，让秦始皇求之不得，弃之不能。很有讽刺意义的是，这位君主还未来得及修炼成仙，便一病呜呼于在丘。

糊弄君主是十分危险的，神仙乌有，仙方难寻，计谋一旦被识破，便会遭来杀身之祸。于是一些方士开始尝试架炉炼丹，希望炼出让人真正长生不死的仙丹。到了西汉时，汉武帝刘彻曾接受方士的谋划，亲自从事"化丹砂、诸药齐为黄金"，以炼制可使人羽化登仙的奇药。

唐朝皇室与老子攀亲，自称是李耳后裔，并以老子名义编造各种政治传说，神化唐宗室，以适应当时政治军事斗争的需要。道教为唐王朝的建立和巩固起到了积极的作用，故唐代统治者大力扶植道教。在帝王至尊的封建时代，上有所好，下必甚焉，甚至可以影响一国的风俗。唐朝道观遍布全国，道士、道姑遍及各地。与这种社会风气相一致，唐王朝也成为道教外丹术最为兴盛的时期。炼丹术士之多，外丹经诀之富，社会影响之大，历代无出其右，故学术界常称唐代为道教外丹术的"黄金时期"。

还有一个重要的现象，炼丹在唐代几乎成为一种全民运动，参与炼丹的阶层之广，人数之多，是历代仅见的。文人学士，甚至妇女儿童都踊跃参与丹丸的炼制，像王勃、卢照邻、白居易、李白这样的文人都投身于炼丹的行列，甚至李白的娇妻与爱女也都是炼丹术的忠实信徒。李白有诗为证："拙妻好乘鸾，娇女爱飞鹤，提携访神仙，从此炼金药。"（《题嵩山逸人元丹邱山居》）唐代诸多帝王更是笃信长生有术，不惜投入大量财力物力，制炼金丹。以太宗、高宗为首，热衷此道达到痴迷的程步。玄宗垂暮之年，仍然念念不忘炼丹。中唐宪宗、穆宗、敬宗，晚唐之武宗、宣宗，都热衷于道教金丹。帝王笃信神丹仙药，达官显贵群起仿效，访求金丹大药，服饵烧炼，成为全国性的风气。

含汞、铅、砷、硫的"仙丹"是有剧毒的，在社会上如此流行，自然会造成严重的社会后果，中丹毒而致死者不计其数。以皇室为例，唐朝皇帝死于丹毒者竟达到六人。宪宗丹毒发作，遭人弑杀。敬宗在位不满三年也被人所杀，据载亦与服食药石有关。太宗、穆宗、武宗、宣宗也都死于丹毒。唐代著名散文学家韩愈（788—824）曾目睹与他有过往来的七位官僚中毒致死，对丹药痛加批判抵制，认为不知服食之说从哪里兴起，虽杀人不可计，但慕尚者反而更加增多，临死才后悔其所为。然而，正是这样一个深明丹药之害的人，晚年也没有抵制住丹丸的诱惑，最终死在了丹药之毒上。对此，白居易在他的《思旧》诗中痛心地写道："退之（韩愈）服硫磺，一病迄不愈。微之（元稹）炼秋石，未老身溘然。……或疾或暴夭，悉不过中年。"

虽然金丹不仅没能让人长生不死，反而造成求生速死的悲惨结局，炼丹术因此也由鼎盛渐入衰落，但它对中国矿物药的认识和发展做出的巨大贡献却是不争的事实。炼丹是方士们秘传的特殊技术，也许是保密，也许是故弄玄虚，他们在给物质命名和描述物质之间化学变化时，往往采用隐名和暗语，以及一些象征性的符号来加以表达，从而出现同一种药物有不同的名称。由于本草学家们对石药的收集和解释不详，致使药石之名或隐而难晓，或异而罔闻，给人们带来辨识的困难，甚至会产生混淆。

为了便于丹家和世人正确使用各种药物，避免误用矿物药造成的医药混乱，唐代学者梅彪决心对矿物药物进行考订注释。经过几年的努力，在元和年间终于撰成迄今所知的第一部药物雅学著作——《石药尔雅》。

梅彪，唐代西蜀江源（今成都崇州市）人。关于梅彪，现有文献资料对他的记载寥寥无几，所以对其具体情况的了解十分困难。根据已有的记载，知梅彪自幼就倾心于道教，尤其醉心于钻研金丹之道。从弱冠（20岁）到知命（50岁）之年的 30 年间，他孜孜不倦的研究各家丹经药方，悉数了然于心。在阅读典籍和炼丹时，他发现这些丹经中，对药物多是运用隐名，而且同一药物有多个隐名，各自皆有所本，若不明白这些隐名实际所指，就如同画饼梦桃，无法看懂那些丹经和药方，药物功用不能得到很好的运用。每每感叹此事，惆怅遗憾无师可询，因而仿照《尔雅》诠释字义的体例，列举各种金石药物、丹药、丹法及丹书之名目，并注释其别名异号，写成道教历史上第一部专论丹药的著作——《石药尔雅》。书中收集了唐代以前道家炼丹家的金石药物、丹药、丹法及丹书，解释古炼丹术术语和药石异名，是中国第一部专论丹药的著作，对研究古代炼丹术有重要参考价值。

石药，指矿物类药物。魏晋至唐，上层人士多喜服用。后魏孝文帝时，诸王及贵臣多服石药。梅彪作为炼丹家，在他的《石药尔雅》一书中特别重视矿物药。一方面，在行文中将矿物药列于诸药之首，强调石药的治疗作用；另一方面，尽管书中所载石类药物不到半数，却以"石药"命名。另外，书名中"尔雅"二字，是就该书的外在形式而言，实际上是以训诂注释形式出现的，为解决研读丹术经方和修炼制造及服食中的实际困难而制定的石药异名考，其内容实质是以药石并称的、流传在我国民间和医界的道家医方之书。

《石药尔雅》凡六篇，共为一卷；有的版本或析为上下卷。卷上即第一篇，题名《飞炼要诀·释诸药隐名》，篇内记载水银、丹砂、金银等金石药名六十二种，乌头、附子、牛胆、猪脂等动植物药名九十七种，并一一注释其别名异号。其余五篇为卷下，注释诸丹的所有别名奇方异术之号。其篇目内容依次为：《载诸有法可营造丹名》，列举太一金丹等六十八种丹药名目，均属于有法可造之丹；《释诸丹中有别名异号》，内载召魂丹等二十余种丹名，并注释其别名异号，解释其得名的根据和来源；《叙诸经传歌诀名目》，著录《太清经》《青霞子诀》等百余种外丹书名；《释诸经记中所造药物名目》，内载黄舆伏火法、造朱雀符法、炼雄黄法等百余种炼丹方法名目；《论诸大仙丹有名无法者》，内载黄帝九鼎丹、大仙升霞丹等丹名二十余种。据说这些丹药都是往古得道者所服用过的仙丹，服了之后可以身生羽翼，变化自在，白日升天。可惜的是，其丹药制造方法及所用药物已不为世人所知。

该书卷上《释诸药隐名》及卷下之《释诸丹中有别名异号》两篇，正谓序言中所说"象《尔雅》词句"的内容，解释各种矿物药名，是全书中最有价值的部分。其中《释诸药隐名》，所载药物凡 163 味，含有隐名异号共 405 个。其中石药矿物达 65 味，所含隐名异号竟至 329 个之多。有的药石，其别名异号多达 21 个。例如：

水银，呈银白或锡白色，有金属光泽，常温下在空气中稳定为液态，因其状如水似银，故曰"水银"。书中搜集到"水银"的隐名别号有：汞、铅精、神膠、姹女、玄水、子明、流珠、玄珠、太阴流珠、白虎脑、长生子、玄明龙膏、阳明子、河上姹女、天生、玄女、青龙、神水、太阳、赤汞、沙汞等，共计 21 个异名。这些异名都有各自的得名由来。比如水银本身为金属物质，却呈液态，圆转流动，容易挥发，功效神奇，故可称"流珠""玄珠""太阴流珠""神水"等。从战国至秦汉，随着修道求仙，锻炼仙药活动的兴起，中国古代炼丹术也随之产生。水银以其多变的性质及与鲜红色丹砂的密切关系，立即被炼丹术士看重，成为炼制神丹仙药的重要原料，普遍认为其具有"升天腾虚，长生久视"之功效，故通过服用"仙丹"，以乞求获得水银之精气，服用之后，达到长生不老的目的，因此又称水银为"长生子""神丹"。炼丹家们为了炼制神丹仙药，对水银进行各种实验，因而对此物质的形态、变化及其功效有着深入而详细的描述和研究，于是产生了大量别称来记录这些研究和认识的成果。

《石药尔雅》作为中国道教炼丹术史上具有标志性意义的著作，既是我国研究化学的专著，也是对我国中医药学产生过重要影响的传世本草学著作，还是隋唐时期重要的矿物文献，也是世界上最早的化学辞典。梅彪编著此书的目的，是帮助后学对方药的疑惑能涣然冰释，研究学习能易如反掌，同时也是纠正时弊，希望对石药认识混乱的现象不再发生。他的这一目的基本上是达到了，也正是其具有宝贵的科学价值，这本小册子才得以保存并流传下来。该书对于今天的古文献学、医药学、化学、矿物学、科学史、外丹药典的研究都是很有益的。

该书的价值还在于其创制的体例，能够启导后人，推动相关学科研究向前发展。受《石药尔雅》的影响，北宋时期产生的《本草尔雅》（其书已佚，见苏轼《与陈季常书》），亦为考订异名别号之作。后世之本草学家如李时珍等，都十分重视药物及其异名的考订注释。

五代

李珣——海药传播者

唐王朝是中国封建社会最强盛的时期，由于国家统一，生产迅速发展，人民生活水平显著提高，商品经济甚为活跃，随之，促进了国内外商业贸易和中外科技文化的交流，中外海上贸易也日趋频繁，尤其是唐朝中期以后，陆上丝绸之路开始萎缩，而海上贸易则迅猛增长，并逐渐超越陆上贸易。药物学的交流，作为中外海上贸易的一个重要组成部分，在唐代比以往任何时代都更加频繁和兴旺。在中国药物传入世界各国的同时，各类海外药物也源源不断地传入中国。这些药物，有些是通过朝贡、进奉等形式传入中国的。所谓"朝贡""进奉"，一般是政府间在政治、外交上的一种友好表示，所献药物的品种及其数量不会很大。大多数海外药物则是通过各国商人以贸易的形式输入中国的。在代表唐代药物学最高成就的唐《新修本草》和《本草拾遗》中，根据当时的药用实践，收载了大量的海外药物，从中可以看出唐代海外药物传入的大致状况，但是毕竟不专业，不全面。

众多海外药物的传入，大大丰富了中国药物的种类和数量，促进了中医使用海外药物的实践，增强了人们对海外药物的辨识和研究。然而，由于魏晋南北朝隋唐以来的本草学著作，都是将外来药物与中国本土药物混杂起来进行收录的，查询翻阅极不方便，给使用海外药物带来诸多困难。加上历史条件的限制，人们对海外药物情况的了解还不够全面、准确和深入，前代本草学著作在收载海外药物方面还存在着不少缺漏和不准确之处。例如对海外药物的产地、形态、功效、性味、炮制、使用、禁忌等方面的重要信息的记载，显得非常简略；许多海外药物未被收入本草学著作；对某些药物的描述还停留在道听途说的阶段，考证不精，语焉不详，错误随处可见。经过唐代近300年的对外开放发展，海外药物不断传入，但是由于没有系统研究，许多药物还没有被人们所认识，很多药物没有在临床上有效应用，显得十分可惜。

为了更好地认识、推广和应用海外药物，既要求本草学家对旧有本草中有关海外药物的记载进行清理、考订、研究，以订正过去的讹误，又要全面、系统、完整地从各方面综合介绍海外药物，同时还要对未收的海外药物进行增补，以便更加全面、准确地认识、理解和使用这些海外药物，增加药物使用的选择性，更好地指导医学临床使用。作为中国土生的波斯人后裔，李珣顺应形势所需，敢为人先，广泛搜求海外传入的药物，结合自己丰富的实践经验，对唐五代时期海外药物的认识进行搜集、整理与研究，纠正过去本草对海外药物的错误记载，撰成我国第一部专门收载海外药物的本草学著作——《海药本草》。

李珣，字德润，祖籍波斯（今伊朗），五代前蜀（907—965）人，前蜀亡后，曾游历四川、湖南、浙江、广东等地，终老于广东，具体生卒时间已不可详考。李珣完成这项重要工作，有其自身的便利条件。自古以来，中国和伊朗之间就进行着友好往来。汉、唐以后，便逐渐有一些波斯人在中国定居。李珣的祖先就是在隋代经"丝绸之路"来到中国的，唐朝时随国姓改姓李氏。唐末战乱，李珣随僖宗避难入蜀，定居于梓州（今四川省三台县），人们称他是蜀中土生波斯。李珣家族世代以贩售香药为业，香药绝大部分是由国外通过海上贸易而传入中国的，故又称之为海药。李珣共有兄弟姊妹五人，但可考者只有三人，有两人情况不明。李珣有一个妹妹名叫李舜弦，是前蜀后主王衍的昭仪，擅长辞赋小令，是五代时期较著名的女文学家，曾经写出"鸳鸯瓦上忽然声"的经典名句。有一弟名叫李玹，字延仪，俗称李四郎。其人喜游历，好摄生，尤以炼制丹药为趣，倾家之产而不惜。他以鬻香药为业，曾为王衍的太子率官。

李珣为长兄，举止温雅，颇有节行，以秀才预宾贡，事蜀主王衍。蜀国亡，退居不仕。李珣颇好辞章，素养甚高，所吟诗句，往往动人，为后主王衍所赏识，是五代花间词派的著名词人。常作《浣溪沙》词，曾有"早为不逢巫峡夜，那堪虚度锦江春"的佳句，为词家相互传诵。在《花间集》中，李珣词从题材内容到艺术风格，都具有鲜明的个性特色，在花间词中别开生面，称得上是脂粉气中的一缕清风。所著有《琼瑶集》若干卷，多感慨之音，惜其书早已亡佚。近人王国维曾将李珣所存词重新辑为《琼瑶集》，收于《唐五代二十一家词》之中。他在作词方面所取得的成就，既显示了他汉学功底的深厚和文学才华的出众，也展现出在中国传统文化的发展过程中，同样也凝聚着异域文人的聪明才智和创造精神。

作为一个定居中国的波斯人后裔，李珣除了取得巨大的文学成就之外，还精通医理和药物学，家人又是贩卖海外香药的商人，有大量接触海外药物的机会，自然对海外药物非常熟悉。在他的词作中，曾多次提到海外药物，如"愁肠岂异丁香结""刺桐花里门斜闭""荳蔻花开千万朵""翠钿檀注助容光"等。考察他的词作，文中曾有由蜀经巴东、入两湖、越南岭、到广州沿途景物的描写，似乎可以推断，李珣曾经到过当时海外药物传入的主要港口和集散地——广州。以上所有经历，加上他很高的文化修养，为他撰写《海药本草》提供了非常有利的条件。

《海药本草》全书共六卷，分玉石、草、木、兽、虫、鱼和果六部。原书早已散失，所以该书总共收载了多少种海外药物，已无法统计。但仅就宋代唐慎微《证类本草》和明代李时珍《本草纲目》中对《海药本草》中药物引录的数量来看，已达百余种。这一百多种药物，产地分布在欧洲、非洲、亚洲等二十多个国家和地区，其中2/3的药物来自国外，所以李珣给本书命名为《海药本草》，是名副其实的。书中大量引用前代文献，对这些来自世界各地的形形色色的药物，从产地、生长环境、形态特性、性味、主治功用及鉴别真伪优劣与炮制之法等，都进行了详细的叙述和明确解释。如注明诃黎勒出波斯，珊瑚从波斯国及狮子国（今斯里兰卡）而来，人参出自新罗国；蛤蚧的形态是头如虾蟆，背有细鳞，身短尾长；草犀一药，研烧服之，受毒临死者亦得活；槟榔二枚，一生一熟捣末，酒煎服之，善治膀胱诸气；荜茇，此药以赤褐色为上；真珠（珍珠）作为药物，须久研如粉面，才可服食；胡桐泪的用量不宜大，多服之，会引起呕吐。对某些药名多加以解释，例如对"落雁木"的得名的依据进行阐释，说是由于雁衔此木种子到代州雁门（今山西代县雁门关），都放落而生，故以此为名；宜南草，当时的人大多写成"宜男草"，李氏认为这是错误的，因为此草生于南方，所以应作南北的"南",而非男女的"男"。书中对药物的补充论述,也随处可见。如零陵香一药,从前的人都只知道它能治心腹恶气,齿痛鼻塞。直到李珣《海药本草》出来,才发现了它的"偏性",多服之,可能令人发生气喘的现象。

有些药物,在唐末五代时期尚未传入中国,但李珣就已把它介绍给我国。如师草子,其果实如毵子,八月收获,为常食之物,主要补虚赢乏损,温肠胃,止呕逆,久食有利于人体健康,一名然谷。此味药物,当时中国人未曾见过,也不见此前点滴记载。据现代学者推测,它很可能就是《本草纲目拾遗》卷八所载的珠儿粉,也就是现在成都人所说药材中的"西米"。李珣在引进和推广外国药物的同时,还注意与中国药物进行比较。例如,对新罗和云南松子,曾做出如下描述和比照:新罗松子甘温大美,去皮食之,甚香,与云南松子不同;云南松子似巴豆,其味不及。有一些海外药物,经《海药本草》收载后,直到现在仍然是中药方剂中的常用药物。如1984年出版的《中药学》一书,介绍了全国多数地区常用的近五百种中药,其中的延胡索(玄胡)、荜澄茄、莳萝(小茴香)、仙茅、降真香、海桐皮、没药、珍珠、奴会子(芦荟)等九种海外药物,就是《海药本草》首次收载之后,才逐渐为后世的医药界广泛了解和使用,最终成为现代中药学的重要组成部分。这九种海外药物名,现代中药学以《海药本草》中的用名为"沿用已久,考证无误",而被确定标为正名。另外,李珣对各种海药的性味、功效、炮制、应用等方面都进行过研究总结,其描述和论证也与现代中药学的科学结论相差无几。

总的来说,《海药本草》确实是我国古代一部珍贵的药物学典籍,也是我国第一部专门收载海外药物的本草学著作。李珣通过它向中国宣传和引进世界各国药物,对于充实和丰富我国药物学的内容,研究我国古代药物科学和海外药物在中国医药学中的地位,对于祖国传统医学的发展具有重要的意义。此书问世以来,一直得到后世医药学家的重视和肯定。宋代唐慎微《证类本草》引用《海药本草》多达百余处,直接以《海药本草》所载药物立名的有16种之多;明代李时珍《本草纲目》引用《海药本草》的文字亦有百多处,直接采自《海药本草》所载药物立为条目的也多达14种。李珣作为一位伊朗裔华籍的文学家兼药物学家,他所介绍的又都是外国药物，因此，李珣不仅为祖国药物学的发展建立了卓越的功勋，而且为促进中伊友好往来和世界各国的科学文化交流，也做出了巨大的贡献。

彭晓——著名炼丹家

金丹也称为外丹，是先秦方术的重要内容之一，在道教形成以前就已存在，具有悠久的历史，在中国曾产生十分深远的影响。金丹生成的具体方法是以丹砂、铅、汞及其他一些药物为原料，混合在一起，在炉鼎中进行烧炼，经过一系列化学反应合成的过程，最终形成一种新的物质，这就是金丹。

自古以来，巴蜀地区一直流传着炼丹术，并形成独立的丹道传授系统。早在东汉和帝时，四川省都江堰市郊的道教胜地青城山，已经有炼丹家传习岷山丹法。炼丹术的经典著作《黄帝九鼎神丹经》和《太清金液还丹经》都产生于汉代的巴蜀地区，是早期炼丹术的代表作，并由此分别开创了道教的还丹派和金液派。加之蜀地物产丰富，为炼丹提供了两大得天独厚的条件。一是炼丹所需要的丹砂、石、铜、铁、铅等原料，有很多都产自巴蜀地区，可以就地取材。《本草》中说"丹砂出符陵"，符陵就是巴蜀地区的涪州，而丹砂则是炼汞的主要原料。另一个条件则是巴蜀地区的峨眉山、青城山、鹤鸣山等，山高水长，景色秀丽，环境清幽，很早就有道教活动其间。葛洪也将这些名山列为炼丹合药的名山，是炼丹者炼丹合药的理想之地。民间传说，在这些山上都有正神或者地仙居住其中，山上有灵芝仙草，可以避大兵大难，便于在山中合药；若是有道之人登山，山上的神仙会助他一臂之力，炼制丹药必然可成。也因为此，巴蜀地区的丹道也较其他地区更为流行。正是这样得天独厚的美好环境，孕育了一位著名炼丹家——彭晓。

彭晓，字秀川，五代后蜀永康（今成都都江堰市灌县）人，生年不详。根据宋代陈葆光《三洞群仙录》和元代赵道一《历世真仙体道通鉴》等典籍的相关记述，对彭晓的生平可做一简括的勾勒。彭晓，本姓程，又叫程晓。他自幼好道，自称是彭篯（彭祖）之后，故改姓彭。彭晓年轻时也追求过功名，曾以明经登科，屡迁金堂县令。虽然能幸运地踏入仕途，以俸禄为生，但对修炼养生之事却没有半点懈怠。他对修道形成自己的观点和理论，曾倡导性、命双修。他认为人可以修炼成仙，年寿无限，提出了建立在阴阳理论基础上的"仙道""鬼道"学说。认为生成万物的乾坤之气，有阴有阳，有清有浊。清阳者主生，积之则成神仙；浊阴者主死，积之则成散鬼。而人通过修炼还丹，以天地无涯之元气，续个人有限之形躯，使自身成为纯阳真精之形，就可以与天地同寿，与万物共生，长生不死，即身成仙。

据传他治理金堂县时，常常骑着一头白牛，往来于昌利山，在他的会真之所，往往有白鹤翱翔其间，飞鸣前后。后来有幸遇见异人，授予他丹诀，于是就在县内飞鹤山修炼丹道，自号"昌利化（二十四治之一）飞鹤山真一子"。民间传说彭晓颇有神通，能长啸，为鸾凤之声，马儿听到之后都飞奔而至；每以符箓（号铁扇符）为人治病，病人服其药后很快便会痊愈，名声也由此传扬开去，大为显赫。

蜀主孟昶屡次召见彭晓，向他请教长生久视之道。彭晓巧妙回答道："以仁义治国，名如尧舜，万古不死，长生之道也。"孟昶对他寓讽谏于仙道的回答大为赞赏，多次迁升他为朝散郎、蜀州判官、守尚书祠部员外郎、赐紫金鱼袋。彭晓对道家、道教典籍多做过精心地研读，每有心得，便随手记之。他对《阴符经》《参同契》《金钥匙》《真一诀》等著作，都有精辟的注解。广政十七年（954）十二月，彭晓仙化离世，死后十日，颜面跟活着时一模一样。据传后来曾有人在青城山见到过他，立身于松柏之上，飘然飞去。

不论彭晓是否真的修炼成仙羽化飞升，长留人世，但他的著作，他的炼丹思想一直留传后世，则是不容置疑的。东汉末年魏伯阳所著《周易参同契》一书，早已被各国科学史文献公认为世界现存最古的炼丹著作，比欧洲最古的记载炼金术的书《圣·马克书稿》要早二百年。《周易参同契》涉及了铅、汞、金、铜、硫黄、丹砂、石胆、云母等物质的化学变化及性质，以及在实验中找到的提炼水银和研制胡粉、金汞齐、硫化汞等的科学经验。但是，由于《周易参同契》文辞隐晦，旨趣深奥，表面上又蒙着一层玄妙的易理，长期都仅限于在道教内部秘密传授，因而古代很多注释此书的学者，都把它当作易数阴阳之说，愈注愈玄，完全掩盖了其本来的面目。这种状况持续了好几百年。直至五代，彭晓才发现了历代注家在思路上的根本错误，为了纠正错弊，他将此书分章详注，明确提出《周易参同契》是古代炼丹的"丹经"，从而使这部具有世界意义的炼丹术著作，得以恢复它科学的本来面目，得以在社会上公开流传。

彭晓所撰《周易参同契分章通真义》，对《周易参同契》进行重新注释。按照彭晓的解释，"参"的意思是混合，"同"的含义为互通，"契"的意思是化合。"参同契"就是物质混合起来之后，彼此交换化合而产生化学反应，进而生成丹砂。他的这个观点，被后来注解《参同契》的注疏家们所采用，影响十分深远。彭晓认为，《参同契》并不是一种神秘莫测的"天书"。它不过是用《周易》卦爻符号蕴含的意义，来表述炼丹的鼎器、方位、药物、火候、时辰、变化等，是可以感知，可以解释的。为了便于进一步阐明自己的观点，彭晓根据他的炼丹实践，按照每次炼丹全过程的九个阶段（"火候九转"），将魏伯阳的《周易参同契》（三卷）分为九十章，分头注解。上卷分四十章，中卷分三十八章，下卷分十二章，每章各取章首数字为章名。九十章之外，还有《鼎器歌》一篇，独自成为一章，以应真铅得一。书的末尾有赞序。卷末还附有彭晓所做的《明镜图诀》一篇，对每次炼丹的具体日程，火候及注意事项做了详细的说明。明镜图由八个同心圆构成，由外向内依次标以八卦、二十八宿、月像、十二消息卦、十二月、十二地支，以及四季和五行之名，以图形来解释《参同契》，使之更加简明易懂。此外，对《参同契》一些物质的化学变化及性质，彭晓做出了较为正确的解释。如《参同契》七十二章："河上姹女，灵而最神，得火则飞，不见埃尘，鬼隐龙匿，将欲制之黄芽为根。"彭晓注释为："河上姹女者，真汞也。见火则飞腾，如鬼隐龙潜，莫知所往，或拟制之，须得黄芽为母，养育而成也，黄芽即真铅也"。李时珍则解释说："凡火锻炼则飞腾灵变……同黑铅结砂，则镇坠痴诞。"汞、铅二物，是古代化学的主要原料。彭晓对这两种物质的化学变化及性质的认识和结论是比较合乎实际的，不仅同明代伟大药物学家李时珍的观点基本一致，而且与现代科学的解释也比较接近。

彭晓所著《周易参同契分章通真义》，是现存《周易参同契》最早的注本。该书被收入明代正统《道藏》太玄部，在《参同契》的传播史上占有重要地位。陈抟就曾受到彭晓的直接影响，他所作的《无极图》，即有模仿彭晓《水火匡廓图》和《三五至精图》的痕迹。宋代大儒者朱熹作《周易参同契考异》，他对《周易参同契》所分的章次和彭晓也是一致的。《永乐大典》所录的《周易参同契》文本，也是完全使用彭晓的书。由此可见，彭晓对中国古代炼丹术、古代化学的研究做出了杰出的贡献，后世对他及他的《周易参同契分章通真义》都特别重视。

陈仕良——《食性本草》

原始人类在与自然界斗争的过程中，逐渐发现了有些动、植物既可充饥，又具有保健疗疾的功用，于是逐渐积累起很多宝贵的养生经验。随着社会的进步，人们认识并开始使用火，利用陶器，使人类饮食营养、养生保健和食物烹调等方面获得巨大进步。古代文献又有夏禹时代"仪狄作酒"的记载，但最初只限于粮食作物和果实自然发酵而成的酒，此后又出现了复合成分的食用酒和药用酒。至公元前5世纪的周朝时代，中央政权中就已设立了专门掌管饮食营养保健的"食医"官制，并制定了与之相应的食医调摄措施。大凡调配食剂要比照春天的温，调配羹汤要比照夏天的热，调配酱类要比照秋天的凉，调配饮料要比照冬天的寒。而我国第一部医学理论专著《内经》也强调"谷肉果菜，食养尽之，无使过之，伤其正也"，高度评价了食疗养生的重要作用。唐代孙思邈在《千金要方》中曾专论食治，他主张"为医者，当晓病源，知其所犯，以食治治之，食疗不愈，然后命药"，充分体现了"食物中药"的生命理念。

"食物中药"，是指五谷、五畜、五果、五菜等，用之充饥则谓之食，以其疗病则谓之药，在中国古代通称为"食性本草"。食养食疗，是我国传统医药宝库的重要组成部分，具有悠久的历史和极为丰富的内容。我们日常生活中随时见到的如蔬菜中的芹菜、韭菜、萝卜、冬瓜、西红柿；杂粮中的玉米、绿豆、蚕豆；副食中的鸡、鱼、鸭、牛、羊肉；调料中的油、盐、酱、醋、花椒、胡椒、姜、葱、蒜；海味中的淡菜、紫菜、海带、墨鱼、鱿鱼；水果中的桔子、香蕉、苹果、桂圆、桃，等等。其种类数百种，它们都是中国药品中不可缺少的重要组成部分，具有养生保健并兼作医疗的双重功用。

"食物中药"有它突出的优点：一是"便"，即可以随时得物，随地取材；二是"验"，即行之有效；三是"廉"，即生活必须，无须另备，可以少花钱甚至不花钱。四是"简"，食用随意，制作简单。因此，"食物中药"是养生防病的一门极有前途和广受欢迎的药物学，历代医家都十分重视。秦汉时期已出现了食医的专门著作，那就是《神农黄帝食禁》，全书共有七卷。汉代以后直到近代，又相继产生了大量食物医疗的专书。其中不少又被称之为"食经""食性""食馔""食方""食制""食法""食谱""食鉴"等，书名各异，总体精神则是一致的。因而形成了中国本草学中独具特色的一门重要学科，为世人的卫生医疗事业做出了巨大贡献。在这些著作中，最有价值并引起现代学者重视的，有唐代孟诜的《食疗本草》，南唐陈士良的《食性本草》，明代汪颖的《食物本草》，被称为"食物中药"的三大名著。

陈士良，南唐（937—975）时钱塘县人，以医术著名于当时，延誉于后世。他曾官至陪戎副尉，剑州（今四川剑阁县）医学助教及药局奉御。他的本职为食医之官，专掌饮食调理，熟悉各类药用食物的性味、功能、制作方法。这样的工作条件给陈士良的研究带来了极大的方便，一方面可以广泛地直接接触和掌握各类食物药品，凭着丰富的实践经验，对各种食物加以比较鉴别，以了解他们的来源、性味、特征、功能；另一方面通过反复的临床实践，进一步验证其处方、用法是否有效，是否合乎科学。有利的职位，良好的工作平台，加上他坚持不懈，刻苦钻研，促成他成为一代食医名家。陈士良对古代食医之官，因治百病积累的经验高度重视，对前人留下的食疗著作尤其用心钻研，吸取前人智慧的结晶，并加以发扬光大。他取《神农本草经》《本草经集注》《新修本草》《食疗本草》《本草拾遗》等书中有关食疗的药物，分类汇集整理，再附以己说，搜集历代食医诸方及四时调养脏腑之术，成功地撰写出《食性本草》。

《食性本草》以资料宏富著称，凡是可食之药，大都被他收入《食性本草》中。书中对药物性味、主治、功用、禁忌、药物性状、鉴别、制剂、食用方法等，都有具体的论述。在药性方面，凡前代本草没有说明药性的食药，这本书基本上都能加以补充完善。例如赤小豆、燕覆子、大麦叶、橙子等药物，前代本草著作虽有记载，但缺食药性味，而这本书都一一予以补录。此书介绍如赤小豆微寒，燕覆子寒，大麦叶微暖，橙子暖等。有些药不能与他药同食，此书也有说明，例如橙子皮不与猯肉同食，否则会产生头眩恶心。糯米不可与酒共食，否则一旦喝醉就难醒。对药物性状的描述也十分详尽，而且很形象，如玳瑁，身似龟首，嘴如鹦鹉。在主治功用上，作者以收集可食的药物为主。例如木通不能食，但木通种子能食，此书即将木通子收入书中。木通子名桴棪子，又名燕覆子，主胃口热闭，反胃，不下食，除三焦客热，宜煎汤并葱食之，收入此一味食药实在十分必要。大麦性凉味甘，含有淀粉、脂肪、蛋白质、钙、磷、铁、维生素 B 族和尿素等成分，营养较丰富，保健价值颇高。这是今天的认识，但是早在五代陈氏便指出大麦具有健脾和胃，促进消化，除热止渴，宽肠利水，解毒敛疮等功用，久食令人肥白，柔滑肌肤；为面时，胜小麦，无燥热。其认识并不比现代营养学差多少。

该书在明代以前一直广泛流传，可惜后来却渐渐散失了。今天，我们仅能从一些相关著作中找到部分内容。例如北宋政府于政和六年（1116），命掌禹锡等整理《重修政和证类本草》，曾把陈仕良的《食性本草》作为主要的参考书之一，采用了《食性本草》的部分内容。《嘉祐本草》曾引用陈氏《食性本草》药物 49 种，其中草类 1 种，兽类 3 种，禽类 1 种，虫鱼类 7 种，果类 11 种，菜类 15 种，米类 11 种。尽管这些记载十分零星而且内容也有缺脱，但却仍为我们留下有关食疗的宝贵经验，造福于人类健康。

《食性本草》在古代药物学史上占有相当重要的地位，五代以后许多著名的医学家曾给予很高的评价。宋代唐慎微认为，《食疗本草》"所养以治百病"，他的评价并不夸张，因为食疗确实具有坚实的科学基础，是被实践一再证明了的医学经验。唐氏还称赞陈仕良除兼采各家所长以外，尤能"附以己说"，表明陈仕良编写《食性本草》，不仅仅是借鉴前人，收集前人经验而已，他是经过长期实践，刻苦钻研之后，有所发明，有所创造的成功著作。明代著名医学家李时珍称赞陈仕良在编纂此书时下的功夫很深，认为此书是在总结《神农本草经》的基础上，吸收了陶隐居、苏恭、孟诜、陈藏用等人有关饮食养生的经验，参考了淮南王、崔浩、竺暄《食经》及昝殷《食医心鉴》等有关膳馐养疗的论述而写成，具有较高的科学价值。

"食物中药"来源广泛、治疗简便、经济实效、便于普及，具有广阔的发展空间和应用前景，现代很多学者都积极从事食疗研究，近年已出版了《食物中药与药方》这样的专书。在该书前言中，作者对古代食物中药专家陈仕良及其《食性本草》做了特别推荐，说明陈仕良及其著作的影响至今不泯。

韩保升（925—964）——《蜀本草》

五代是中国封建社会大分裂时期，社会动荡不安，战争接连不断，朝代更换频繁。在短短数十年间，北方先后更换五个小朝廷。动乱的政治环境使社会发展遭受了极大的破坏。其他割据势力也很不稳定，仅在蜀地就先后经历了前蜀（907—925）和后蜀（934—965）的统治。尽管如此，毕竟蜀中地盘小，环境封闭，外来势力的侵入要困难得多，因此局势相对平和，境内很少发生大规模战争，社会经济反而有所发展，成为五代时期中国经济文化较发达的小区域。更值得一提的是，后蜀皇帝孟昶（919—965）即位后，励精图治，修明政教，国泰民安。孟昶也有一个特别的兴趣，那就是喜好方药。

孟昶对母亲很孝顺，有一次母亲生病，他传来御医诊治，服药后却不见好转，只好更换医生，但是多次换诊都没有效果。情急之下，孟昶决定亲自出马。他翻阅学习医书，对母亲的病细斟密考，然后开列方药。神奇的是母亲服药后竟然很快痊愈了。有了这次诊治经历，孟昶更加深入钻研医籍，凡是遇到臣僚有病，也都常常亲自为他们诊治，而且用药多能获得良好效果，众医官钦慕佩服不已。

皇帝所好，自然会引发社会的仿效，一时间民间崇医之风兴盛，曾出现一批名医。治疗疾病离不开药材，研究疾病必然要研究药材。四川生态环境和气候多样，药材资源极为丰富，不仅品种多、数量大，而且质量好，疗效也很高，因此蜀中成了名副其实的"中药之库"。但五代之前的本草学著作，对川药的记载多有遗漏。并且在唐朝初年，李勣等人奉太宗之命，曾编写出我国第一部药典《新修本草》。到五代时，已隔270余年了。医学在不断地发展，新的药物也被陆续发现和应用，《新修本草》已不能完全满足时代的需求，急切需要重新编修一部新的本草学著作。后主孟昶以其对医药事业的重视，充分认识到记载药材对于发展医药、施惠于民的重要性。深以蜀中药材不被医籍记录为憾，于是命韩保升等编撰《蜀本草》，书成之后，亲为之序，颁布刊行。

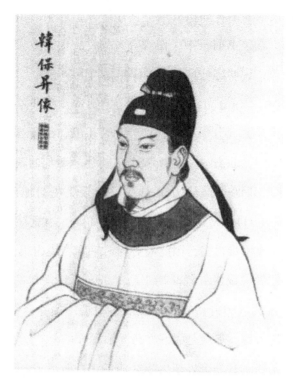

韩保升像

　　《蜀本草》主撰人韩保升，五代后蜀（今四川）人，约生活于公元 10 世纪，是蜀中著名儒医和药物学家。惜其生平籍贯等，史书均无载。从一些零星资料，知道他本是一个读书人。为什么会成为一个医学家、药物学家，这与中国知识分子的传统有关。中国古代文人学士习医的风气十分盛行，历史上产生过一大批闻名古今中外的"儒医"，如汉代外科之祖华佗，医圣张仲景，元代滋阴学派创始人朱丹溪，明代《本草纲目》的作者李时珍等无不是儒者兼医家。韩保升就是在这样一种时代风气中熏染出来的知名"儒医"。在医学方面，他既精通医理，又"深知药性"，尤其详于名物之学。这在当时文人士大夫特别是儒医当中是很难得的。一般儒医往往都是熟读医书，揣摩医学理论，整理典籍，而忽略了对药物的实际考察、搜集、整理和研究。韩保升却与他们不同，除了对医学理论高度重视之外，还十分注重对药物进行实地调查，对药物的性味功能进行细致详实的分析。而对药物的科学认识，正是医学的根基和前提。正是因为韩保升能做到理论联系实际，认真实践和总结，深刻了解药性，发掘新药，所以在医学上有很深的造诣。他治病不拘成方，辨证施治，每多发明。这对我国医学事业的发展有特别重要的意义。因为自古以来，中国医学对于治病用药，无论是经籍方药、民间验方，还是丹、丸、膏、散，都有它的一套成规。作为人命关天的大事，医者相沿习用，不敢承担创新的使命，这往往阻碍了医学事业的发展。要打破这种规矩，必须承受来自各方面的压力，是需要足够勇气的。只有那些医学水平很高的医生，才有能力和胆识突破成规，不拘一格，灵活运用方药。韩氏正是具备了这种能力，所以他治病时操纵取舍，随病施方，独出心裁，常常效如神助。

韩保升在医学方面的声名和才华，深得孟昶的信赖和重视。孟昶在位时（934—965），曾任命他为翰林学士，下诏让其与诸位医生一起对蜀地药物进行系统搜集整理，以编撰一本记载蜀地所产药物的本草学专著。在蜀主的倡导和支持下，韩保升肩负起这一重任。公元943年，他以饱满的热情和严谨的科学态度，和一批医生、医工一起开始编写工作。对每味药品的名称、产地、形状、特征、性味和功能详察核实，充分占有第一手材料，详加考辨，去伪存真。具体做法是，以唐代《新修本草》和《图经》为蓝本，广泛参考多种本草文献，彼此参校、增补、注释、修订。更可贵的是，广泛采集新的药品和单方，结合临床实践，将成功的经验、全新的成果写进书中，最终成功地编订出一代著名的药典。全书共二十卷，由孟昶作序，刊行于世。由于唐朝《新修本草》亦名《英名本草》（因领衔主编该书的是唐代英国公李勣），所以韩保升等将此书命名作《重广英公本草》。也有的文献称之为《蜀重广英公本草》，《蜀本草》只是后世对该书的简称。

韩保升也很重视前人成果。此书卷数、体例等，皆依《唐本草》旧例编排，就是具体表现。继承与创新相结合，使该书具有国家药典的性质和特色。此书卷一、卷二为序例，卷三至卷二十为药物各论。对于药物分类，亦沿用《唐本草》旧例，以自然属性归类，分为玉石、草、木、禽兽、虫鱼、果、菜、米等类。内容由三部分组成：一是《新修本草》的全文，二是《新修本草·图经》的部分内容，三是韩保升等增广注释的内容。在对药物进行具体考查核实的基础上，作者对每味药品重新进行准确的注解。由于韩保升等人对这一工作做得很出色，所以《古今医统大全》称赞它"释本草甚功"。为了便于人们对药物有更好、更准确的识别，在文字注释之外，韩保升等又"别为图经"，图就是药物的具体形象。图经能给人以具体形象的感受，视物触类，能给人以很大的启发，更有助于正确掌握药物。这种编纂思路对后世本草的编写具有十分重要的借鉴作用。书中除了充分吸收已有的相关成果，更重要的是将唐初至五代 270 多年医学的新成就加以总结，如地不容、辟虺雷、灯笼草、山胡椒、金樱子、马齿苋、续随子等，都被增添到新编的药典中，从而大大丰富了中医药库，使川药得到更加全面和广泛的展示和推广。尤其值得称颂的是，该书首释"本草"。"本草"一词，虽早见于《汉书·楼护传》，后来人们以之作为药物学著作的代称，但在韩保升之前却从来无人详释其义。韩保升在《蜀本草》中对"本草"下了科学的定义，解释得很清楚。认为"按药有玉石、草木、虫兽，而直云本草者，为诸药中草类最众也"。韩氏"诸药以草为本"的命题，为后世所膺服，如元代王履在释"本草"一词时即宗法韩说，谓"药中虽有玉石虫兽之类，其至众者，惟草为然"。

《蜀本草》内容较苏敬的《新修本草》更为详尽。惜其书早在明代以前就已亡佚。只是宋代掌禹锡等编纂《重修政和证类本草》时，保留了《蜀本草》的部分内容，共计存有释药 275 条，处方 35 个。除《证类本草》之外，《嘉祐本草》也多有引用，利用《蜀本草》资料作注的，共有 275 条。通过二书的引用，可以窥其大略。《蜀本草》上继唐初的《新修本草》，下启北宋年间的《证类本草》，于本草学在承上启下方面曾起到巨大的作用，受到后人的广泛好评。明代伟大的医学家李时珍认为，《蜀本草》"其图说药物形状，颇详陶苏也"。"陶"就是陶弘景，他撰写了著名药典《神农本草经集注》。"苏"就是苏敬，他同李勣一起撰写了《新修本草》。李时珍认为《蜀本草》"颇详陶苏"，超过了陶、苏二人编的药典，足见李时珍对《蜀本草》的评价是很高的，事实上也是很中肯的。此外，韩保升等继承了《唐本草》的传统，保存了《唐本草》中"图经"的部分内容。《唐本草·图经》久已亡佚，掌禹锡作《嘉祐本草》时只见到了《唐本草》，没有见到《唐本草·图经》，但《蜀本草》传承了《唐本草·图经》。故掌禹锡才得以将《蜀本草》所录内容收入《嘉祐本草》中，这样《唐本草·图经》的体例和部分内容通过《蜀本草》被保存了下来，其功甚著。

宋代

史崧——献家藏旧本，《灵枢经》佚而复传

《灵枢经》和《素问》是组成《黄帝内经》的伯仲篇，为我国现存最早、最完整的医学经典著作，是中医学理论的奠基作品之一。据学者研究，《灵枢经》并非是由某一作者在某一个时段上完成的著作。大体上说，此书始创于先秦，完成于西汉，经过历代医家的增补而最终定型。尽管其作者和成书的具体年代都不明确，但《灵枢经》从汉代以来，就多为医家著述所利用，其学术影响极大，成为人们学习和研究中医学与针灸学的必读名著。从汉代以来，《灵枢经》有《九卷》《针经》《九灵》《九墟》等多种异名而同书的传本。到了北宋初期，这些传本久经兵火，有的已亡佚失传，有的则严重残缺不全。后来，北宋哲宗元祐八年（1092），政府才将由高丽国于此前进献的《黄帝针经》刊印颁布，普及天下，让学者诵习。于是，这本书才得以重新在国内流传使用，并逐渐取代了《灵枢经》的其余古传本。

然而，命运坎坷的《灵枢经》好景不长，到了北宋末年至南宋初年，由于金兵南下，宋室南迁，兵火战乱，大批典籍散失，高丽本《灵枢经》仅在金人统治的区域内还流传了一段时间，在南宋所辖范围内，已是全然没有了。不久，在金人统治区，此书也完全佚失不传，其他各种《灵枢》传本，更均已荡然无存。所幸的是，私家藏书挽救了这部医学宝典。南宋高宗绍兴二十五年（1155），藏书家成都人史崧，将其家所藏旧本《灵枢》进献出来，并由朝廷刊印颁行，这一失传多年的医学经典著作才得以再度流传于世而嘉惠后世，造福人民。

史崧，南宋绍兴中期锦官（今四川省成都市）人，生平事迹已不可详考。根据零星记载，大体可知，史崧自幼迄壮，特别喜好医学，潜心医道，对医理颇有见解，于《黄帝内经》也有比较精深的研究。他对《南阳活人书》以咳逆为哕的医理观持不同看法，认为此论是不合经义的。他引证《灵枢经》所载"新谷气入于胃，与故寒气相争，故曰哕"的论述，反驳了"咳逆为哕"思想的不当。史崧认为，要做好一名医生，就必须熟读岐黄之籍，逐日研习，领会医籍中的精髓，

深明医药之理，以理疗病，能治病源，投药才胸中有数，方剂才配伍不乱。他善于将医理运用到临床，加以验证。他认为只有这样，才能每有所得，否则将贻害生灵。他说："为医者，在读医书耳，读而不能为医者有矣，未有不读而能为医者也。不读医书，又非世业，杀人尤毒于挺刃"（《灵枢经》序）。他如此强调读医书于医家的重要性，直到今天也还是很有道理的。

史氏家族亦有收藏书籍之好，本人也以读书为乐。当北宋政府刊行高丽国所献《黄帝针经》时，其先祖购得《黄帝针经》便收藏起来。而史崧为四川人，宋金战火主要在中原江淮地区燃烧，并未殃及四川，史崧家族才得以存其旧书。保存典籍固然重要，但如果藏宝自珍，仅供个人把玩，或者待价而沽，秘而不宣，书籍也不能起到他应有的作用。可贵的是，史崧能以救济天下的胸怀，献宝于世。他为《灵枢》不再流传于世已有很长时间，世人无法诵读和研究而深感遗憾，于是取家藏旧本《灵枢》九卷，共八十一篇，呈送给秘书省国子监，刊印颁行。这一重要医学典籍，如果从唐末算起，历经了五代十国、北宋、辽、金以至南宋早期，整整过了二百五六十年，才得以重新完整问世，并流传至今。史崧的这一贡献，实在是具有重大而深远的意义。

在进献《灵枢经》时，史崧参考对照相关书籍，对其做了一定的校订整理工作，具体集中在以下三个方面：

其一，备别本，再行校正。史崧查阅参考《素问》《难经》《甲乙经》《太素音义》等医学经典，并以《灵枢经》别本，对他家所藏《灵枢经》进行校对订证。凡是遇到疑难之处，则专程上门拜访名医，务求精善。他之所以这么做，是为了避免以讹传讹，贻误后学之人。

其二，增修音释，附于卷末。对于疑难字或生僻字，史崧都加以注音，以便学习者识读。如"宛陈"之"宛"字，他注音为"音郁，又音蕴，又赞阮切"，以多种方法来为"宛"字进行准确注音。某些词语，经过史氏解释之后，其含义更加明确。如对"淖泽"一词，他注释说，"淖，浊也；泽，液也"。淖泽就是指浑浊的液体。对于医理，也有详细阐述。如对"维厥"做出的解释，说是"此经络有阳维、阴维，故有维厥"，这个解释与医理是相符合的。此外，对书中的文字也做了不少规范工作，如对书中的古今字、通假字多有注明。

其三，改九卷为二十四卷。史崧家藏《灵枢》，原为九卷，此正与古本《灵枢经》卷数相合。史崧将《灵枢》的卷数由九卷增为二十四卷，使原书内容更加详实明晰。

经过史崧的努力和奉献，以严肃负责的态度进行整理，《灵枢经》重新刊刻流传以后，不但填补了当时《灵枢》失传的空阙，解决了当时医学发展的急需，而且通过校刊整理，使《灵枢》的文字更加科学和规范化，使用更加方便。元末明初的著名医家吕复对史崧及其整理工作曾作过高度的评价，认为史崧让《灵枢经》重现于世，功不可没，而整理出的史崧本《灵枢经》，与其他版本相比较，不仅版本质量更加精良，内容也更加完整和准确。正因为此，史崧本《灵枢经》刊出之前，在与南宋政府相对峙的金政府统治的北方地区流传的只有《针经》传本，而史崧本《灵枢经》刊行后，迅速流传到北方地区，并逐渐取代《针经》传本。金代著名医家刘完素、张从正，元代"补土派"代表人物李杲及其弟子罗天益等，在著书行文中多有引用史崧本《灵枢经》。到了元代至元五年（1339），胡氏古林书堂曾经印刊此书，明代成化九年（1473）熊宗立点校重刻，这两个版本又将史崧本《灵枢经》合并为12卷本，但文字和内容上却没有改变，尤其是明本的影响很大，以至成为《灵枢》一书最具权威性、流传最为广泛的一种传本。不但国内历代至今广为流传，而且传到国外。从明代起，史崧本就已传至日本（24卷本）。《灵枢经》得以保存下来，并流传至今，史崧的功劳不可磨灭。

唐慎微——《证类本草》

北宋政权的建立，宣告了唐末五代以来长期藩镇割据的混乱局面的结束。北宋王朝实行休养生息政策，努力发展生产，繁荣经济，鼓励耕桑，减少战争，使得残破的社会逐渐恢复了生机。稳定的社会生活，为自然科学的大发展提供了丰厚的物质条件。引人注目的是，北宋诸帝对于医药学都怀有浓厚的兴趣。比如宋太宗赵光义虽是一介武夫出身，却"锐意文史"，非常爱好医药学，熟谙医道。他收集名方多年，并运用于临床实践，予以验证。他标榜自己这样做是为了悲天悯人，救民去疾。他曾下诏命令翰林医官王怀隐负责整理前代方书，前后经历14年

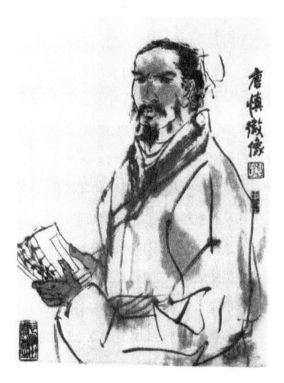

唐慎微像

时间，编成百卷本的《太平圣惠方》，并亲自为之作序。太祖赵匡胤亦通医术，尤擅针灸，曾亲为其弟赵光义施行针灸术。真宗赵恒曾数次下诏向民间颁行《太平圣惠方》，又将已故太医赵自化所撰的《四时养颐图录》更名为《调膳摄生图》，制序于篇首。仁宗赵祯（1023—1063）在医药学方面更有作为。他曾命设立"校正医书局"，由医官掌禹锡、高保衡、林亿等人负责，对包括《黄帝内经》在内的历代重要医籍进行系统地搜集、整理、考证、校勘。又创办太医局，并诏令全国进行药物普查，编纂《嘉祐本草》；又统一针灸经络腧穴标准等。至宋徽宗赵佶，竟亲自撰写医学著作《圣济经》，于重和元年（1118）颁行天下。他把《黄帝内经》与《周易》同奉为"大经"，作为士人获取功名的必考之书。他还组织修订了《证类本草》《太平惠民和剂局方》。帝王的提倡，在当时起到了表率天下的作用，天下文人竟相效仿，从而促进了中医药学的迅速发展。尽管中国历代封建帝王对具有实用价值的医学都具有不同程度的热情，但都未能达到北宋诸帝如此高的重视程度。帝王的率先垂范是掀起当时朝野上下的"医学热"。宋代新出的医书多达数百种，涌现出一批名望甚高的医家，在中国封建社会出现了第一次医学高峰。唐慎微便是在这样一个"医学热"的环境中熏染成长起来的一代名医。他编写的药物学巨著《经史证类备急本草》，更成为享誉千古的药学典籍。

唐慎微，字审元，北宋时期蜀州晋原（今四川省崇州市）人，约生于宋嘉祐元年（1056），卒于绍兴六年（1136），是宋代著名的医药学家。元祐年间（约1086—1094）应蜀帅李端的召请，唐慎微到成都等地行医多年，并长期居于华阳（当时成都府东南郊）。也因为此，有的文献又称他为成都华阳人。唐慎微出身世医之家，从小受到家庭的熏染，接受过良好的文化教育。他医术精湛，对经方尤为擅长，在当时很有名气。典籍称他虽是"深于经方，一时知名"，但他决不因此恃技骄傲。他作风非常朴实，为人治病，不论富贵贫贱，诊断处方都很谨慎。他终生热爱医学事业，以拯救苍生于垂危为己任，不为官禄所动。在他完成《证类本草》的编著之后，尚书左丞蒲传正准备上奏朝廷，给他请官，被唐慎微坚决地谢绝了。埋头于医业是他的终生志愿，他后来还将自己的两个儿子和一个女婿都培养成了精通医理的名医。

唐氏相貌丑陋，举止行动直朴，不善言辞，但思维极其敏捷。他给人治病时，谈及症候，总是寥寥数语，点到即止，决不哗众取宠。若有人反复问难，唐慎微就会一怒之下，不再答复。但对待病人，他不分贵贱尊卑，一视同仁，凡有召必往，而且不避寒暑雨雪，不取重酬。在行医中，唐慎微给自己定了规矩：为读书人看病，分文不取，但只有一个条件，就是希望他们帮助自己收集名方秘录，以此作为治病的报酬。这个新奇的办法深得读书人的欢迎，他们在阅览经史百家书时，只要发现一个药名、一条方论，无不赶紧记录下来，及时告诉唐慎微。利用这个办法，经过数年，居然集得方册盈尺。为了进一步提高医术，唐慎微还深入群众，不耻下问，请教江湖"铃医"和"田父里妪"，收集民间验方和药物标本。将典籍记载和民间调查相结合，多个渠道汇集起来，使他丰富了本草学知识，积累了历代本草文献上的和民间的大量资料，为编写《证类本草》打下了良好的材料基础。

据典籍记载，唐慎微医道非常高明，治病疗效极高，百不失一。元祐年间

（1086—1094），大观进士宇文虚中的父亲宇文邦彦患有非常严重的风毒症，经当时的很多名医治疗都不见好转。后来请唐慎微诊治，他居然能"疗之如神"，一服即愈。不过，唐慎微预料此病在一定的时候还有可能复发，如突然发作，一时难以请到医生，后果将不堪设想。于是就亲笔写了一封信交给他，并在信封上注明某年某月某日，可以开封如法治疗。不出所料，到了唐慎微预测的时间，宇文虚中父亲的风毒病果然再次发作。情急之下，宇文氏立即按唐慎微的嘱咐，打开封存已久的留书，只见里面录有三个处方：第一个方，治疗风毒再次发作；第二个方，治疗风毒攻注而成疮痈；第三个方，治疗风毒上攻、气促欲作咳嗽。宇文邦彦严格按照嘱咐，依次服用，半个月之后，果获痊愈。宇文一家欢天喜地，处处为唐慎微延誉赞颂。这个神奇的医疗故事很快传扬开去，唐慎微的名声也更加响亮。通过这一医案，可以看出唐慎微对各种疾病发生的原因及其发展演变的规律了解得多么的透彻，辨证施治的本领是多么的精湛。尽管治病如神，但唐慎微平素从不炫耀自己的本事，仍是沉默寡言，诚以待人。

唐慎微自幼喜爱读书，经史传记，佛书道藏，无不涉猎。至于古代医经和历代诸家方书，更是认真学习，反复揣摩，细致校核，慎思默想，以定优劣。在阅读过程中，他把有用的资料一一记录下来，经过整理之后，把它们收录在自己的书里。近人张赞臣在他所著《药物学史略》一书中说："尤其唐氏引用历代'经史方书'270余家，使本书内容及附方数量大大增加，益见唐氏用功之勤，功绩十分巨大。"为了尽可能让前人积累下来的药学知识能够流传千古，唐慎微经长期坚持著述，笔耕不辍。他以《嘉祐补注本草》和《本草图经》为基础，参阅《新修本草》《本草拾遗》和《食疗本草》等许多方药书的内容，广泛采集医家常用方剂和民间习用的验方、单方，又从经史百家文献中整理出大量有关医药学的资料，结合自己丰富的医疗实践经验，进行综合研究，辨析是非。终于在元丰五年至六年间（1082—1083），编写成药物学巨著《经史证类备急本草》，后世简称《证类本草》。该书最早刊行于元丰五年（1082），书一面世就风行开去，唐慎微也因此名声大振，名倾公卿。尚书左丞蒲传正看过该书初稿之后，大为赞赏，表示要保荐唐氏做官，但唐氏竭力推辞，拒而不受，他把自己的精力继续投入到修订增补本草著作之中，该书约于 1098 年以后定稿。

《经史证类备急本草》一书共 31 卷，其中目录 1 卷，共 60 余万字。全书共收录药物 1 746 种，其中唐氏新增药物 476 种，较前世本草大有突破。如灵砂、桑牛等草药都为首次载入典籍。书中对药物形态、真伪、炮制和具体用法等药物知识，无不兼收并蓄、汇集一体，使人开卷了然，有很高的实用价值。书中每味药物均附以图录，有按图索骥之便；另附以药物炮制法，对药物性味、主治、鉴别以及归经理论等方面，也详加阐述和考证，为后世提供了宝贵的药物炮制和使用资料。该书对中国药学影响甚大，如《修事指南》便是抄录唐氏之书有关炮制的部分编纂而成的。宋代以前的本草，一般只是朴实地记载药物功能主治，不附处方。医生在学习和使用时，还需重检方药，运用极为不便。而唐慎微旁征博引，精细考证，对名家观点、经验兼收并蓄，采录了经典医著和历代名医方论，搜集大量古今单方、验方，再加上自己临床验证行之有效的处方，共约著录医方 3 000 余条，方论 1 000 余条，分别载入有关药物项下，能一览用途用法，使学者开卷了然，检索方便。他的这一努力，不仅保存了丰富的民间方药经验，如目前已经散失的《开宝本草》《日华子诸家本草》和《嘉祐本草》等书的内容，就是依靠他才保存下来的；同时也开创了收录药物炮制法和附方、药物理论和药物图谱汇编成一书的先例，为本草学著作创立了新的编写范本，也标志着我国本草从此具备了药物学的规模。

特别值得一提的是，唐氏十分重视药材产地及鉴别，书中所记产地计有 144 地（包括州、郡、府、京），较孙思邈《千金翼方》中所记"其出药地凡 133 州"的情况又有所发展。又因唐氏为四川人，故对于四川地产药材记载尤为翔实，其中永康军（今灌县）产芎䓖（川芎）、黄精；戎州（今宜宾市）产巴豆、地不容；梓州（今三台县）、龙州（今平武县）产乌头、附子、川楝、猪苓；茂州（今茂县）产独活、升麻；眉州（今眉山县）产决明子、使君子、薯蓣……。其所载与今之药物产地区域分布大体相似。还有一点值得提及，本书增加了大量药物注文，这是作者的研究心得。原《开宝本草》全书只有二百味药有注文，到《证类本草》几乎所有药物都加上了注文，从而进一步丰富了本书的内容。

　　《证类本草》囊括了上自《神农本草经》，下到北宋《嘉祐本草》以前的历代医药文献精华，是中国现存年代最早、内容最完整的一部划时代的本草学名著。该书内容丰富而广泛，资料翔实可靠，注释详尽，体例严谨，层次分明，是中国医药宝库中一颗光辉灿烂的明珠。因而，尽管宋代的统治者对本草书的修订非常重视，官编、私纂的本草书层出不穷，但唐慎微的《证类本草》却在众书中脱颖而出，能够面目一新，甚至科学成果超过了诸家本草水平，使当时刊行的各类本草大为逊色。就连宋王朝也不得不承认该书的成就，屡派医官修订，作为官编的药典颁行天下。大观二年（1108），经医官艾晟组织人员对该书重修之后，作为官定本刊行，并易名为《大观经史证类备急本草》。政和六年（1116），又经医官曹孝忠校定重刊，再次易名为《政和经史证类备用本草》。南宋绍兴二十九年（1159），医官王继先等加以重修，定名为《绍兴校定经史证类备急本草》。淳祐九年（1249），平阳张存惠又把寇宗奭编纂的《本草衍义》随文散入书中，作为增订，内容又易名为《重修经史证类备急本草》。以后历朝又多次重修，辗转翻刻，并传入日本、朝鲜。可见唐氏《证类本草》自问世以来在医药界的影响极大。

　　《证类本草》从成书之日起，直到李时珍《本草纲目》问世之前，近五百年间，一直是中国极有威望的"药典"，尚无任何一种本草书在内容和体例等方面能与之媲美，所以历代的专家学者都给予了很高的评价。傅希挚品评此书，称由于书中图文并茂，收药齐备，论述精准，成为医家之指南。如按照它使用的药物，则都协和适宜，依准它拟列方药，则能对症下药，随手而愈。这是一部有益于身心性命的典籍，傅希挚高度评价，并热情推荐，认为只要是自爱者，都应当购置一部，至于行医者，如舍此书则怅然无所适从。明代李时珍对《证类本草》也给予很高评价，说"使诸家本草及各药单方，垂之千古，不致沦没者，皆其功也"，并且在编辑《本草纲目》时，仍以该书为蓝本。对此，当代学者王筠默有更加详细的评述，认为该书摘录古代文献十分慎重认真，详实完整记录原著，从而保留下很多古书的原始面貌，使千百年后的读者在古代文献大量散失的情况下，仍可籍以了解有关原文，益觉珍贵。因此其文献学的价值远远超出其后明清时代其他本草学著作。英国著名学者李约瑟称此书要比15世纪和16世纪早期欧洲的植物学著作高明得多。今湖南怀化地区第二人民医院彭述宪医生曾诊余寄兴，赋诗一首，盛赞唐慎微。其诗如下：

祖籍蜀州归晋原，潜心医业不为官。

有求必往除民疾，只取良方入巨篇。

经史百家都贯通，文图并茂药方丰。

宋前本草未沦没，全仗先生汇集功。

各位先贤时哲的评价，是十分公允的，绝无虚美。因为现存最早之药学专著《神农本草经》，原书唐初就已失传，正是由于唐慎微努力从当时尚未散佚的历代方药典籍中搜集《神农本草经》内容并载入《证类本草》，才会有明清后卢复、孙星衍与孙冯翼、顾观光、王闿运及日本森立之等人的几个辑本。又如南北朝人雷敩的《炮炙论》，是我国制药学的重要典籍，然早在元代就已无专刊本。若非唐慎微《证类本草》将其大部分内容"原文照录"（原书载药 300 种，《证类》采入 234 种），后世想编出辑本，了解我国古典制药方法和成就，那将是十分困难的。正是唐氏谨守师法，用文献资料皆原文照录，从不妄加改动，才使许多早已亡佚的医药文献资料得以保存，为后世的古本草、古医方书籍辑佚、校勘工作提供了可靠依据。

马克思曾说："在科学上面是没有平坦的大路可以走的，只有那在崎岖小路的攀登上不畏劳苦的人，才有希望到达光辉的顶点。"（《资本论》）北宋唐慎微一生勤奋专研医学，经过长期的艰苦劳动，成功地撰写出划时代的药物巨著，为我们树立了不畏劳苦，勇于攀登科学高峰的榜样！

史堪——《史载之方》 紫菀一味愈权臣

宋代社会对医学的重视和官方的大力扶持，形成文人尚医的风气，许多重要文人都懂医术，甚至著书立说，医苑曾出现百花齐放的盛况。宋代医学著作至今有目可考者，多达数百种，这是此前封建时代所没有过的。众多的医学著作使得许多有关医学的学术理论得到总结和提高，在中医学发展史上是一个重要的里程碑。这一时期无论是在医学教育、医药理论还是在临床各科医学，以至本草、局方等方面都有突破性的进展。出现这种局面，与宋代医学队伍结构改变有着直接的关系。北宋赵匡胤以兵变夺得皇位以后，为了巩固政权，一方面加强封建中央集权；另一方面重文抑武，加强文官统治，重视文士的培养。北宋时期一次录取的进士，有时多达三四百人，超过唐代十倍。众多的文人不再满足于传统经学，开始学以致用，开辟立身处世的新途径。在这样的社会大背景下，其中一部分文士进入医学队伍。著名政治家范仲淹有句名言，"不为良相，当为良医"将良医与良相相提并论，正是宋朝文化圈时代风潮的真实揭示。士人知医，在当时社会蔚然成风。政治家司马光、诗人陆游、文学家苏东坡、科学家沈括等皆通晓医学。不仅如此，当时朝廷的决策人帝王和高级官吏也积极倡导和参与医药活动，除开展医学教育之外，还积极组织编著、整理医方书，出现医家、文人、学者共同参与、撰集方书的时代风尚。他们或总结多年临床经验，或博采众家医说，择其精要，复结合自己的体验和心得，编纂成帙。正是在这种社会与学术背景下，深受时代风尚熏染的医家史堪，积毕生精力，编纂出《史载之方》。该书与《苏沈良方》《博济方》《普济本事方》等一样，是宋代名家方书之一。

史堪，字载之，北宋眉州（今四川省眉山市）人，约生活于宋神宗、徽宗时期。他是政和年间（1111—1118）进士，官至郡守。他又是一位经验丰富的医生，早在宋代就被誉为医术堪与许叔微相伯仲的名医。在《宋史》等史书中都记载有史堪治病的动人事例，如只用紫菀一味治愈权臣蔡京肠秘之症，就是其中一例。蔡京为北宋徽宗时的宰相。有一天，蔡京因大肠秘固不通，十分难受。虽经御医调治，而病情却毫无好转，据说是因为蔡京不肯服用泻下要药大黄等，怕损伤正气。正当众医束手无策的时候，有人推荐让史堪来为这位难于侍候的宰相诊治。当时的史堪尚无名气，不仅未被同行看好，而且前往相府诊治时，还被蔡家看门人轻视而不报，很久才得以召见。史堪入室后，详细切脉诊查一番，并未开列处方，只是对蔡京说："给我20文钱即可。"蔡感到莫名其妙，问他要钱干什么。史堪回答说，"将去购买紫菀而已"，蔡京便给他20文。史堪嘱人买回紫菀一味，当面碾成粉末，叫蔡京调水服下。看到只此一味平常的药，蔡京将信将疑地把药服下去，奇怪的是服药后不久，其肠居然"须臾遂通"，立即见了奇效。蔡京惊喜万分，定要史堪讲明道理。史堪微微笑道：这很简单，气与肺相连，肠乃肺之传送器官。你所患的大肠秘固不通是由"肺气浊"造成的，现在用紫菀给你清理肺气，这样大肠也就随之而通达，所以药到病除，道理就在这里。蔡京听后，甚是佩服，史堪的医名也由此大噪。紫菀是一味止咳理气药，能治便秘却鲜有记载。不过，从药性看，紫菀微温而润，为肺家要药，能开泄肺郁。中医认为，肺与大肠相表里，生理和病理上都相互影响，紫菀能使肺气渲通，气行则津液也行，津液下行得以润泽肠道，便秘则自然可以解除。

史堪刚开始治病用药时，不求新求异，炮制制度自依本法，审察证候，精确无误，患者不过三四服，疾病立愈。有眉州丹棱人朱师古，二十岁时得异疾，逐渐不能进食，闻荤腥之气就呕吐，唯用一锅，烧开水泡米饭，即使这样也只能吃几匙。每次用锅，都必须先洗十多次，不然，就感觉腥秽不可近。每次吃完，鼻子中必定会滴血一点，慢慢疲倦不堪，身体也日趋消瘦。当时的医生都不知道是什么原因，也无法治愈。家人十分着急，得知史堪的医名，于是前往延请。史堪说，世俗之人不去读医书，却妄想给人治病，可悲可叹也。他指出像朱师古这种疾病，在《素问》中应当可以查找到，病名叫"食挂"。于是便授一方，使人买药煎好后给师古饮服。三日之后，病人闻到别人吃肉，已觉香美，便尝试着吃肉，果然甚香，自此更加喜欢食肉，旧病不久便告愈。

史堪不仅医术精湛，而且勤于著述，存世医籍有《史载之方》。全书共2卷，分31门，兼收医论、医方，是一部反映宋代医学发展特点的方书。书中除了有关于四时正脉、运气生病、脉要精微、为医总论、伤寒论等基础医学理论的论述，还辑录大量医方，分列大府秘、大府泄、小府秘、小府泄、身寒、身热、头痛、腹痛、脚痛、胀满、半产以及治涎、治痫等。该书体例是方前有论，以症系方，让医学理论与临床医方彼此结合，让人知其然且知其所以然。所论疾病涉及内、外、妇、儿各科，载方共90余首。

该书采用"随证论脉，按方施药"的编写方法，条分缕析，要言不繁，而且有不少是作者的经验之谈。在治病立方上，史氏强调"保其真，祛其邪"，因此他在调和脾胃、补益肝肾、补气养血方中，多以祛风邪药佐之。例如暖脾药方削术豆蔻散，暖肾脏方萆薢胜金丸，均以独活祛风；在治疗毒痢的通神散中亦配伍独活、防风。同时史堪又强调得效即止，药不长服，以免损伤正气。这种保真祛邪的用药风格虽在唐代孙思邈《千金方》中已很多见，但史氏则在理论上做了进一步说明和阐述，将此医学理论大大推进了一步。他如赤痢、疫毒痢重用桑寄生，便秘用紫菀，治脾胃用风药，补肺时多兼补气，剂型多用煮散等，为当时一般方书所不及。他对痰涎的辨治，曾提出治痰先须顺气而后治痰的主张，亦属卓见。用药上，史氏也有其所好，喜用麻黄、羌活、三棱、莪术等辛温发汗、活血逐瘀的药物，以及狗脊、巴戟天、桑寄生、萆薢等强筋健骨、祛风除湿的药物。诚如清人周学海所评，这是因为史堪为蜀人，而蜀地多湿，易痹阻筋骨，导致血滞、血痹之故。

在诊断方法上，史堪非常重视察脉辨证。《史载之方》全书 31 门，其中就有 4 门为脉诊专篇，另有 9 门以脉象为纲，所论疾病的症候表现及治法方药等，次列于不同脉象之下。史氏将察脉作为重要的诊断方法，对所论疾病的脉象描述十分详尽。诊脉部位为两手寸关尺六部，涉及的脉象有浮、沉、滑、数、弦、涩、微、濡、动、缓、迟、结、代等 20 余种，反映出宋代脉学发展的科学水平。周学海在《评注史载之方》序中，对该书给予了很高的评价，认为"其随证论脉，条分缕析，独辟新思，启发后学，功在《脉经》《脉诀》之上"。另外，史氏重视运气学说，将疾病发生的机制主要归于五运六气的变化。运气学说是以阴阳五行学说为基础，结合古代天文、历算等方面的知识，作为推测气候变化的依据。史氏在书中常用以探讨自然界天时气候变化与发病、预防及临床治疗的关系。这些理论在今天看来，也是很前卫、科学的。

对医生的素质，史堪在书中也提出很高的要求。认为医生医术的好坏直接关系到病人的生死。为医之道，应先对病证有明确的认识，还要抱有实事求是的谨慎态度。若是自己不甚了解，没有把握的疾病，就应该"阙而勿治"，而不能好胜逞强，妄开药物。他将此总结为"阙于不精"；若是自己对疾病有了深刻的认识，在病势危重之时，就应该果断治疗，而不能有丝毫的胆怯，他将此总结为"勇于必验"。治疗伤寒疾病方面，他提出常见者有四种过失，一失之愚，即不辨阴阳，不分内外，当汗而下，当下而汗；二失之不精，即不知病之源流，不识病之传受，误投药饵；三失之怯，即当邪气炽盛，病情危困之时，不能果断处理；四失之暴，即以不怯为志，好胜逞强，鲁莽行事，妄下药饵。这四条过失是为医之大忌，也可作为史氏对治疗其他诸病的告诫。

史堪在宋代是名重一时的医家，其医术与方药对临床多有启发，在医界有着广泛的影响。对他的著作，后世医家多有摘引，如南宋洪遵在《洪氏集验方》中录有史氏"常服散子"，其方如下：人参半两，黄芪半两，当归半两，白术一分，木香一分，陈橘皮（去白）一分，甘草二分（炙），青橘皮（去白）一分，沉香一分。以上药物为细末，每服三四钱匕，水一盏，姜二片，同煎，取七八分，不计时服。遇气痛时，每服添枳实末一二豆许。同时还记载了有关史氏的一则医案，即：陈待御曾经因为心情不好时吃了柑橘，从此以后就开始心腹痛，时间一久，腹中长出结块，疼痛发作时，往往闷绝，要过一段时间才能苏醒，而且常在夜间。此种疾病，京师的医生都不能治愈。后来延请史载之为他治疗，史氏便开列"常服散子"方。一两月之间，遂康复如故。20多年后，陈待御又因为忧虑，疾病再次发作。腹部微痛时，就立即按"常服散子"方购药煎服，每每能数日而愈。

《史载之方》自宋代开始，历经多次刊刻。现存有清光绪二年（1876）吴兴陆心源氏十万卷楼刊本，清宣统年间（1909—1911）周学海"周氏医学丛书"之《评注史载之方》本，民国二十四年（1935）上海《丛书集成初编》本，1955年商务印书馆《宋人医方三种》本等多种版本，可以利用。

杨天惠（1048—1118）——药物名篇《彰明附子记》

附子历来被称为"百药之长""回阳第一要药"，常见于中国古代的药物学著作及临床典籍中。附子、乌头、天雄，因其大热、有毒，故《神农本草经》将其归入下品。三者味皆辛温，唯主治不同。附子治风寒咳逆，邪气，寒湿，拘挛，膝痛不能步行；乌头主治中风、恶风；天雄主治大风寒湿痹。西汉时期，《淮南子》中已有"天雄、乌头，药之大毒也，良医以活人"的记载。各种药学材料表明，古代对附子的性味效用已有比较深入的认识。东汉末年，张仲景对附子的药用功能有进一步的理解，他多用以治阴症伤寒，成为善用生、熟附子的大师，对附子治脉沉微，疼痛，恶风寒、厥冷和痉挛的临床作用进行了充分的发挥。《伤寒论》中运用附子治疗各种疾患者计33条，共22方。其中生附与干姜同用者17条，共8方，临床医学实践证明张仲景对附子的热毒及其各方面的疗效已有很强的掌控能力。至明代，张介宾更是推誉附子为药中之"四维"，指出附子、大黄为药之良将，人参、熟地黄为药之良相。附子显著的临床疗效，使它在中药里占有重要的地位。

附子作为药中良将，其药用价值是很大的。但北宋以前的药物学家只对其药效感兴趣，对其产地、栽培、生长、加工和品种类别等方面则了解甚少，有的甚至出现认识上的错误。《神农本草经》和陶弘景的《名医别录》，均谓附子产于犍为（今隶属四川省乐山市）和广汉（今四川省广汉市）山谷。但到7世纪以后，这一说法已逐渐不为人所信，苏恭的《唐本草》否定了陶氏的说法，认为绵、龙二州（今四川绵阳及平武一带）所产附子品质较好，尤以彰明（今属江油市）产者最佳。但是实地考察之后，你会发现附子的产地，实际仅为绵州所属的彰明一县，而彰明县中产附子的地方，又只有赤水、廉水、昌明、会昌4个乡镇。既不是绵州全州产附子，也不是彰明全县产附子。由于古人未做实地调查，所以对于它的产地，也就模模糊糊。这种状况，直到宋代杨天惠的《彰明附子记》问世之后，才得到澄清，进而纠正了古人所谓犍为产附子的错误看法。

杨天惠，字佑文，亦名杨集，大约1048年出生于四川郪县（今三台县）。他自幼聪明机灵，勤奋好学。崇尚古文，曾熟读韩愈、欧阳修文集，年少时便著有诗文数十篇，流行于世。当时宿儒传观其文，视为奇才，惊叹不已。元丰年间（1078—1085）杨天惠考中进士，曾任邛州学官、双流县丞、彭山县丞。元符二年（1099），担任彰明县令，勤理机务，廉洁奉公，有政声，嘉庆《四川通志》将其载入"名宦"类。宋崇宁三年（1104）7月，因上书言事，被列入"元祐朋党"而被免职，后闲居郪县，所以也有人误以为他是郪县人。北宋重和元年（1118）去世。杨天惠虽然一直担任地方小官，但由于博学多才，关心地方文化事业，鼓励耕桑，发展生产，被视为勤政爱民的廉吏。他勤于笔耕，一生著作颇丰。《宋史·艺文志》载有《杨天惠集》60卷，可惜其著作大多散失，现存者有文13篇，诗6首。主修《三台县志》的沈砚怡称他的文辞"有西汉之风，苏轼甚称许之"。他现存著述中的《彰明逸事》，记述了唐代大诗人李白青少年时在彰明居住留下的传闻故事和诗作，至今仍被研究李白的中外专家、学者视为珍稀的历史资料。杨天惠学识渊博，爱好农业。他的全部诗文中，歌颂田亩禾稼，振兴农业，奖励农耕和鼓励农民大修农田水利的篇幅不少。他本人曾亲自做过考订田亩的实际工作，对农业知识的积累和农业生产的研究比较深入，算得上是一位农学家。他当时又是历史上盛产附子的彰明县令，为他研究附子的生产、栽培创造了有利的条件。在宋代儒者重医的世风影响下，经过实地考察，分析研究，杨天惠终于写出了《彰明附子记》，这是对宋代以前有关附子栽培、引种、生产的系统历史性的总结。

《彰明附子记》作为单味药研究专论，文章不长，仅 1 卷，但其内容则十分详实，对附子的产地、种植面积、产量、栽培方法、植物形态、药材鉴别和采收加工技术等，均做了详细具体的记述，是一篇总结彰明附子生产经验的重要文献。如在记述产地时说："绵州，故广汉地，领县八，唯彰明出附子。彰明领乡二十，惟赤水、廉水、会昌、昌明产附子。合四乡之产，得 16 万斤以上。然赤水为多，廉水次之，而会昌、昌明所出甚微"。寥寥数语，就点明了附子是彰明的道地药材，只有赤水、廉水、会昌、昌明四乡才产附子，且各地产量不一，但总产量很大，年均 16 万斤以上。杨氏调查的结果，与现今江油河西数乡出产附子，而河东地界不出附子，是完全相合的。彰明作为生产附子的中心，在八九百年后的现在依然未变，这与彰明地区的气候、土壤、人力等资源特征密切相关。此地气候温和湿润，日照充足，土层深厚，土质疏松肥沃，有海拔在 500 米以下、便于排水的平坝。最重要的是那里有上千年的栽培附子经验的传统药农的存在。民间流传"世界附子在中国，中国附子在四川，四川附子在江油"，优越的地理环境，悠久的种植历史，是对出现这种现象所做出的最佳解释。

杨天惠在书中详细介绍了附子栽培及采收加工的方法。当地经济条件较好的农户，每年都选择好田，先空上一季，然后再行耕种。耕田时将田里青草翻埋土下作底肥，待肥沤熟后再深耕播种。每亩用牛十耦，用粪五十斛。将一亩田划成十寸为垅，五寸为符，终亩为符二十，为垅千二百。播种时间以冬尽 12 月止。凡种，必取土为槽，做倾斜之状，下广而上狭，置种其间。附子成熟之后，要注意掌握好采收季节，最好以秋冬9月。7月则嫌早，9月以后又嫌迟，过早过迟都会影响附子的产量和品质。

附子有多个品类，其产量、质量、性味各有差别，过去没有人做过科学的记述。杨天惠首次对附子的品种进行科学分析，也是《彰明附子记》的一大贡献。有关附子的品种类别，一直非常混乱。在历代典籍中，有说春采为乌头，冬采为附子；有说附子八角者良，其角为侧子；有说天雄与附子类同而种殊，附子种类漏兰，天雄种如香附子；也有说乌头、天雄、附子一物，春秋冬夏味各异。杨天惠经过实际考察，认真分辨，逐类鉴别，对附子所有品类做了最为完整的说明。他指出：附子之品有七，实本同而品异，其种之化为乌头，附乌头傍生者为附子，又左右附而偶生者为荝子，又附长生者为天雄，又附而尖者为天锥，又附而上者为侧子，又附而散生者为漏兰。出皆脉络相贯，如子附母，而附子以贵，故专附名。为此，杨天惠对过去不调查研究，人云亦云的学风进行了批判，认为前人所论都是大谬，与他所见所闻完全不同，真可谓尽信书，则不如无书。

杨天惠的《彰明附子记》第一次比较全面、系统、科学地总结和介绍了有关附子从耕作、栽种、管理、采收、加工及鉴别品类的整套经验，以其研究的专一、科学、准确，使之成为了解和研究附子必不可少的著作。明代著名医药学家李时珍对此十分赞赏，曾评论此书"读之可不辨而明"。杨天惠的这一努力，进一步充实和丰富了古代植物学、农学、药物学的科学内容，为我们今天考察古代附子生产的状况提供了宝贵的历史资料。正因为如此，药物学者侧重《彰明附子记》的功能与用途，把这一著作归在医药类；农学家们侧重其栽培管理的技术，又把它归在农学类。尤其难得的是，杨天惠经过实地考察，澄清了历代本经对附子的产地、品类及其命名的很多错误认识，这对植物学和药物学都是一个重大的历史贡献。而且，杨天惠在撰写《彰明附子记》的过程中，能做到深入实际，进行实地考察，使结论来自生产实践，更加合乎科学性，这一科学研究的途径和方法更值得后人借鉴。时至今日，杨天惠在四川乃至中国文学史和科技史上仍占有重要的地位。

皇甫坦（1096—1178）——清虚无为　道流名集

"道有四分医"，道术中寓有医术，素为道俗公认。晋代著名道士葛洪曾说过，古之为道者，莫不兼修医术。因为道术志在健体长生，要健身则必有所涉于医学。道士们在长期的修道实践中，积累了丰富的医药学经验，取得了多方面的医药学成就。历史上既有"杏林佳话"的董奉，也有"市药京邑"的陆修静，更有医名"如应如响"的叶千韶，还有葛洪、陶弘景、孙思邈、许寂、王怀隐、赵宜真等一批造诣深厚的医药学大师。在众多道教人士中，宋代皇甫坦就是一位具有传奇色彩的道教医学家。

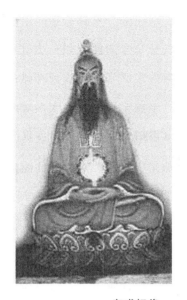

皇甫坦像

皇甫坦，字履道，北宋晚期四川夹江县"弱漈晚渡"（今甘江镇陶渡村）人。在道教盛行的宋代，皇甫坦十分信奉道教，隐居道教第七洞天峨眉山。历史上传说，有一天他暮行风雪中，感觉寒气袭身，四肢冰冷，忽然听见道旁有人呼唤。他四下张望，发现有一个道人安卧小庵中，遂留下与之抵足而眠。奇怪的是不久他感觉到一股热气自两足入，"蒸蒸浃体，甚和适"，很快便入梦境，香甜地睡至天明。这时早起的道人对他说："他日可访我于灵泉观。"过了一段时间，皇甫坦应其言，前往灵泉观拜访，两人相谈甚欢。直到这时，皇甫坦方知此道人正是宋代著名道士、妙通真人朱桃椎。不久，皇甫坦又在酒肆中巧遇妙通，二人谈经说道，留恋不舍，于是认为与妙通应缘，遂从之学道，"尽得坎离虚实之旨，内外二丹之秘"。皇甫注意内外丹修炼，有所成就，"善布气"。据说，他常"宴坐不寐"。

久之，两足外踝皆平偃，顶有珠光莹莹。后来曾有山中道士遇见过皇甫坦，称其年已七十二岁，容颜虽不及二十年前，但仍满面红光，老态不显。

皇甫坦尤为擅长的是，将道教理论用于治病养生之中。他体恤民生疾苦，常行医民间，医术十分精湛。南宋绍兴年间（1131—1162），宋高宗赵构的母亲显仁皇太后患眼疾，宫中御医屡治无效，束手无策，皇帝颁诏天下聘募良医。据说，有一天晚上，月白风清，皇太后梦见一个黄衣道士，须髯长耳，自言能治其疾。醒来之后，太后将梦境告诉了宋高宗。宋高宗立即诏命有司到全国各地道观查找那个梦中的黄衣道士。不久临安（今浙江杭州）太守张俣向朝廷报告，他打探到了这个道士，于是入慈宁殿禀告宋高宗，此人远在峨眉山，姓皇甫名坦。宋高宗当即诏请皇甫坦到京城临安，至慈宁殿，为皇太后虚呵布气，诊疗疾患。过了一会儿，太后翳开目明，认见皇甫坦，高兴地说，这真的就是自己梦中所见的黄衣师父。由是宫中皆呼先生为师父。之后，他又为仙韶甄娘治好了瘸腿，由此更受朝廷器重。高宗大喜，赏赐厚金，两宫赏赐也非常丰厚，坦皆辞谢不受，只受茶香衣服而已，仍返峨眉山修道。还山之前，他留下一扇于禁中，曰：有发寒热者，以此扇之，当瘥。没过多久，宫中多患疟，用之皆验。

后来，宋高宗又遣使送御香到青城山丈人观祈祷，并至皇甫坦隐居地拜谒安抚，为其建观。高宗皇帝两次召他入宫，叩以养生之术，问道："何以治身？"皇甫坦回答说："心无为则身安，人主无为则天下治。"他用道家少私寡欲，清静无为的思想，巧妙地点出了养生治国的要旨。接着又指出："先禁诸欲，勿令放逸，丹经万卷，不如守一。"皇甫坦的养生思想是很有哲理的。"私"，是百病之根。人若私欲缠扰身心，不能有所节制，久而久之，一定会导致形劳思结，精衰气亏，百病丛生。人的欲望确实难以根除，但也不可以肆无忌惮地放纵不节，舍本逐末。所以要不为酒色、金钱、名利等身外之物所诱惑，这样身心才能坦荡荡，无所忧患，精气充沛，气血平和，邪气不入。正是这种"静以养生"的原则，指导着皇甫坦的一切活动。他一生清净淡泊，轻于财货，淡泊名利，行医民间，志在救人病苦，绝不敛财自富，晚年隐栖于道教圣地青城山。他的这一养生理念，宋高宗也深为叹服，亲为御书"清净"二字以名其庵，又召画师绘其像，陈列宫中，以赞誉皇甫坦之医术和道德。一个民间医生能受到封建王朝统治者的如此敬重，实不多见。皇甫坦也将自己的居室取名为"清净轩"。宋代著名学者蒲江人魏了翁曾为皇甫坦旧址题书"家庆楼"三字。明代弘治中（1488—1505）有人在耕地的时候，在清净轩旧址发现刻有"卫生药宝"四字的玉印及药臼一具，相传都是皇甫坦行医之物。

史书记载，皇甫坦"善相人"，有未卜先知之术。《宋史》中有这样的一则记载，皇甫坦与荆南帅李道交谊甚笃，李道对皇甫坦十分敬重，二人长相聚晤。有一次，皇甫坦来到李道家中拜访，李道知道他是著名的相士，于是请为他的三个女儿相面。李道的长女与三女没甚特别，皇甫坦随意敷衍而已。可是当二女凤娘出来拜见时，皇甫坦大为惊奇，说此女面相当大贵，他日当为天下母，因而不敢受拜。这个李凤娘，她的名字也是有来历的。据说当年李道夫人产女前，军营前飞来了一群黑凤，徘徊不去。于是李道便为不久后出生的女儿取名为凤娘。皇甫坦在李道家遇上凤娘后，便连夜赶回京师求见已为太上皇的高宗，说为他找到了一名好孙媳，又提议以面相大贵的李凤娘为孝宗之三子恭王赵惇之妃。高宗一直对皇甫坦深信不疑，便做主让恭王与凤娘成了婚。后来，太子病亡，太上皇高宗与嗣皇帝孝宗决定以排行第三的赵惇为太子，恭王妃李凤娘也随即成了太子妃。后来孝宗禅位太子，赵惇即位，是为光宗，以嫡妻李凤娘为皇后。李氏"性妒悍"，权力欲极盛。入主后宫不久便操纵宫中事务，离间孝宗与光宗父子之间的感情，导致光宗退位。所以光宗大为恼怒，迁怒于皇甫坦，大骂"皇甫坦误我"。该记载说明皇甫坦与高宗关系密切，确实有一套"相人"之术。遗憾的是，因为皇帝的权力斗争，使他受牵连，因此失去恩宠。退出京城以后，皇甫坦便隐栖于道教圣地青城山，专心修道，没有再出山。绍熙年间（1190—1194），他抱憾离开了曾显赫一时的尘世，安静地长眠于青城山上清宫左侧。1940年夏，青城山上清宫天师池侧土崩，在清理残废物时，发现一通墓碣，上刻"宋知宫皇甫先生墓"，据考证就是皇甫坦的墓碣，该石现存于上清宫。

皇甫坦虽染指宫廷政治，并因此受到冷落，曾受到世人的批评，但其为道一生，能获得几朝皇帝恩宠，并取得炙手可热的地位，也足以令他宽慰，令道俗眼红。所以，他死后，道俗还每每忆起他，多加赞颂和美化。《真仙通鉴》里存有一则关于皇甫坦神异道工的描述就说明了这点。书中记载说，在靖康之难（1127）以后不久，大臣曹勋奉徽宗御札自金营还朝，行至大河，无舟以渡。皇甫坦缚苇为筏送他过河，并为之燃苇去寒，解救了其冻僵性命。曹勋醒后问之姓名，皇甫坦闭口不答，只抛下"朱真人以公为社稷计，故使济公。后二十年，当见公于钱塘"的暗语。事隔二十年后，曹勋果然在杭州与皇甫坦再度见面，相认话旧，感激涕零，再三叩拜，赠词礼谢。事后不久，消息传入光宗耳中，遂宣问皇甫坦于迎劳馆，为其关心朝宦，而益加器重。以后每次召问，皇甫坦必命曹勋作陪。

虞庶——《难经注》名扬千古

《难经》是一部重要的古典医籍。全书主要是用问答体裁，以质疑问难的形式阐明《内经》的要旨，总共辑为八十一难，故《难经》又称《八十一难》，书名最早见于东汉张仲景的《伤寒杂病论·序》。后世对书名的含义解释不尽一致，大体有三种说法，一种认为，"难"字作问难《内经》之义；另一种认为，"难"作难易之难解；还有一种认为《难经》之名，是解释疑难之义。上述三种说法，虽均言之成理，但《难经》的编写体例，多是因经设难，其主要内容都是答问释疑。所以，《难经》之名，实含有解答疑难和问难二义，为动词，应读作"（nàn）"。关于《难经》的作者，至今未能统一意见，唐以后大多数学者认为《难经》是战国末年秦越人（扁鹊）所作，但实无确凿证据。《难经》不同于一般的医学典籍，而是在《内经》的基础上，发挥至理，剖析疑义，垂示后学。书中对脉学、经络学、脏象学、疾病学、腧穴学、针法学等，均有进一步的阐释，诚为学习《内经》之津梁。它继承了先秦的医学成就，尤其是其自出机杼，有所创新，补《内经》之所未发，广前圣而启后贤，对中医学的发展，具有深远影响和杰出的贡献。历代医家都很重视此书，向以《内》《难》并称，把《难经》也尊为"医经"，认为是学者升阶岐黄、登堂入室的必读著作，故众多医家曾对此书进行注释，宋代虞庶便是其中一位。

虞庶，北宋四川仁寿人。他少年学习儒学，后又放弃儒术，转而改习医学。虞氏遍览中医典籍，认为三国时吴国太医令吕广、唐朝杨玄操对《难经》的注释，有许多地方没有注释透彻、全面。有的注释不科学，不准确。为了弥补这一缺陷，虞氏潜心钻研医典，苦心琢磨，对《难经》重新注解，于宋英宗治平年间（1061—1065），或在此之前，撰成《难经注》五卷。

令人遗憾的是，原书已经亡佚。但又值得欣喜的是，由于《难经注》为《难经》的进一步流传和研究产生了重大影响，故后世的《难经集注》保存了虞注的部分佚文，经辑录，共计291条，使得后世对《难经注》的主要内容有一个大致了解。具体而言，虞注的贡献主要体现在以下两个方面。

第一，对《难经》义理的阐释详尽，弘扬了《难经》学术。

虞庶阅读《难经》时，在参考并研究吕、杨二家注文之后，深感前人对《难经》的注解还有很多不足之处，故"补吕、杨之未尽"，而为《难经注》。在他的注文中，对与吕（吕广）、杨（杨玄操）有不同看法的地方，他都大量引用各种材料，予以驳正。对吕、杨未言及之处，都依经义，据医理予以阐释发挥。虞注为后世对《难经》的理解与研习，提供了十分宝贵的参考和借鉴。这里仅举一例，以见虞氏注文之义例。一难中对"十二经皆有动脉"一句的注解中，虞氏基于对《难经》脉法的全面深刻理解，始终如一地阐明了"独取寸口"这一诊脉方法的理论意义。他反对吕、杨随文释义，以为手足十二经各有动脉的说法，明确提出十二经会于太渊（即寸口），在此分为寸关尺三部，两手合为六部。六部又有一阴一阳，来者为阳，去者为阴，则合为十二经之脉。此一注解，阐明了独取寸口以诊十二经病脉的方法，并为之找到了有力的理论根据。虞氏的科学解释，使《难经》提出的这条重要的诊脉方法被后世广泛接受。故明代医学家徐春甫认为《难经集注》集五家（吕广、杨玄操、丁德用、虞庶、杨康侯）的注释，大都瑕瑜相乱，其中只有虞氏之注尚可观览。

第二，扩大了《难经》传播的范围，推动了《难经》的进一步研究。

在虞庶注以前，《难经》仅有吕广和杨玄操两家注解。据今本《难经集注》看，吕广的注释不全，而杨玄操的注解又多与杨康侯的注解相混。除虞庶提到"杨曰"共九条之外，其余都难以区别是杨玄操之注，还是杨康侯之文。况且吕广是三国时人，杨玄操是初唐人，时间上距离宋朝亦较为久远。由此可以推知，在虞庶之前，《难经》的流传还不够广泛，对它进行专门研究的人也十分稀少。但自从虞注《难经》之后，在两宋期间，就相继出现了杨康侯、侯自然、庞安时、宋廷臣、王宗正、高承德、周与权、冯琦、谢复古、王九思、王惟一、李骑等十多位研究和注解《难经》的医家。他们的著述虽然大多已经亡佚，但其中相当部分，还保存于王惟一的《王翰林集注黄帝八十一难经》（简称《难经集注》）之中。可见，虞庶对《难经》注解的贡献，还在于推动了对《难经》的研究，促进了《难经》的广泛传播，稳固了《难经》的学术地位等方面，这在当时和后世都产生了重要影响。

杨康侯（11世纪）——开创产科异常胎位转位术的先河

杨康侯，字子建，号退修，眉州青神人（今四川眉山市青神县），著名妇产科专家。杨康侯自幼热爱医学，当他看到很多人被疾病夺去生命的时候，心里非常难受，决心做一个医术高明的医生，为百姓解除疾病的痛苦。只是因为蜀地偏远，要学好医学，当好医生，有很多不理解、不知道之处，找不到合适的人请教，有很多困惑，找不到名师解答。于是他一方面闭门苦读医籍，精熟《内经》《难经》，并旁及百科，刻苦钻研医学理论，潜心学习医学技能；另一方面又不断从临床实践中总结经验，虚心向他人请教，有时对地位低下的民间接生婆，他也能虚心下问。经过多年的勤奋学习和实践，杨康侯终于成为一代名医。典籍记载子建一生以治病为乐，活人无数。

除了长期坚持临床实践，杨康侯还勤于笔耕，他先后注释《难经》，撰写《护命方》5卷、《神通论》15卷等医学专著。杨氏认为，《黄帝内经》中五运六气的理论是治疗百病的根本。然而同时代的医生不读原书，后世精通此理论者仅王冰一人而已。然而王冰注解《素问》，对迁变行度也莫知其始终及其次序，所以杨氏决心对《难经》再次进行整理和阐释。经过多年的努力，杨康侯终于著成《难经续演》（一作《注解难经》）。非常可惜的是，杨氏原书已佚，其注文只是部分保存于《难经集注》中。杨康侯注《难经》比虞庶稍晚，同虞庶一样，他对《难经》这一古典医籍的保存与流传起到了承先启后的作用，在发挥《难经》义理，阐释《难经》奥旨，利用《难经》指导临床医学上做出了重大贡献。北宋文豪黄庭坚游历青神中岩寺时，曾结识杨康侯，相交甚密，并悉读杨医学著作，备加赞赏，评论杨康侯其人，说他仁人之用心，"岂易得哉"；称赞其学识渊博，认为"其说汪洋"，并为《通神论》作序。

杨康侯临床经验丰富，各科皆能，而尤精妇产科，在其临床实践中，因感慨当时接生者甚少精良妙手，而致使妇女分娩痛伤难产，产妇无辜丧命，胎儿横遭夭折的情况十分严重，于是在他丰富的临床经验的基础上，参阅前人有关妇产科的学说，成功编著了《十产论》，提出较为完整的产科理论和一套行之有效的治疗难产的操作技术手法。尽管此书不幸已佚，但《十产论》的主要内容被宋代陈自明的《妇人大全良方》保留了下来。

关于产科方面的著作，早在唐代大中年间就曾出现《产宝》，为我国现存最早的中医妇产科专书。这部书着重于胎前和产后病患的讨论，对"异常妊娠"有较为详细的论述，但对于妇女"异常分娩"的难题，却只是略有提及，语焉不详。杨康侯《十产论》中除清楚记述正产之外，特别注重难产，设专章专门对"异常分娩"进行研究。所谓"异常分娩"，就是对因胎位异常所致的横产、倒产、坐产、偏产等各种难产。杨康侯在书中对异常分娩形成的病因、症状和助产方法都做了比较详尽的论述。同时还记载了脐产式及如何使胎位转正的各种助产手法。所以，杨康侯撰写的《十产论》，实际上是我国第一部助产学专著。

杨康侯将书名题为《十产论》，但事实上文中共列举了十一产，具体讨论了正产、伤产、催产、冻产、热产、横产、倒产（足先露）、偏产（额先露）、碍产（脐带绊肩）、坐产、盘肠产等11个问题。书中对各种难产的论述，既切合实际，有很强的实用性，又具有较高病理科学水平。如产妇在不同季节分娩，对环境的要求则不相同。冻产者，是指产妇在冬天临产，由于冬天气候寒冷，产妇经血因天冷可能会凝结，导致胎儿难以生出。因此，冬月生小孩的孕妇，不可脱掉棉衣，也不可坐卧寒冷处，而应当在房内围炉，增加室内温度，让产妇身背向火，使腰腹腿暖和，这样一来，血得热之后，能加快流通，胎儿也就易于生产。又如热产，即在盛夏之月分娩，产妇不可随意取凉，以免损伤胎气。夏日炎炎，室内人数也不可太多，因人太多则容易出现热气逼袭产母，从而使产妇血液沸腾，发热头痛，昏昏如醉，面色红赤，乃至不省人事。无论是冻产还是热产，都重在注意产妇的冷暖，做好必要的防寒与降温工作，避免过分的寒热刺激影响产妇的身体素质、精神状态以及血液循环，从而造成分娩的困难。

关于伤产，书中也有详细论述。伤产是指即将分娩的产妇，脐腹疼痛，胎儿身体未顺，没有科学经验的接生之妇却教产母虚乱用力。然而胎儿身体才刚刚开始转动，却被产母用力一逼，使胎儿错路，忽横忽倒，不能正生，这都是由于产妇用力未当造成的。对于没有正产的症候和条件而用力过早，且胡乱服用药物，试图催儿下生的生产方式，杨康侯严厉地批评说"譬如拔苗助长，无益而有害矣"。杨康侯对伤产的分析是比较科学中肯的。致伤往往是不遵守分娩的一般规律，胡乱蛮干的结果。分娩是一种正常的生理现象，必须使胎儿成熟，才能自然分娩，像"瓜熟蒂落"，有其定时。一般来讲，胎儿的娩出，必须依靠母体腹壁肌肉的收缩与横膈下降而引起腹压的增加，以辅助子宫收缩，推动胎儿降生。产妇频频向下进气，用力的动作是必要的，但是只适用于子宫颈口完全打开的分娩初期，如果过早地用力，反而会对胎儿造成不良影响。因此，切记胡乱蛮干和滥用催生药物。

横产式（横位难产），为不正胎位之一种。书中记载说，胎体横卧于骨盆入口的上面，先露部位为手或肩，胎头在母体的一侧，而臀在另一侧，最后转成为横位。而横位难产的原因，则是因为产妇在不当用力时而用力过度，此时胎儿身体还未顺，如产妇用力一逼，遂至胎儿身横，不能生下。横产式为异常产式，除早产儿、死胎、浸软儿的胎体极度折叠而自然娩出外，一般足月活胎儿能够自然娩出者极为罕见。由于分娩困难，母子均有很大的生命危险。因此，对横产式必须积极处理，及时进行抢救。如何将横产转正，杨氏在书中对转胎的手法，有具体论述。基本方法是让产妇安然仰卧，然后让接生者用手指把胎儿的肩往上推，并使之正位，等胎儿身正之后，煎一杯催生药给产妇服饮，此时产妇才可用力，令胎儿生出。这个方法是科学实用的，可以想象如此详细的助产方法出自近千年前的宋人之手，确实是难能可贵的。

碍产，指分娩时由于脐带绕颈、绊肩而引起的难产。杨康侯对碍产形成的原因、症状及其处理方法，都有详细介绍。他认为碍产是胎儿身体已顺，头部已经露出，但因胎儿转身，脐带绊其肩，以致不能生，属脐带脱垂类分娩并发症。此时，需令产母仰卧，接生者轻轻推儿向上，以中指按儿肩，使脐带脱，不再绊肩，然后使胎儿身体正顺，经产妇努力，胎儿即可生出。

盘肠产，古人认为是产母平日气虚，临产时怒挣，浑身气血下注，以致大肠先出，然后产子，儿生出后肠仍不收，相当于临产时产妇直肠脱出。杨氏在论述此病时说，有赵都运恭人，每次生小孩时都是大肠先出，然后才生子，产后大肠仍露在外，对此甚是痛苦。众医不能疗，偶然在建昌，得一良法而可收之。其法具体如下，以醋半盏，以新汲冷水七分调匀，然后噀产母面，每噀一缩，三噀尽收。利用醋和冷水的刺激而引起肌肉收缩，使脱出的"大肠"自行收回，这不能不说是杨康侯在产科临床方面的经验之谈。

总的来讲，杨子建的《十产论》是中国古代妇产科医学上的重要文献，也是我国现存最早的专论难产的著作。虽然与现代产科相比，杨康侯对难产的认识和处理方法还显得很不全面。但在当时的历史条件下，能够明确地指出横产、碍产、脐带式等异常分娩的症状和形成的原因，并分别提出了具体的处理方法，开创了推拿助产的先河，其研究已达到相当先进的水平。这不仅在当时为保护妇婴的安全做出了贡献，对促进我国助产学的发展起到了巨大的推动作用，而且推拿助产法至今仍具有很高的临床应用价值。更值得一提的是，世界医学史上异常胎位转位术，一般认为是 16 世纪法国医生阿姆布露斯·巴累（1517—1590）所创，但从《十产论》所载的转胎手法来看，我国在这方面的研究成果要领先西欧近 500 年。因此，可以说《十产论》记载的"转胎手法"是世界上异常胎位转位术的最早记载，异常胎位转位术的创立者是杨康侯。

田锡（940—1003）——研究酿酒技术的《麴本草》

我国酿酒历史悠久，三四千年前甲骨文中就有"酉"字，这"酉"就是"酒"，如果按照传说，时间会更早。用曲酿酒是我国先民的伟大创造，这一独特的酿酒技术与西方国家用麦芽、酵母酿酒的技术相比，要复杂得多，它是东方与西方酒文化分水岭。中国最早用曲酿酒的技术，受到国外的高度重视和评价。19

世纪末，法国人卡尔迈特从我国的酒药中分离出糖化力强的霉菌，并应用在酒精生产上，号称"阿米诺法"，这才突破了供生产酒精用淀粉非用麦芽不可的状况。德国人可赫发明固体培养微生物方法更晚于我国几千年。日本微生物学家坂口谨一郎认为霉菌应用的发明和中国医药学的创造，可与四大发明媲美。美国罗伯特 K·G 坦普尔撰写的《中国：发明与发现的国度》中认为，"中国用曲酿酒，这种第一流的工艺最终达到了无法再前进的顶峰，而结果确实造出一种酒精度很高的饮料"。然而，酒曲到底是什么时候产生的？学界说法不一。单从文献考察看，在《尚书》中就已有"若作酒醴，尔惟曲蘖"的明确记载。曲蘖，就是我国酒曲的最早记录，它是一种原始的酒曲，大约起源于六七千年以前。之后，中国曲蘖酿酒技术不断地发展和提高，品种日益丰富，品质越来越优良。到宋代，我国制曲酿酒进入成熟定型的时期。随之，有关制曲酿酒的专著也开始问世，如宋代田锡的《麹本草》便是其中的一部。

田锡，字表圣，嘉州洪雅（今属四川眉山市）人，生于五代晋高祖天福五年（940），卒于宋真宗咸平六年（1003），享年64岁。其祖父田诚，世居京兆（今陕西西安），唐末避黄巢之乱，僖宗幸蜀，田氏于是举家迁移到蜀地，定居嘉州洪雅。祖父以上皆无官职。父亲田懿，也隐居不仕，但嗜好读书。他喜好术数，博览群书，藏书数千卷。他素有仁爱之心，博施济众，亲戚中凡有贫困无力婚嫁者，他都自出资金帮他们成亲。母亲杨氏，以孝慈著称乡里。

田锡幼年聪悟，博通群籍，喜好著书立说，羡慕汉代西蜀大文学家司马相如、扬雄。他曾东游长安，与昌黎韩丕一起居住在骊山白鹿观，复攻读数年，于是器志大成。然而拙于科举考试，直到39岁，才于太宗太平兴国三年（978）中进士第二名，释褐授将作监丞、通判宣州，仕宦20余年，官至左拾遗。他历事太宗、真宗两朝，颇有政声。田锡性格刚直不阿，为官忧国忧民，怀有"济天下使一物不失所"的远大抱负和勇于担当之气概，在生民沦于困苦之时，能够奋不顾身地站出来，为天下生民而向统治者请命，希望拯救黎民于水火之中。其品格行事深为宋代士大夫所景仰，在宋初的政坛享有较高声誉。

田锡不仅长于政事，同时也擅长诗、文、赋，是当时著名的作家。他曾与许多文坛宿将交往密切，常与他们切磋诗文，其中与宋白和王禹偁最为志趣投合，彼此影响，友谊甚笃。他对五代浮靡文风进行反思，提出"艳歌不害于正理"的文学主张。这一主张对于革新宋初文风具有一定的影响，传承了中国诗歌的优秀艺术传统。在诗文创作上，强调崇尚自然、尊重个性，为宋代诗文自然之风的形成提供了理论依据和创作实践。田氏一生著述颇多，有《咸平集》五十卷（一说三十卷）、《别集》三卷、《奏议》二卷、《麴本草》一卷等。他还纂辑《三朝奏议》五卷、《唐明皇制诰后集》一百卷等。可惜的是，除《麴本草》存《说孚》外，其余著述都已经散佚。今本《咸平集》三十卷，乃是后人重新辑录而成的，非其原貌。其中《麴本草》为我国最早介绍"麴"和各种麴酒的专书，也是我国现存的古代专记麴酒的唯一著作。

《麴本草》全书共一卷，篇幅不长，书中介绍了十五种麴酒及其用麴的情况。具体内容大致如下：

一是"广西蛇酒"。这种酒的药用价值是能去风，酿这种酒所用的麴，是采山中草药合制而成。此麴酿酒"良毒不能忧虑"。酒内要泡蛇数段，即酿成疗风湿的蛇酒。

二是"江西麻姑酒"。这种酒以江西南城县麻姑山特产的银珠糯米为主要原料，以麻姑山泉水为酿酒用水，并配入麻姑山芙蓉峰特产何首乌、灵芝等众多名贵中药材，经过精工酿制而成。因酿造这种酒的麴是用很多药物配制而成，故称"百药麴"。

三是"淮安绿豆酒"。这种酒具有解毒的功效，因为造这种酒的麴里有绿豆，绿豆素为解毒的良药。但这种酒切忌用来泡药酒或供服药之用，因为它可能解药性。

四是"金陵（今南京）瓶酒"。麴米无碱，因为这里的水有碱，并含有少许灰味，酒太甜，故不宜多饮，若多饮则易聚痰。

五是"山东秋露"，色白。

六是"苏州小瓶酒"。这种酒的麴有葱、川乌及红豆之类作原料，饮之头痛口渴。

七是"处州金盆露"。酿造方法是在清水内加入少量姜汁造麹，以浮饮法造酒。这种酒醇美可口，但比之"东阳酒"，在色、香、味三个方面都有较大的差距，因为水不及也。

八是"东阳酒"。其水最佳，同等容量的水用秤称，要重于其他的水。麹亦入药，今则绝无，惟用麸麹蓼汁拌造，借其辛辣之力，蓼性解毒亦无甚碍。俗人因其水好，竞造薄酒，味虽少酸，但有一种清香远达异味，入门就可以闻到。其味辛而不厉，美而不甜，饮醉并不头痛口干，此皆水土之美也。

九是"暹罗酒"。以烧酒复烧二次，加入珍贵异香，每坛一个。用檀香十数斤，烧酒熏之如漆，然后入酒，蜡封，埋土中二三年绝去烧气，取出用之。这种酒能治病，据田锡的叙述，它能杀蛊，他亲自见到有两个人喝过这种酒后，打下了二寸长的火虫，谓之鞋底鱼蛊。

十是"枸杞酒"。具有补虚损去劳热，长肌肉益颜色等功效，是一种上佳的保健酒。

十一是"菊花酒"。具有清头风，明耳目，去痿痹，开胃健脾，暖阴起阳，消除百病的功用。

十二是"葡萄酒"。此酒虽具有补气调中的功用，然而性热，北方人适宜饮此酒，南方人不宜。

十三是"桑葚酒"。以桑葚入酒，能补五脏，明耳目。

十四是"狗肉酒"。以狗肉入酒，虽大补，然性大热，若阴虚的人及无冷病的人饮之，容易成病。

十五是"豆淋酒"。用黑豆炒焦，以热酒淋之，酿制而成，能治疗各种风病及产后一切恶症。但这种酒忌与乳同饮，否则会成气急之病。

《麹本草》内容简明扼要，集中介绍了十五种酒的配麹制造与性能，总结了宋朝以前的经验，反映了我国古代制麹、酿酒的技术在北宋时期所达到的水平。作者把酒与养生治病相联系，更显示出独特的识见水平。酿酒的重要环节是制麹，当时麹的品种已具多样，大多应用了中草药，如何首乌、灵芝、川乌、菊花等，并有了号称百药配制的"百药麹"。酿酒的原料各具特色，在用麹、用米、辨水、烧制等方面已形成一套完整的制作工艺。因此，酿造能充分地发挥各地区的优越条件，如麻姑泉、浙江米、东阳水等，酿出品种丰富、味道甘美、功效多样的各色名酒。特别值得注意的是，书中介绍了多种药酒，把酒与药物的治疗作用结合起来，为人民群众治疗疾病，使酒的功能发挥更有益于人民。这些都极大地充实和丰富了我国古代化学、酿造学及药物学的内容，对于了解和研究古代科技与医药都有重要的参考作用。

明代

韩懋（1441—1522）——《韩氏医通》惠及天下

在众多的传染性疾病中，杨梅疮对人体的危害很大，杨梅疮是因感染梅毒而引致的一种全身性疾病。民间有不同的称谓，又名广疮、霉疮、时疮、棉花疮等。之所以命名为杨梅疮，是因为患此病者的皮肤溃烂之处，肿突红烂，疮的外形似杨梅，故而名之。此病原本滋生泛滥于欧洲，中国本来没有这种疾病，大约在明代中后期，中国开通海运，与外国通商，致使外国人将此病毒带入，传播于我国广东沿海地带。据考证，西方梅毒是经印度于 1505 年传入广东的，所以被称之为广疮。当时浙江海宁名医陈司成正在福建、广东行医，便将此种与性接触、性传播有直接关系的传染病叫作霉疮。陈氏对此病进行了专门研究，后来撰写成著名的治梅毒专著——《霉疮秘录》，并于 1632 年刊行。

由于封建社会娼妓泛滥，使得这种疾病迅速传播到包括四川在内的内陆省份，传染速度快，传染地域广，严重地威胁着人民的生命安全。四川医家韩懋深感杨梅疮给人民带来的痛苦，立志寻找治疗这种疾病的方法。他对此病进行全面调查，临床分析，搜集多种资料，潜心研究，使用各种方法对症治疗，并将其对杨梅疮的认识和治疗方法加以总结，进而撰成《杨梅疮论治方》一卷，为海内治梅毒的最早专书。遗憾的是，此书已佚而不传。

韩懋，字天霞，号飞霞道人，又曾改姓名为白自虚，故世人又称之为"白飞霞"，明代中期四川泸州人。韩懋生卒具体年代已无从考证，仅知其享年 94 岁。韩懋的父亲为武将，任东路总兵，戍于小河将台（今四川松潘县东）。其兄韩忐

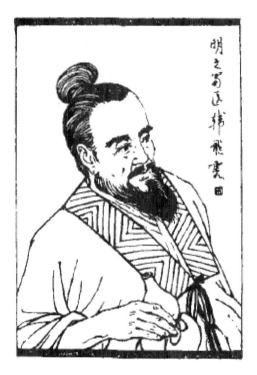

韩懋画像

（恩）初官四川都司署都指挥金事，后升任吏部考功郎、太常寺卿。韩懋幼而慧敏，能诗善文。少年时代习儒攻文，企图走科举入仕之路，以此来显亲扬名。但他身体屡弱多病，曾自述在娘胎中时，因被女医误治，致使他生来略具人形就无病不历，无日不服药，加之科举失利，屡试不中，于是韩氏放弃儒学而改学医道，留心医术，自养胎病，并尝试施惠于众人。

经过数年的临床实践，韩懋医术愈加精深。他曾先后师从多人，最先师从其表舅华恒岈（四川荣昌名医）。韩懋的父亲身任武职，多年供事边远寒冷烟瘴之地，自成化丁酉（1477）时便患有脚气病。到弘治戊午（1498）时，韩懋母亲离开人世，其父因悲哀过度，导致病情加剧，而且头发渐白，落齿有五，身体更加衰弱。韩父向上级陈情，告休养病，但未获同意，于是请韩懋的表舅华恒岈赴邸疗治。当时韩懋跟随父在边地，对医理粗知一二，专侍汤药。华氏赴邸之后，韩懋有幸获得求教的机会，医术日益精进。后来，华氏闻父亲去世，便千归赴丧。表舅的指点使韩懋大开眼界，决心转益多师。他曾先后得峨眉山隐士陈斗南、金华名医王山人、武夷仙翁黄鹤老人、庐山良医休休子等名医传授秘术，加上他本人十分勤勉，禀性颖悟，遂精易理、通岐黄，医术更加精湛。韩懋即自行开处方药，为父治病，颇有效验。

韩懋不仅治愈其父的脚气疾患，其嫂之亡阳危症，也应手而效。韩懋的嫂子年30余岁，怀孕18次，9次早产，8次婴孩早死，因此惊恐而病，昏沉不省人事，有时少醒，口唇生疮，或至封喉，下部白带，虚滑如注。投凉剂解其上，则带下更甚，用热剂温其下，则热厥如死。韩懋将此疾断为"亡阳"症，他用盐煮附子，制以防风、薄荷，佐以姜、桂、芎、归之属，水煎入井，冰冷之后，给嫂子饮服。神奇的是嫂子未尽剂，就鼾声熟睡通宵，醒后病即大减。再继续服用，居然痊愈。

韩氏继而挟技悬壶，出游天下。他的足迹遍于黄河上下、大江南北，治愈了无数患者，人们对他感恩戴德，称之为神医。值得注意的是，韩氏主张"凡用药皆随地所宜"。这一理念大大地扩充了用药的自由度，能就地取材，极大地降低了药材成本，方便了患者。更重要的是，他把病人和居住环境相结合，试图探求人与自然之间的内在联系。曾有一东南人居住北京，在冬寒凛冽时，仍服芩连以治痰，遂至昏眩而呕。经韩懋治疗，改用附子、姜汁加砒少许以催吐，又服温热药一剂治之，始愈。他认为长江东南气候炎热，易于灼伤阴液，故在一般情况下多宜使用寒凉柔润之方药。如东南人居住在北京，地域既不相同，却不变更治法，所以发生问题。韩氏在北方游医时，时逢夏秋久雨，人多患有咳嗽头痛的疾病。韩懋根据地理环境和特殊气候，遂取法古方益元散、姜葱汤进行调治，每日施药数十斤，众多患者服用立效。在游楚（今湖北）地时，正值春瘟大作，当地人不识此症，一时产生恐慌，韩懋便率领童子以"五瘟丹"分别施舍给病家，竟然日起数百人。

至于观察形体，中医有"肥人多痰，瘦人多火"的说法。身体肥盛者，水湿较多，容易聚而成痰；身体消瘦的人，阴液偏虚，阴虚易生内热，故患热病者多。形体肥胖而常服补阴方剂，则愈滋其痰湿；相反，形体消瘦而常服温阳的药，则愈耗其阴，如果不及时纠正，往往产生不良后果。一位读书人形肥色白，服补阴丸数年，胖至短气。再以辛燥之剂治之而安。韩氏曾经遇到一士人，身形肥硕，面色苍白，因见明代医学家王纶《明医杂著》中载有补阴丸方，便擅自服用数年，反而导致形瘦气短，病情日益严重。韩懋诊之，先用霞天膏加辛热药吐去壅滞，投用辛热剂，除去其滞余，而燥其重阴，病势立即好转，后和平无恙。如是者不可胜数。他又创立了三子养亲汤、霞天膏，因而声名大震，誉满天下。

韩氏不仅临床经验丰富，而且颇具巧思，治愈不少疑难怪症。如其治夏秋咳嗽恶寒、头痛，其他医家都不知晓其中的缘故，找不到病因，而韩氏认为此乃暑湿内蕴，酿痰上壅，外感风寒，袭于肺卫，以致肺气不宣，清肃之令不行而生咳嗽头痛之症。于是用天水散（滑石、甘草）加生姜、葱白治之，患者复杯而愈。于此可窥其临证水平之精湛高超，不愧为名震天下之大医。明正德年间（1506—1521），韩懋游医至京师，大学士杨文忠以重礼相待。武宗闻之，乃召见，与他交谈后，龙颜大悦，赐号"抱一守正真人"，并下诏修筑白云观，让他居住于此。但后来韩氏还是返回了峨眉寓所，与嘉州（今乐山）"四谏"（即彭汝寔、程启充、徐文华、安磐，皆进士及第）等名士交谊甚厚，为置行寓于锦江之浒，遂晚年居于成都。太史杨升庵（慎）亦与之交好，甚赞其医术、德行，称之曰"贞隐先生"。

多年的临床经验积累起来，韩懋的父亲便有将儿子的这笔财富编纂成书的念头。他命人将生平所收集别的医生所用方剂及韩懋自制之方，应用有效者，编录成册，赐名曰《韩氏有效方》，并且亲自为之作序。正德戊寅（1518）时，懋父已经离开人世，韩懋亦远游在外，其兄韩恩裹检家中医书，偶见《韩氏有效方》书稿，才让五弟韩恕加以编次。大概至明嘉靖壬午元年（1522），韩懋受兄恩之命，又将《韩氏有效方》加以补充整理，并附入一些医学理论和典型病案，使原书内容丰富许多，书中颇多真知灼见，遂改名为《医通》，刻版问世以后，广为盛传。因清张璐亦著《医通》，后人为了区别，故称韩懋所著者为《韩氏医通》。

《韩氏医通》共上下两卷，分为9章，共95则。内分绪论、六法兼施、脉诀、处方、家庭医案共五章。书中论述了脉法、处方用药、医案规则等事宜；下卷列悬壶医案、药性裁成、方诀无隐、同类勿药四章，记载了韩氏施治验案、用药心得、所用方剂。其书对中医诊断学方面的阐述，尤为精辟。韩懋发展了汉代医家淳于意的医案程式，在汲取前人经验的基础上，创立了六法兼施的医案。中医脉诊和舌诊，自从晋代名医王叔和以后，历代都有很大发展。然而有些医者过于迷信，便出现一种偏向，过分夸大脉诊和舌诊的作用，往往一按脉、一望舌便判定病情，并处方用药，而忽视四诊的相互参考。针对这种弊端，韩懋强调四诊在诊断疾病上的重要性，提出病案应包括望形色、闻声音、问情状、切脉理、论病源、治方术六大要义，具体项目有三十余项，制定了比较详细的病案格式，开创了记载完整的病历先例。韩氏认为治病好比审判犯人，"望、闻即两造具备，察言观色之时，问而笔之供词也，切则考鞫亲切，而论治为招判发落"。只有望、闻、问、切结合起来，相互参照，详察内外，才能做到去伪存真，找到疾病的真正根源，最终获得药到病除的奇效。

《医通》介绍了一些韩懋常用的有效药方。如他治疗男病常用黄鹤丹（香附为主药，黄连减半，为细末，水糊为丸）；治女病常用青囊丸（香附为主药，乌药减1/3，为细末，醋煮和丸）。由于香附平而不寒，香而能窜，有调气解郁之功，故能治气机郁滞引起的多种疾病。气机郁滞日久易于化火，故配伍黄连。男子终日辛劳，为生活奔波，多忧虑焦思。如蕴郁于心，而不形之于口，则多生肝郁化火之病；封建社会妇女地位低下，备受歧视压迫，郁结更甚于男子，多气逆胀满之病，故加乌药以调气散结，以免化火再伤阴血。《雅串内编》首列此二方，谓之"拦江网"，说明此类方剂适应范围相当广泛，对于预防疾患效果甚好。他如治鼻息肉臭秽疼痛，用白矾末加硇砂少许吹患处，顷之化水而消；内服胜湿汤加泻白散，世间称"二帖即愈"。

在"勿药有喜"思想指导下，注重食疗成为韩氏临床用药的一大特色。他认为粳米、胡桃、莲肉、大枣、韭、姜、葱等都是平常谷果菜蔬，随宜而用，均奏佳效。如著名的"三子养亲汤"，由紫苏子（主气喘咳嗽）、白芥子（主痰）、萝卜子（主食痞兼痰）组成。用法如下：将以上三味分别洗净，微炒，击碎，看何证多，则以所主者为君，余次之；或等分，每剂不过9克（三钱），用生绢小袋盛之，煮作汤饮；如代茶啜用，则不宜煎熬太过。此方药具有降气快膈、化痰消食的功效，主治痰壅气滞证，症见咳嗽喘逆，痰多胸痞，食少难消，舌苔白腻，脉滑。若大便素实者，临服加熟蜜少许；若冬寒，则加生姜3片。

按：本方原治老年人中气虚弱，运化不健，水谷精微化为痰，痰壅气逆，肺失肃降，以致食少痰多，咳嗽喘逆等，病急则须治标，故方剂中选用白芥子温肺利气，快膈消痰；紫苏子降气行痰，使气降而痰不逆；萝卜子消食导滞，使气行则痰行。"三子"系均行气消痰之品，根据"以消为补"的原则，又能于治痰之中，各展其长，合而为用，各逞其能，可使痰化食消气顺，喘嗽自平，不仅奏效快捷，且无伤正之弊。本方用三种果实组方，以主治老人喘嗽之疾为主，并寓"子以养亲"之意。原书中说，有三士人求治其亲，高年咳嗽，气逆痰痞，甚为严重。韩氏不欲以病例，精思一汤，以为甘旨，名为"三子养亲汤"，遂传于四方，至今仍为临床常用之方。

以血肉有情之品入药，韩氏更是擅长，如为后世医家所认可的"霞天膏"。具体制法如下：取精黄牛肉洗净，取四腿、项、脊，去筋膜，将精肉切成块子如栗大，入锅内加清水，煮之，不时搅动；另以一新锅煮沸汤，加入前锅中，常使水淹肉五六寸，掠去浮沫，直煮至肉烂如泥，滤去渣，接下来将肉汁以细布过滤到小铜锅内，用一些桑柴文武火候，不住手搅，不加熟水，只以汁渐如稀饧，滴水不散，色如琥珀，其膏即成。此膏具有补气益血、健脾安中的功效，主治虚劳羸瘦，中风偏废，脾虚痞积，消渴，后世应用广泛。

这部书谈理论并不多，所谈者多切实可用，但都暗含医学理论，如预防医学、养生学、固本健体等。如说"中寿之年，雅宜补剂；壮年色劳者惟退热，不必补"，这是作者的经验总结，语言简练，切实可用。总的来看，书中所载方药，颇为详备。所得秘传，布而无隐（如治痰良方"霞天膏"，妇科秘方"女金丹"，外科妙方"滇壶丹"等）。自制诸方，亦简而精妙（如疗老年咳嗽、气逆之"三子养亲汤"，防治瘟病之"五瘟丹"，健益小儿之"七味保婴汤"等）。其"六法兼施章"所述医案格式（一望形色、二闻音声、三问情状、四切脉理、五论病源、六治方术），更是后世医家书写医案的准绳。

赵琢——德艺双馨 不亚樱宁生

明代后期，在四川的合州地区，活跃着一位名扬千里、深受群众爱戴的医家

——赵琢。他以其精湛的医术和高超的学识，为解除人民病痛和发展中医学术，做出了极大的贡献。

赵琢，合州来苏里（今重庆市合川区太和、三庙区一带）人。生卒年月不详，只知道他大约为明嘉靖、隆庆年间（1522—1572）人。赵琢幼年随其兄赵章学习科举考试的学业。勤奋好学、学质聪敏，奠定了他良好的文化基础。由于体弱多病，身体难以支撑，深以疾病为累，于是改习岐黄之术。他熟读《内经》《难经》《伤寒论》等经典著作，勤于思考，精通历代优良方剂，洞晓医学理论。临床诊治各类疾病，开方用药，效果显著，随试则验，一时医名大噪。川东、川北等地常有患者，不远千里前来叩门求诊，凡是请他治疗者没有不愈的，时人誉称为"神医"，并且记述了他的医德医风。

赵氏族谱中，记载了他许多起死回生的典型医案，以及其出资掩埋穷人尸骸，施舍医药为穷人治疗疾病的事迹，展示了赵琢不但具有精湛的医术，而且具备高尚的医德。正是他的医术和美德赢得了世人的盛赞，也为后人所敬仰。明代万历《合州志》在评价赵琢的医德、医术和医理时，称其为人"浑朴和厚，行己端方，且治人不责报，不亚于古之撄宁生也"。按，撄宁生为著名医学家滑寿晚年之号，字伯仁，是元代富有成就的医学大家，著有《读素问钞》《难经本义》《诊家枢要》《十四经发挥》等，对中医学的发展做出了重大贡献。史传称其不但医术精湛，而且医德可嘉。《合州志》将赵琢与滑寿相提并论，足见人们对其医德和医术评价之高。

赵琢在中医学术上有自己的贡献，据万历《合州志》的记载，他著有《六经治要》《却疾延龄集》《伤寒法略》等书行于世，可惜原著亡佚，后世未见流传。大概因其地处偏远，不结权贵，也由于其著作的散佚失传，故中医各种目录书、工具书、一般中医典籍及地方医史文献中没有对其著作收载介绍，也没有对赵琢其人其事有所记述。现存记述赵琢事迹的文献，仅有明万历年间编修的《合州志》。该志是合川地方志中现存年代最早、保存最为完好的一种，极富文献与史料价值。其中"方术"项下仅列记赵琢一人，足见编撰者对他的赞颂和推崇。志中关于赵琢的事迹又是依据并引录赵氏族谱，故足资凭信和可靠。惜其记述过于简略。而明代以来的赵氏族谱目前尚未能见到，故州志所记就成为目前能够看到和依据的有关赵琢的唯一资料。仅凭这份资料又没有得到广泛的宣传和传播，致使赵琢其名其事鲜为人知。这不能不成为四川中医学史上的一件憾事。

杨慎（1488—1563）——状元名医

元末明初，著名的小说家、戏曲家罗贯中以其博大精深之才，经天纬地之气，创作出中国第一部长篇章回体历史演义的小说——《三国演义》，为后世广为盛传。清康熙年间，毛宗纲参考了"三国志传"本，对《三国演义》做了详细评点，其中有引《临江仙》"滚滚长江东逝水，浪花淘尽英雄。是非成败转头空。青山依旧在，几度夕阳红。白发渔樵江渚上，惯看秋月春风。一壶浊酒喜相逢。古今多少事，都付笑谈中"，将此词作为楔子，放在了卷首。1994 年，中国电视剧制作中心将《三国演义》拍成电视连续剧，仍选《临江仙》作为该剧的主题曲。如此备受青睐的《临江仙》，其作者不是别人，就是"独占鳌头"的四川状元，著名医家——杨慎。

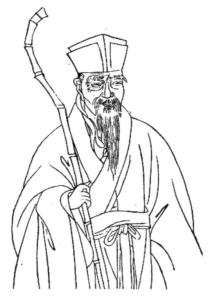

杨慎像

杨慎，字用修，号升庵，四川新都人。明孝宗弘治元年（1488）11 月 6 日，杨慎诞生于北京孝顺胡同，明世宗嘉靖四十二年（1563）初，逝世于云南，享年76 岁。杨慎出生于一个书香门第的官宦世家，新都人常以"相如赋，太白诗，东坡文，升庵科第"相称，足见其家族的显赫。杨慎父亲杨廷和，字介夫，号石斋，生于明英宗天顺三年（1459）。杨廷和是杨氏家族中登仕年纪最小，官阶最高，也最为显赫之人。他自幼聪颖过人，12岁举于乡，19岁登进士第，仕途一帆风顺。他一生身历四朝，历仕弘治、正德、嘉靖三朝，为明代重臣。他刚正不阿，对封建王朝忠心耿耿，努力恪守宰辅之责，是一个非常正派的官吏。史传称他"为人美丰姿，性沉静详审"，勋业文章盛极一时。杨廷和教子极严，尤其注重子女们的道德修养。他常常告诫杨慎，读书登科并不是最重要的，重要的是要学会如何做人。父亲的言传身教，在杨慎心中打下了深深的烙印，这对他以后的为官之道和立身准则产生了重要影响。

杨慎自幼聪慧过人，9岁习诗。12岁写成《古战场文》，中有"青楼断红粉之魂，白日照翠苔之骨"的佳句，长老惊异，时人传诵。在陪同父亲新都守制之时，他20天就能一字不漏地背诵《易经》。回新都的两年时间，杨慎遍览群书，学问大进。进京后，所写《黄叶诗》为当时的文坛领袖李东阳所赞赏，让他在自己门下学习。得到李东阳的亲身指导，杨慎学业大进，名噪京师。正是良好的家庭教育和名师的指导，为杨慎日后顺利状元及第、进入仕途做了充分的准备。明武宗正德六年（1511），杨慎24岁，在层层考试过程中，他过关斩将，在殿试中一举夺魁，中了状元，授翰林院修撰。其间发生的传奇故事，也是我们今天常用成语"独占鳌头"的来源。杨慎考试及第后，他的仇家江彬不满，因而举报他考试舞弊，武宗皇帝诏来杨慎当庭询问。杨慎说自己凭的是真才实学，不信可以再考。武宗准备再试时，江彬进谗言建议不要出卷，而是让文武百官提问以试其才学。武宗皇帝采纳了这个意见。于是让杨慎站在大殿的鳌头上回答众人的问题，从太阳出山到落山，文武百官所有问题都没有难倒他。最后，进士出身的江彬亲自来问，只见他拎着一只俗称"猫叹气"的竹篮，上面还用布盖着，问杨慎里面装的是什么，在场的人都替杨慎捏了一把汗。但是杨慎却哈哈一笑从容回答说，你这里装的是东西。江彬说不是东西，而是南北。杨慎说不可能，因为东方属木，西方属金，南方属火，北方属水，所以竹篮里装的只能是"东西"而非"南北"，否则不是被火烧掉，就是竹篮打水一场空。众人听了，不觉哈哈大笑，心里暗赞杨慎的机敏睿智。正是凭着自己的博学和智慧，终于战胜了对手。"东西"一词由此而盛传开来，而"独占鳌头"此后也成为科举考试佼佼者专用的形容词。

在翰林院任职期间，由于可以进入皇家图书馆，杨慎有机会阅读许多珍本秘籍，从中获得了丰富的知识，这为他后来的学术研究奠定了坚实基础。就在杨慎在翰院六年考满，获得吏部好评，即将在仕途上平步青云之时，他却遭遇了一生的转折——大礼议。所谓"大礼议"，是明嘉靖时期，政坛上关于权力争夺的一次重大较量。明朝正德皇帝朱厚照 31 岁突然死亡，他没有儿子，遵照《皇明祖训》"兄终弟及"，他的堂弟朱厚熜继统帝位，改元嘉靖。嘉靖皇帝即位后，下旨让礼臣议本生父兴献王朱佑杬的尊号问题。礼部尚书毛澄和大学士杨廷和等，查阅了《文献通考》等文献，主张尊孝宗（正德皇帝朱厚照的生父）为皇考，兴献王为皇叔父。而礼部观政张璁和南京刑部主事桂萼却迎合帝意，议尊兴献王为皇考。争论了三年，嘉靖三年，17 岁的年轻皇帝断然决定追尊生父兴献王为皇考恭穆献皇帝。这于礼法是不符合的。群臣哭阙力争，嘉靖皇帝大怒，将反对者下狱 134 人，廷杖致死 17 人，此外尚有谪戍或致仕而去的。杨慎在这次争斗中，因直言进谏，并号召群臣反对，大大触怒了这位年轻的皇帝，不仅辱受廷杖，而且被终身流放云南永川卫（今云南省保山市）。

自远贬边地之后三十余年间，杨慎多暇，无书不览，且遍游各地，访查名胜，多有所得。一生著作宏富，著述达四百余种，现存约三百余种。他的主要著作，若按经、史、子、集分类，经学方面有《檀子丛训》《易解》《升庵经说》等；史学方面有《全蜀艺文志》《滇程记》《云南山川志》等；考订杂著方面有《丹铅总录》《丹铅余录》《丹铅续录》《丹铅别录》等；音韵文字方面有《古音猎要》《古音骈字》《奇字韵》等；诗词评论方面有《谭苑醍醐》《艺林伐山》《词品拾遗》《升庵词品》等；书画评论方面有《书品》《画品》等；诗文创作方面有《升庵诗集》《升庵长短句》《陶情乐府》等。明人曾说"称博学饶著述者，无如用修"，《明史》亦有"明世记诵之博，著作之富，推慎为第一"的评价。这些绝非溢美之辞，凭借他的学术文艺实绩，应是当之无愧的。

在中国医学界，素有所谓"儒医"之称。读书人仕途不得意或科举考试失利，往往有转而从医的。自范仲淹提出"不为良相，则为良医"的观点，更是激励失意文人从医为业，济世救民，这样仍不失其体面。杨氏喜欢医学，大致也始于被谪前后。他中年遭挫，昔日锦衣玉食的生活一去不复返，其心境的忧伤可以想见，而廷杖的伤痛也伴随其身。从《升庵文集》《升庵遗集》和《升庵外集》等书中，可见升庵"卧疾"的记载，凡数十处。尤其是在前往贬谪地云南的途中，杨氏已是身患重病，本想旅中就医，但巡抚催促甚紧，只得"扶病驰万里"。千辛万苦到达永昌后，曾多次因疾不起。云南巡按郭楠（晋江人）曾为他"上疏论救，结果被诏，下狱为民"。这样一来，再也无人敢出面替他求情。疾病和困境，加上落荒三十五年的余暇之机，使杨氏后半辈子得以与医学结缘，并喜欢与医学名士结交为友，故在研究文史的同时，也潜心医典，对医理钻研颇深。

杨慎不仅精通医理，而且喜爱外出采药，对药物非常熟悉，并以采药为乐趣。他常常采药出郊，每临午日方出，斜阳而归。他还曾游历峨眉、青城山等名山。在其诗文中，关于采药的记载屡见不鲜。《升庵诗集》（卷三）五言律诗《采药》中写道："危蹬扪萝上，名山采药游，木条刊落雁，篱芷剪牵牛，笥子红仍艳，长卿翠欲流，三花聊永夕，一叶莫惊秋。"升庵先生采药的情趣及其对药物的熟悉，跃然纸上。在《升庵外集》五十一卷"杂说"中，还有诸如五加皮、豨签草、夭寿冬等多种药物产地的考证及其性味、药用的介绍，并载有不少验方和药物炮制的经验等。

升庵先生一生著述医书较多，主要有《男女脉位图说》《素问纠略》《何首乌传》，还有其他医药杂说等。其中《男女脉位图说》属于他的代表性医著。它在《褚氏平脉篇》的基础上，另绘男女脉部二图，合成一书，具有较高的学术价值。杨慎对古代脉学著作多有评价，认为西晋著名针灸学家、脉学家王叔和的《脉经》，由于内容高古，言词简奥，致浅儒读之尚且不能理解明白，更何况庸医别流之辈。五代有高阳生者，著有《脉诀歌括》，将脉学内容变为韵语歌诀，以便诵读，又恐人之不信也，于是嫁其名于王叔和。后世不只是医流宗之，儒者亦以为真出叔和之笔，不敢轻易怀疑指误。杨慎对此痛加批评，认为从文体上讲，这种散文与韵文相间，读起来朗朗上口的"变文"，始于唐代。生活在唐代之前三百多年的王叔文，断然不可能用这种通俗的变文文体来进行写作，故此书根本不可能出自西晋王叔和。另外，《脉诀歌括》由于受到字句必须押韵的限制，用语多有牵滞，甚至有义理不通之处，因而是不足为法的。然而，医人却墨守其成规，不加思考地遵用，其误甚多。杨慎这种敢于怀疑权威、据理直言的态度，是实事求是的，也是科学的。四百多年以前，在程朱理学盛行的明代，作为充军犯人的杨升庵，能够旗帜鲜明地提出如此观点，实在令人钦佩。

杨慎不仅具体指出了高阳生所改写的《脉经》许多错误，而且介绍了他认为正确的储氏《平脉》的理论。南齐医家褚澄在《褚氏遗书》中有《平脉》一篇，分别男女左右脉部，述说甚为明晰，然而医家却罕见遵用之。杨慎认为这大概是医者惑于高阳生之谬说，中毒太深，不可返矣。杨慎好友韩懋，因遵用褚氏《平脉》以诊妇女，十中其九。在韩懋的讲解指导下，杨慎尝试以素问平脉、病脉，按男女脉部，如褚氏之说而诊之，验者甚众。由于杨慎在滇南枕疾岁久，对岐、黄、雷、华之书，钻研颇深，盖亦三折臂而成良医，因而在表彰褚氏《平脉》一篇的同时，又绘有男女脉部二图以传之，希望庸医之门冤魂稍稀，这也是仁人君子之所乐闻而快睹之事。这些表明，杨氏对脉理已有相当深入的了解。

关于正确诊断在临床实践上的重要性，杨升庵非常强调。他旗帜鲜明地指出：正确诊断是正确治疗的前提。脉部误则诊必误，诊既误则药必误，药一误则杀人不知几千万。只有正确诊断才能正确施治，才能使得死于医疗事故的"冤魂稍稀"。这种观点，无疑是非常正确的。直到今天，仍然值得我们借鉴和警醒。至于日常饮食，升庵也有自己的见解。他主张食不宜太饱。至于那些贪食无厌，还说什么"肥（营养）从口入"的人，杨升庵则直斥为"一言（足以）丧生"的"饿鬼之言"。他形象地比喻说，古人制造酒杯像舟船，是告诫饮用的人，饮酒过量会像船载得太重一样沉没；食鼎外面铸上贪食无厌的饕餮兽之形，是告诫人们不要吃得太多，沉缅在饮食里；要想健康，就要听从厨师和炊事工作人员的合理安排。这在现代来讲，就是只需听从营养学家和医护人员的安排饮食就足够了。正是由于杨升庵平时注意节制饮食，加上他乐天豁达的态度，他才能在冰天雪地绝粒之际，泰然无事。

尽管杨升庵的《男女脉位图说》如同他其他散佚的著述一样无由得览。但他对祖国医学的挚爱和贡献，为这位"不可得为良相"的明代第一才人，在祖国医学史上争得了一席之地。

清代

杨凤庭（康熙—乾隆年间）——《失血大法》创首功

血证是指由于多种原因引起人体火热熏灼、迫血妄行或气虚不摄、血溢脉外，致使血液不循常道，随其病因、病位的不同，表现为血液或上溢于口鼻诸窍，或下泄于前后二阴，或渗出于肌肤所形成的疾患，中医学上统称为血证。包括吐血、咯血、便血、衄血、尿血、汗血等在内的血分病变及出血性疾病，为非生理性的出血性疾患。出血既是一种常见的症状，又是一个常见的体征，患者及家属易于发现，一般均对此高度重视，常能做到快速求医诊治。

关于血证，中医经典著作《黄帝内经》中就有不少的相关论述，其后历代医家对血证的病因、病机、病症、治法及方药等都有一系列的解释和发明。然而，这些成果大多零碎，散见于各类著作之中，很长一段时间没有形成完整的理论和成套的方药，专门研究血证的著作更是未见。这种情况一直持续到清末，有两位著名的四川医家在继承前贤成果的基础上，对血证进行了全面的探讨和深入的研究，结合他们的临床实践经验，对该疾病的研究做了科学翔实的发挥和完整系统的阐释，从而弥补了这一遗憾和空缺，奠定了中医治疗出血性疾病的基础。这其中的一位医家便是杨凤庭。

杨凤庭，字瑞虞，书名杨凤阁，自号西山，学者每称他为西山先生。四川新都人，确切生年不详，卒于乾隆年间，享年 70 余岁。杨氏生活于清康熙、乾隆年间（1711—1786），幼年聪慧，具有非凡的记忆力，阅读书籍，常常过目不忘。少年老成的品性，在杨氏身上表现得尤为突出，6 岁读私塾时，他就不像其他孩童那样天真活泼，东西跳梁，而是端庄恭敬谨慎如成人。凤庭极其好学，书籍是他最好的朋友，于书无所不窥，喜欢研读宋代理学家周敦颐的《太极图说》，对于阴阳化生万物之理无不通晓。其学问思想与周氏之意都相契合。杨凤庭勤奋攻读，终见成效，终于在乾隆丙辰（即乾隆元年）乡试会考中，脱颖而出。可惜的是丁巳会试科考中，却未能及第。科场受挫，杨氏并未因此颓废消沉，而是更加发奋图强，立志远大。他学识渊博，除了儒家经典之外，还潜心研究天文、地理、医卜、星相、奇门、遁甲等各种书籍。杨氏读书十分精细，对于学问总是穷源溯委，务求融会贯通，以探究阐晰其中的隐秘深奥之意。晚年习静，喜谈玄学，著有《易经解》《道德经注》。

杨凤庭博学多才，对岐黄之术甚是精通。他为人治病，用药如神，常常应手见效。当时，新都民众多誉称西山先生为"大药王"。四川提督黄庭桂在任时，极其推许尊重杨氏，准备草拟推荐文书，向朝廷荐贤。因杨凤庭坚决辞谢，此事才不得已而作罢。杨氏精勤博览，穷究医术，精通医学各科，为时人推崇。比他稍晚的邑中名医汤紫垣曾经称赞说，西山的脉诀、杂论、杂证、妇科、儿科，确实属于尽美而尽善，而对于虚劳失血，则尤其独具慧眼，造诣高深。杨凤庭医术高明，医德亦善。为了使医术后继有人，更好、更广泛地福泽百姓，让百姓延年益寿，西山先生在繁忙的诊治中，抽出时间和精力，致力于医学教育。他用平时节省下来的钱在河吞乡牛王庙侧（今新都县河屯乡牛王村）举办医学学校，先后招收学生数十人。他采用因材施教的理念，根据学生各自的性格、兴趣、学业功底等，分设妇科、儿科、杂病等医学科目，既通科教育，又专科培养。他对学生要求十分严格，除了认真学习医术之外，还特别注重医德的培养。为贫穷人家治病不收诊费，无力购买药品者则赠以药饵，但给富豪之人治疗疾病时，却常常加倍收取费用，因而远近闻名，贫苦百姓对他十分尊崇。西山先生精心为民疗疾的故事，至今仍在新都、新繁民间广为传颂。杨凤庭凭借其精湛的医技和高尚的医德，不仅誉满乡里，而且还名播域外，颇受江南才子叶天士等医家的重视和赏识。

由于杨氏所处时代，临床中血证甚多，而当时医界治疗血证大都以滋肾阴、降心火为不二法门，但收效常不理想，西山先生投入大量的时间和精力，认真总结和继承前人宝贵的经验和成果，上溯《素问》《难经》之旨，确宗张仲景、李东垣心法，并采用薛立斋、赵养葵、张仲景、冯楚瞻诸家的精要，对血证进行深入、全面而系统的研究，颇获独特的心得与见解。再结合自己临床实践获得的新经验，撰成血证专著《失血大法》（亦称《失血大全》《失血治法》《失血摘要》），成为系统研究血症的第一部著作。全书仅有 8 700 余字，除一篇短序之外，既无前言后跋，也无篇章卷目，然而内容昭晰，层次清楚。全书首述血证病理病机和辨证施治方法，次论血证与虚劳和痨瘵之间的密切关系，阐析精辟，颇有创见，故此书一出，备受医家的推崇。清代著名医学家唐宗海在其作品《血证论》中这样评述说，杨西山先生所著《失血大法》，得血证不传之秘。同乡里之人对他尤其夸赞和推崇，门下弟子争相抄录备存，私下传诵，视其为鸿宝。唐宗海因父亲患有此种疾病，故多方购求，最终也只得一览。民国时期，成都四大名医之首的沈绍九认为，此书立论简明，方药亦平正可用，是为治血之不二法门，并将西山先生与明代缪仲淳相提并论，其评价是客观而公允的。

杨凤庭在著作中充分肯定了缪仲淳治血症"宜降气不宜降火，宜行血不宜止血，宜补肝不宜伐肝"的医学思想，认为失血之人，肝已大虚，木枯火焚，若不重加滋补，救其枯槁，补肾生肝，如熟地、当归、阿胶、鹿胶、鹿角、枣仁、甘草之类，一概弃置不用，而只用柴胡、青皮、枳壳、芩、栀等伤伐肝木之气，这样一来，肝风愈鼓，血愈不藏，病情就会愈加严重。

关于失血证的基本病理和病位，杨氏大胆提出了他独特的见解，他认为失血症大多是由于肝不藏血，脾不统血。肝不藏血则阴虚生火，脾不统血又阳虚生痰，此火与痰本从虚生，而不可独治火清痰也。这一提法，明确了血证本虚标实的病因病机，及其基本病位以肝脾为主，故治疗也主张以调治肝脾为纲。在治疗方法上使用甲己化土汤（即《伤寒论》芍药甘草汤），剂量为白芍药 5 钱，炙甘草 2 钱。白芍能敛阴而泻肝火，酸以入肝，苦以下逆，甘草泻心即泻火之源，而兼缓肝之急，补土之虚。此方药物虽然只有二味，但立法平正，切实可行，能收到使脉缓、中宽、气和、血定的疗效。杨氏不仅擅长审证求因，使用药物还能活泼变化，他以甲己化土汤作为主方，根据一定的原则，随病情的演变而加味，开列出十几个加减方，药味不多，精而有当，疗效颇为显著，为临床运用提供了更多的参考。

杨氏治病，既守成法，又不拘一法，能够灵活地辨证施治，广济苍生。这里略举二例，以窥一斑。如气逆火浮，胸中火燔，烦躁闷乱，身热面赤者，宜先降浮气，气降则火降，加郁金、童便；若肝厥胁痛者，加香附；若胆胃俱逆，则加竹茹、青黛。又如血来势暴急量多，口鼻俱出者，以芍甘汤加降香、三七、童便以降血化逆；若因失血量多而血脱气败，四肢逆冷，口鼻气冷，气喘不接，则急加高丽参以补气固脱。

杨凤庭认为医生临症须当先澄静其心，安神定志，无欲无求，然后可生灵慧。得神者昌，失神者亡，诊断时一定要望色察神，听声辨气，因为神气首征于色脉，次发于声音行度，色以黄润为神，黄者土色，而润为水基，水土相融，其神自存。脉有胃气，神色不衰，病发危重而可望挽救，这是辨证的关键。辨五脏之脉时，医者应重视戊己五土之气。戊者水府之阳机，其脉象缓而长，己者离宫之阴信，其象和而敦。和则不疾，敦则不空，缓则不急，长则不短。脉中阴象最忌者短涩，而细则次之。短则气消，涩则水枯，细则阳和不充，而血府空虚。脉中阳象最忌者数动，而弦则次之。数（shuò）则离经，动则胃薄，而弦乃气减邪强，胃土败坏。今之死者，天真之水早浇，脉多劲疾躁数浮张；中上阳和之气不固，脉来细弦短涩结代。以此水涸土崩，气竭神败，形脏先坏，神机滞而不转，渐至孤阳不生，寡阴不守，神色早伤，生机败坏，加之医药妄投，则病成不救。以此思想为指导，杨氏在诊脉时，十分重视察色、察神，尤重在病者之生机，若于神伤气竭之时而治之，虽仓公扁鹊复生，亦乏活人之术。西山先生对血证脉象的发挥重视神色，辨证重视戊己五土的医学思想，值得当今医生认真学习和深入思考。

对血证的治疗，杨氏以"处五土以救四旁""血证多以胃药收功"为原则，他主张救败扶倾，甘药宜于早用。脉浮弦而少胃气者，以甘草白芍汤，先缓敛之。脉浮空而滑数者，以甘草熟地麦冬汤，先镇静之。脉细而中虚软者，以甘草黄芪当归汤，先补血以缓充之。脉短细而不过指者，以甘草人参当归汤，调补益气以鼓动之。脉沉细而迟滞者，以甘草干姜肉桂汤，温中以健运之。杨氏认为久嗽咳血的病变专主于肺，而伤肺之因，乃由外受风寒，或停痰积饮，复因治疗失误，使寒邪内闭，郁转为热，导致肺失治节，久之，五脏均受损害。故在治法上应重视正气，以固肺气为本，兼养四脏，辅以散寒下气，并介绍了家传秘方"枇杷叶散"。该方组成有蜜炙枇杷叶、沙参、麦冬、天冬、贝母、苏子、薏苡仁、阿胶、白芍、白术、茯苓、熟地、当归、枣仁、山药、炙草、川牛膝、附子，水煎之，临卧服。此方散寒保肺健脾、益气补肾，对肺脾肾虚弱之慢性咳嗽咯血者，确有调补的作用。

《失血大法》一书中关于血症的精辟见解随处可见，其理论阐释科学合理，临床应用价值甚高，故成书以来，在社会上流传甚广，历代都有刊刻，现存有咸丰七年（1857）彭县惠林堂刻本、清末民初成都守经堂刻本等版本。此外，清人孔毓所著《痢疾论》（光绪戊申富兴堂刊本）后，也附有《失血治法》；民国十八年（1929）蜀北果州堂华石印局所印渠县杨体仁《一壶天》本，上中下三集，中集即为西山先生《失血大法》，署名《失血大全》。至于各种《失血大法》抄本，迄今四川医家中亦非鲜见。

西山先生在临证实践中处处留心，及时总结，笔耕不辍，一生著述甚丰。他的医学思想十分广博。他认为脾胃为纳运之总司，升降之枢纽，气血之化源，中州之要地，元气之府也。五脏六腑、四肢百骸，皆禀气于胃，故称之为后天之本。然而，脾胃居中，与四旁之心肺肝肾相应，心肺肝肾之邪也必定会传染至脾胃，故百病之成，必伤脾胃。正因如此，西山先生对脾胃十分重视，将其心得见解和临床经验进行提炼，撰成《脾胃总论》一书。又著有综合性医书《弄丸心法》，书中取意于医家治病，选方遣药有如以手弄丸，圆转自如，不可泥古。全书共八卷，其中卷一、卷二总论脉诀，卷三、卷四杂论医理，卷五至卷七讨论内科杂症；卷八叙述妇科、儿科，堪称中医百科全书。现存有清刻本。此外，他还著有《女科枢》《杨西山先生医集》等著作。

杨凤庭能萃集群贤论医之精要，又能发前人所未发之言，补前人未尽之意，理论与实践密切相联，其医学著作对临床运用多有裨益，值得医学工作者们花时间和精力去发掘整理，利用提高。

齐秉慧（1764—?）——德艺双馨的大医家

齐秉慧，字有堂，号桃园主人，晚号寿世翁，戎州（今四川省宜宾市兴文县西）人，生于清乾隆二十九年（1764），卒年不详，为晚清时期四川名医之一。齐秉慧的身世和习医经过，在《齐氏医案》自序中记述颇详。序中记载说，齐秉慧敏而好学，怀有鸿鹄之志，自幼潜心攻习儒学，试图通过科举考试，踏入仕途。他有志青云，希望绍继父业，显耀双亲。齐氏曾肄业于母舅罗子容及南邑孝廉张汀西，作《周公谓鲁公曰》，共270字，以盛衰立论，一气到底。罗氏见后，特别喜欢，赞其为"真真英才"。一日，燕山散人至，罗氏将此佳作呈递给他，散人观后亦惊叹其"奇想别识"，并旁批"篇短趣长"之语。燕山散人者，其时名医，即著《石室秘录》的陈士铎。

然而，上天似乎并不眷顾这位有志有才之士，齐秉慧弱冠之年便羸弱多病，又逢家遭变故，迁居长邑（今四川长宁县）。父亲对他说，现在我们已是离乡背井，家里一贫如洗，你暂且以糊口为主，然后再作良图。为了维持生计和遵从父命，齐氏入馆教书九年。因过度劳累和忧虑，齐氏的健康状态每况愈下，以致身体枯槁，面色憔悴，腰俯不伸，形如鹄立。此时囊中略有积蓄，他便到重庆、泸州等地经商，沿途遍访良医，而竟不一遇，深叹求医之难。一次在回家的途中，船上有一同伴，买有《薛氏医案》一书，齐氏便借而阅之，得观补益门内，方知患病之因，当用何药峻补之法。于是开始依书对症选方，拣买良药，坚持服用。几年下来，汤药服至数百剂，丸药服至上百斤，期间未曾暂歇。一日，腰俯竟然自伸，饮食健旺，身体也逐渐地健康强壮。齐氏欣喜地说，如果不是药物的效果，何能及此。于是萌发了习医疗病的念头，开始研习医学。

清嘉庆丁巳年（1797），齐氏时年33岁，决心外出求习医术，立志做一名解救天下病患的良医。他整装游历，出滇、黔，过河南、山东等地，到湖北武昌时，得遇游仙馆中一人谈议迥异众人，知为夙学高士，遂请拜为师。此人便是清代名医黄超凡。黄氏乃南昌名医喻嘉言之门生，喻氏去世后，又师从喻氏大弟子舒驰远继续深造。黄氏学成之后，悬壶于武昌，因忙于诊务，古稀之年而尚无传人。恳谈之下，见齐氏颖敏勤学，便将数十年来喻嘉言、舒驰远的口授秘旨，一一传与齐氏。师徒二人相依，晨夕问难，分辨六经、阴阳、表里、寒热、虚实，条分缕析。黄氏馨传无隐，甚为详尽。齐氏学不懈怠，尽得其旨。齐秉慧曾作《学医于游仙馆》，以记其求医学业的勤苦艰辛，全诗如下：

纤毫脉息辨求明，灵素诸书伴短檠。藏府隐微图画出，江潮声和读书声。青囊温罢二三更，隐约乡关梦未成。危坐楼头星月朗，萧萧长夜听鸡鸣。

齐秉慧潜心苦学，历经三载，尽得超凡先生真传，遂拜别老师，回到四川。返川后，他遵从师训，放弃经商，谢拒同学劝理旧业入仕之言，立志济世活人。他购得《黄帝内经灵枢素问》《难经》《脉诀》、喻嘉言《医门法律》、御纂《医宗金鉴》、赵献可《医贯》《石室秘录》等医学典籍，昼夜苦读，深思熟虑，寝寐研求，穷究医学，遂至悟性大开。五行生克之理，一一辨明，字字领悟，句句搜求，考辨疑难，尽得各家之奥妙。然后用所习医理，施之于临床，济世活人，患者经他治疗，痊愈达十之八九。

齐氏秉承名师之教化，聪慧之上智，从事医道长达50余年，足迹遍布重庆、泸州、永宁、长宁、纳溪、南溪、江安、兴文等30余县，救活人命无以计数。作为一名医者，齐氏非常注重医德修养，翻开《齐氏医案》，卷首便是著名的《医门十劝》。劝医敬业重道，注重医风医德。基本精神包括：劝医生尽心诊治，安贫莫苟取，恤孤寡，怜贫乏，施给凶年药饵，勿误用药，勿私奇方秘传，勿多伤生命制药，预储缺药，勿好为人师妄教子弟。在《凡例》中首列医德八条：①病家请诊，必先问其病势之缓急，急者则先诊，不得以富贵贫贱，分别先后；②审证用药，务要仔细留心；③遇危迫之病，必须尽力挽回。然必与病家讲明，方可用药。如乘危吓诈，徒索人财，使病家悬心，患者作苦，不顾人之性命者，应受谴责；④诊视贫贱鳏寡和茕独者，尤宜格外加意，诚心施治，以全其生。如贫病无依者，付药之外，量力周给，以添补不足；⑤行为端正，如诊妇女，必俟侍者在旁，然后诊视；⑥衣冠应整洁，举动要大方，但不可过于奢华；⑦不可唯利是图；⑧用药有毒无毒，都需审病后酌定。观其文意，言虽质朴，而意实恳切，可谓字字金石，堪为医者津梁。

齐氏行医，终始恪守"十劝"和医德八条，躬自践行，堪为医家模范。他所治对象，上至探花少宰大司马，下至轿夫怨妇娼优，无不一视同仁，精心诊治。凡有因病前来求救者，不避寒暑风雨、饥渴疲倦，或轿抬，或舟载，或骑马，或步履，定会前往病家解其危难。如某个时段患者太多，无法同时诊治，则不以尊卑贫富别先后，唯以轻重缓急为序，不可乘人之危，勒索钱财。齐氏为人秉直，刚正不阿，斥俗辟谬，直言不讳，时人仰慕，称之为逸士。自己有误，定会坦然面对，用心改正。如有用药仓促而贻误者，若为齐氏知之，必会得药方或增或减或换，从不护短掩饰。当初在武昌，他的老师黄超凡先生传授给他伤酒仙方，经临床屡试屡效，明示酒客到他那里，为其详说，且对症下药，分文不取。对潜心求技者，齐秉慧从不隐秘。齐秉慧80岁时，滇南儒生袁文澜常年抱病，偶得新刊齐氏《家秘》，读之叹服不已，欲目睹齐秉慧光辉，拜于门下，遂自秋到春，历经数月，跋涉来川。见到齐秉慧之后，对谈之下，十分投缘。齐秉慧见袁文澜有根基，千里而来，诚心求医，觉得彼此有缘分，遂收为门徒。齐秉慧收徒，"授业先将品行看，莫教无学并贪婪"。对医术，更是精益求精。他业医50余年，勤诊苦学，从不间断，内外妇幼诸种杂症无不精通，心得《灵枢》《素问》精蕴，妙得仲景之法，继承喻、舒之秘，发挥陈士铎、薛立斋、赵养葵之学，宣扬黄超凡之密旨，遵经而不泥古，治法灵活多变。每次诊病回家，他都会翻书验病，辨识处方开药是否正确，力争每诊一病都有所获，因此医技日进，以自己的医德、医术尽心地守护百姓的健康。

齐氏诊治疾病，必向患者详述病因及其救治之法，使病家了然于心，增强愈病之念，摒弃讳疾忌医之想。齐氏认为，明人不遇良医，固无以疗其病；良医不遇明人，几无以展其术。医士病家，实为两相需而两相成的关系。为了让病家成为明人，齐氏提出"病家十戒"，对病人谆谆告诫，劝其惜身养命，信医服药。这十戒分别是：一戒色欲；二戒信医不专；三戒不节饮食；四戒信巫不信医；五戒不能安命，怨天尤人，横生懊恼；六戒治疗失时；七戒躁怒，心性务宜和平，不可动辄发怒；八戒不专心服药，摒去杂念；九戒起居不慎；十戒轻身重财。这"十戒"，至今对病家仍有启迪和警示功用。其时南邑有张配先，家境殷实，年三十而患劳瘵，先前医者全用真滋膏，治疗一年，毫无功效。齐秉慧诊断后，真诚而严肃地对他说："足下初患三阴虚寒之症，法当驱阴回阳。一味滋阴，以致阴愈长阳愈亏，种种难明之症具矣。"又告知病家要有信心，坚持服药，非数百剂汤药，数十斤丸饵不能愈。张配先为病所苦，愈病心切，服药有恒，三、四年间服用汤药 230 剂，丸饵 26 千克，果然诸症悉除，神清体健。

齐秉慧又善治疑难怪病，常有起死回生之功。汪少宰之妻突发腹痛，恶寒厥逆，呕吐下利，脉象微涩，求医于齐秉慧。齐氏经过仔细诊断，乃先投四逆汤，患者无效，仍腹胀便急，但多空坐，且前阴冒出一物，大如柚子。齐氏经反复诊察，确认是"膀胱"下垂，乃以灸法温其前阴，以升其阳。此方果然奏效，"膀胱"很快就收回。再服四逆汤加味，居然两剂而愈。凌秀才母亲年五十余，生子女十一人，气血衰惫。一日忽又饮食过伤而经风雨，病笃危殆，倒晕床褥，手撒口开。家人无奈，只得具备衣棺，静候死期。有人告诉凌秀才何不请齐秉慧诊治。其子得知信息后，急赴齐家，虔心请求。齐秉慧闻之，抛下家中要事，匆匆乘舆至其家。经过诊治，发现凌秀才之母脉寸关如丝，两尺全无。乃谓吐则生，不吐则死。于是烧淡盐水三品碗入童便，让病人服下，不久果然吐宿食痰涎碗许而苏。有李徐氏者，年三十而无子，且大便久下鲜血。前医三载不愈，起坐不宁，饮食不进，白若枯骨。其兄请求齐秉慧诊治，齐氏切脉之后勉力作剂，令进 6 剂，又以补中益气汤进之，元气大复，次年遂生一子。

齐秉慧虽为喻氏再传弟子，但受温补学家赵献可的影响较大。他仿《医贯》之例，先后写成先天图说、八味地黄丸论、水火论、先天水火总论、滋阴降火论、相火龙雷论等医学理论，沿袭赵氏命门之说，并附以己见，证以验案。在治疗杂病的过程中，每以重视脾肾著称。如反胃证较为难治，齐氏认为此病全不在胃而反在肾。他说："胃为肾之关门，肾病而胃始病，饮食入于胃，必得肾水以相济，而咽喉有水道之通，使上可转输，下易运化。"他从肾出发，提出反胃的两个病因，一为肾水不足，一为肾火不足。针对这两种病因，齐氏发明了两种从肾论治反胃的方法。肾中阴水枯竭，大肠必然细小，水不以润之，故肠细而干枯，肠如细小，则饮食入胃，不能下行，必反而上吐，证见食下喉即吐。治疗之方用熟地、山萸、当归、玄参、麦冬、五味。肾中命火衰弱，则釜底无薪，无以蒸腐水谷，此肾寒而脾亦寒，脾寒不能化，必上涌于胃而不肯受，则涌而上吐，证见食久而始吐，朝食暮吐。治疗之方用熟地、山萸、肉桂、茯苓。这种从肾论治反胃的方法与喻嘉言立进退黄连汤意大有不同，从中亦可见齐氏发挥赵氏命门学说之一斑。

再如吐血一证，一般多用清金保肺之法，齐氏从赵献可用补中益气汤中悟出，认为吐血是脾胃气弱，气不摄血所致，故以调理脾胃为主。

富商堂名扬，自谓体旺，酒色无度，行年四十，饮食渐减，形神尪羸。有的医家教以每早进牛乳酒治之，患者初食似可，久之朝食至暮，酒乳结成羊屎形，一一吐去，其大小便日夜不过数滴，全无渣滓下行，卧床不起。病家告急，请齐秉慧诊治。齐氏按之两尺脉微如丝，右关弦紧，乍有乍无，两寸与左关洪大而散。对病家说：足下之恙，乃本实先拔，先天之阴虚宜补水，先天之阳虚宜补火，水火既济，庶可得生。富商请求药方，齐氏乃用熟地一两，山萸、山药各四钱，茯苓、泽泻、丹皮、肉桂、附子各三钱，煎服一剂。明早令进牛乳酒。至暮则下行而不上吐矣。再连服十剂，饮食渐进。遂以前方药料为丸，日服两次。齐氏嘱患者宜戒酒色，患者心服齐氏之神，感激之余，严遵医嘱，果然半载而康。

齐秉慧勤于钻研，谨于临床治疗，又勤于笔耕著述。每救活一人，即立一案。晚年将数十年行医心得，参合古今诸家之论，畅发其义，于清嘉庆十一年（1806），初成《齐氏医案》。此后其书刻版多次印行，且不断校勘补正，至清道光壬辰（1832）时，作者复加订正，增选医案，前后历36年，最后辑成《齐氏医案》单行本，时已年过古稀。此书每述病证，先引前贤精论，次述己见，后举实践之验案。或论中夹案，或案中夹议，使理寓之于案，案证之于理，理论与临床合而为一。既深入辨析了伤寒、温病和内伤杂病，以及血证、痧证、五官、妇科等病证的病因、病机、诊法、方药和预后，又颇能启迪后学之士继续精进，具有很高的临床实用价值。因此，该书对后世影响甚大，自问世以来，道、咸、同、光四朝至民国百余年间，数次重刻复刊，已有十余种刊本流传于世。至今四川东部、重庆一些地区仍以此书为重，视为学医必读、临证必备之书，与明代御医龚廷贤的《寿世保元》相提并论。《医案》论证方脉药案俱全，引论医经及历代先贤之心法秘旨，信手拈来而不偏误，辨明水火阴阳，会通《灵枢》《素问》《伤寒》《金匮》之蕴奥，更符易象之先天后天，活用五积散更是妙不可言。附案辞简意赅，病家之声态形色，医家之谦恭急难，无不跃然纸上。世人读之，无不叹齐秉慧医技精湛，博洽多闻。即使不为医者，亦可津津有味。近代中医大师秦伯未著

《清代名医医话精华》，其中选录《齐氏医案》数十例，并且赞扬齐氏"行医治病，迎刃而解，活人累万"。后来，《齐氏医案》又同《齐氏医秘》《痢证汇参》《痘麻医案》汇编成《齐氏医书四种》丛书，新刻刊行。

齐秉慧虽然学医较晚，但凭着对医学的热爱、执着以及严谨的医德和辛勤的付出，为祖国医学的继承、发展和创新做出了巨大的贡献，是一位典型的理论联系实践的医家。其医德医术，堪称巴蜀一杰。

王文选（1804—1889）——寿世仁心

王文选，字锡鑫，号亚拙，又号席珍子，或号同仁，祖籍湖北石首县祖屋岭，客籍四川万县天德门（今重庆市万州区三马路 441 号），约生于清嘉庆九年至十年（1804—1805），卒于光绪十五年（1889），享年八十余岁。祖父秉泰，由石首县迁四川万县大周里七甲向家石板古松崖，后移居天德门（原万县市三马路 441 号）。父正朋，字胜友，为邑绅，以孝友传家，生子文选、文达。王氏宗族系习儒世家，因而家藏史籍善本文献甚丰，为文选后来的成长奠定了很好的基础。文选自幼聪颖，少习举子业，勤奋刻苦，博览名家著述。稍长，离家游学四方，足迹遍布名山大川。他广交益友，涉世颇深。后从父训，弃儒习医，潜心岐黄之学，精研活人之术。王氏从同邑研修幼科，后又从三世业医彭宗贤、赵吉华等，研习痘科。随后遍读《内》《难》《本草》及历代医书，壮年即盛享医名。数十年殚精竭虑，造诣颇深，医术益精，终成一代名医。

王文选一生以医济世，医道高明，慈爱为怀，自制丸药，乐善不疲，造福一方，深受同仁和世人的敬重。清道光末年，王文选在原万县市天德门开设"存存医馆"，遍施医药，凡穷苦之人就医，分文不取，舍得一包草药，福泽一方百姓。他相继在"调养所""崇善堂""宝善堂"等药店、药铺坐堂诊脉施药，每日应接不暇。光绪初年，王氏又倡导在得堡安环所募捐修建"立人堂"，按照"调养所"章程，遇有贫病之人，可入堂受药饵粥食，病愈之后才离开，又量远近给以路途资费。如此之举，深得世人赞誉。

王氏特别擅长鉴面鉴舌辨证诊疗。清光绪三年（1877），故友南浦贡生魏明谦，因上年偶感风寒之邪，众医皆谓体弱宜补，开列了大量的补剂，然而服用之后，身体反而愈加瘦弱，病情也更为严峻，神衰气少食减，汗热交作，终日头痛不已。家人得知王氏技如神授，便邀文选前往诊治。王氏观其面目，察其唇舌，解释说：风湿热俱重，更兼过服补剂，非用熟大黄不可。有的医者认为患者形销骨立，不能用。文选仍按己意用之，一剂而痛止，再剂而汗息，三剂则神色渐和，连服四十余剂，未离熟大黄而疾病痊愈。王氏居友人之家月余，求治者老妪、少妇、白叟、黄童不绝于门，远者则乘舆驭马而至。王氏除行医于本地而外，也常到外地行医，足迹遍布云阳、开县、奉节、忠县、巫山、涪陵、重庆、成都、内江、湖北恩施、宜昌、荆沙等地。口讲指画药方，日书百纸，无不立效，皆以为神技。

王文选心性豁达开朗，医技精湛，广行慈善，一时之间，向他求学习术者声随影附。于是王氏便开馆办学，招收门徒，心传口授，提高了晚清时期武陵地区，尤其是重庆万州、云阳、奉节、湖北恩施等地区医学教育水平。据《寿世医鉴》的记载，王氏在光绪二年亲笔记下门人就有 27 人，如龙廷仲、邹师孟、陈以才、左昌邦、方卓堂、谢正相、蒋得宣、向英祥、李茂堂、姜云峰、何辑五、鄢和斋、陈以良、印金章、魏良汉、陈治安等。另从他的相关文献中发现，除上述门人以外，还有邱胜昆、王盛堂、蒋书田等未列入《寿世医鉴》门人名录。向他求学之徒大多来自原万县所辖的周边区县及涪陵、达县、重庆、内江、岳池、安岳等地，也有祖籍湖北同邑者，多习业有成，薪火相传，为中医药学术传承和中医药文化传播起到了积极推动作用。

王氏不仅以医道济人，而且笃行孝友，乐善好义，热心地方和百姓公益事业。其父病，则日夜守护不离床，亲自调配汤药。兄弟之间，和睦相让。他一生乐善不倦，虽享盛名而家资欠丰，行医所得富者之诊金，全用于济利民众，兴义学，施义馆，又创设苎溪义渡，整修长岭岗埝塘弯路段，兴建长兴桥、仁寿桥、三多桥。清同治九年（1870），由他捐资倡建的"万州桥"是原万县市八景之一，该桥被收入中国桥梁专家茅以升所著《中国桥梁技术史》和英国李约瑟所著《中国科学技术史》等文献。道光二十二年（1842），得丰都张若度倡导"一钱会"启示，命弟莲溪在家乡效仿，即邑绅日捐一钱于瓶中，积至终岁倾出，买米济贫，令

"富者乐而贫者亦忘忧"。初积七八石（音 dàn，计算粮食容积的单位，120 斤为一石），后积至数十石。又刊"劝世书"120 余种，广为散发，且自撰《觉世箴规》一卷，劝世行善积德，甚得时人称颂。

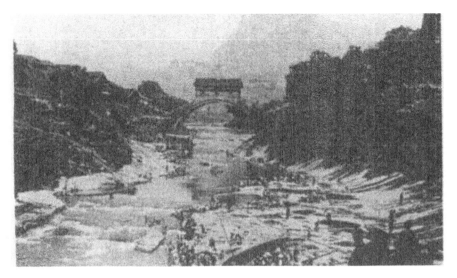

王文选捐资倡建的"万州桥"图

由于王氏医术高超，医德感人，善举甚多，深得省内外各界敬仰。清光绪十年十月初十，慈禧太后降旨，御赐王文选银牌，钦加六品衔龙章宠锡。当时地方人士和友人赠匾恭贺者多达 30 人，如钦加同知衔特受重庆府涪州正堂德奖其匾曰"曾饮上池"，重庆府职员徐成谱赠其匾云"扁鹊真传"，署理夔州府万县正堂新补营山县彭赠其匾曰"灵丹妙药"，重庆涪州儒学正堂张题其匾云"一片仁心"，钦加三品衔补用道夔州府正堂蒯赠其匾云"心存救济"，钦加道衔即补府特授夔州府万县冯卓怀赠其匾云"为善最乐"，重庆涪州儒学正堂张题其匾云"一片仁心"等等。除赠匾之外，题诗拜赠者亦不少，如涪陵杏园李唐斋题辞曰："不曾识面早闻贤，良晤今逢意外缘。五桂心培香满月，三槐手植黛参天。回生药物笼中贮，救世规箴海月传。稳识蓬莱班已注，匪徒陆地作神仙。"南浦监生熏南陈焕奎拜题："门临天德近西关，觅得高人住此间。医药著书多岁月，琴棋养性拔尘寰。同仁正见阴功大，亚拙还徵妄念删。矍铄一翁存古首，身心只有云水间。"凡此众举，充分显示了王氏当时的威望之高，影响之大。

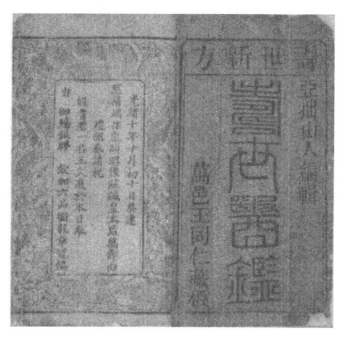

慈禧太后御赐王文选银牌图

世上医者，智愚不一，敏捷者固可博览兼收，而迟钝者则难以广搜遍记。为了使学医之人能够获得入门捷径，继览诸家方书，能对医典了如指掌，王氏每当行有余力，便会翻阅历代名医诸书，摘录诸书切要，以脉诀、药性、汤头等内容为主，结合自己数十年临证心得，或分条目对症用药，或按病症察号觅方，笔之于书，积久成袟，先后完成《医学切要》（包括经络脉诀、药性弹词、看病歌诀、汤头诸歌、景岳八略、医门八法）《眼科切要》《幼科切要》《痘科切要》《外科切要》《医学一统》（黄为良辑，王文选订）。后将以上数种合编为《医学切要全集》六卷，约数十万言，在重庆富贾豪商的资助下，刊刻行世。王氏一生乐于著述，勤于笔耕，医著丰硕，堪称四川大家。又有《存存汇集》《日月眼科》《针灸便览》，此三种合刻为《存存汇集医学易读》，咸丰年间宏道堂刻有巾箱本。另外还有《奇方纂要》《亚拙医鉴》《遂生外科》《方便一书》等，均有刊刻。王氏与其同享医名的刘以仁合纂的《活人心法》，咸丰九年（1859）就已有刻本。所著医籍从中医理论到临床各科多有涉及，其内容简捷实用，易于记诵，为初学医者提供了入门的启蒙性中医读物，有助于医者学习前人经验，提高中医理论水平，因而百余年来刊行不衰，对推动中医教育、提高医疗水平和普及医药知识做出了积极的贡献，为清代四川乃至全国中医学术事业增添了引人注目的一页。

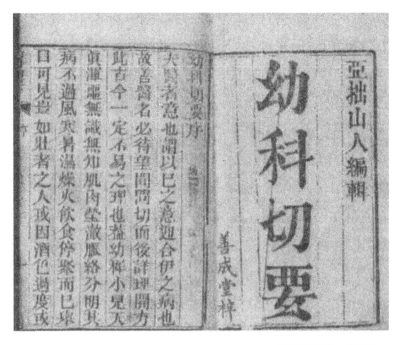

《幼科切要》书影图

除精通医学之外，王氏对琴棋书画及诗词等也造诣甚深，功力甚厚。王文选与当时唐鹤龄老道交往密切，友情甚笃，常相聚饮酒弈棋，唐鹤龄曾多次为其题诗。咸丰六年（1856）题"心正"二字，为行楷体，现仍存于太白岩景区摩崖。光绪九年（1883），鹤龄道长九十寿辰，王氏为其书写篆体"寿"字，并作"鹤龄道长九旬上寿"七律诗，"曾闻仙子住天台，此地便是小蓬莱。今日多情惟我到，明年依旧为君来。鱼含嫩草浮池面，鹤舞琼筵献寿杯。惟愿无事常相见，留饮不畏夕阳催。"光绪十三年（1887），又赠送"鹤龄道长书"七律诗，赞美他"身闲无事称高情，万境随心一念平。金紫满身皆外物，文章千古亦虚名。也知富贵皆前定，大抵荣枯各自行。深洞长松何所有，苍颜皓首一先生。"

光绪十五年（1889）三月二十六日，王氏卒于万县天德门故居，归葬先农坛。王文选有五子一女，长子盛簠，号晋芝，举人候选知县，榜名燮元；次子过继与弟文达；三子盛簋，字嶙云，榜名鼎元，分发湖北县丞保陞知县；四子盛筠，字竹青，榜名峙元；五子盛节，字惠民，号松琴，榜名子元，举孝廉。可谓满门书香，一方名儒。

郑寿全（1804—1901）——火神领袖

郑氏名寿全，字钦安，世人皆呼为郑钦安，清代著名医家，蜀南邛州东路白马庙（今四川省邛崃市前进乡虎墩村白马庙）人，生于清嘉庆九年（1804），卒于清光绪二十七年（1901），享年97岁。郑氏原籍安徽，祖父郑守重，嘉庆间恩贡，宦游来川，遂居家邛崃县。父亲郑本智，屡试不第，于是放弃科举考试，兴办私馆恭亲执教。

郑钦安为郑氏独子，资质聪颖，好学深思。5岁开始从父学习诗书，稍长则博览群籍，穷读四书五经，奠定了丰厚的儒学功底。16岁时，郑寿全随父由邛崃徙居成都，弃举子业，师从刘芷塘（四川省双流县人）学医，尽得其传。刘氏名沅，字芷塘，学识渊博，善于钻研，领悟甚深，声名显赫，乾隆五十七年考中举人，道光六年授湖北天门县知县，由于不愿外任而改为国子监典簿，后从成都双流县移居至成都市醇化街，因其住宅内有一棵大槐树，故称其为"槐轩"。又因每日均在"槐轩"课徒传道，授业解惑，故他所创立的学说也被称为"槐轩学说"。刘氏全面肯定儒家学说，并能兼收并蓄，适当接受佛道二家之学。讲授研读之余，编撰群经，留下有关经、史、子、集等书数十种，均收进《槐轩全集》，共达三千余万字，最具代表性的是《十三经恒解》和《孝经直解》，所著医书包括《圣余医案》《活幼心法》等。郑氏谨遵刘氏教导，熟读精研《黄帝内经》《周易》《伤寒》《金匮要略》《神农本草经》诸书，始悟人身阴阳合一之道，仲景立方垂法之蕴，从而为其奠定了深厚的中医理论功底，也为其日后研究和运用经典奠定了坚实的基础。道光二十八年（1848），郑寿全24岁开始在成都东华门街弯弯栅子（现人民东路鹅市巷口附近）一个小院内正式悬壶行医。

郑寿全虽然忙于诊治，但对经典的学习从未放松，先后博览医书70余种，结合临床，取其所长，医理日通，医术益精。郑氏年少即学有所成，刻心求进，博贯古今，治病深思敏悟，圆机活法。当时在成都行医，屡起沉疴，救活患者无数，岁无虚日，医名日噪，誉满巴蜀。中年以后，在成都医林中已脱颖而出，独树一帜，名声很快传遍川滇一带，自此一直在成都悬壶济世，成为川中一代名医。

郑钦安行医以后，深刻体会到"万病不离伤寒"，认为"伤寒二字立津梁，六气循环妙理藏，不是长沙（张仲景）留一线，而今焉有作医郎"，故潜心钻研《伤寒论》，成为我国近代具有代表性的伤寒学家。所著《伤寒恒论》（共十卷）一书，发明仲景原文，详释方义，析微阐奥，质疑辨误，立论别具一格，多发前人所未发，颇受国内医家的珍视。对原著条文的注解，不随流俗，不泥陈说，而是紧密结合临证经验进行阐释。如注解"病有发热恶寒者，发于阳也；无热恶寒者，发于阴也。发于阳者，七日愈，发于阴者，六日愈，以阳数七，阴数六故也"。对此，钦安认为，太阳风伤卫证，发热恶风自汗，寒伤营证，发热恶寒无汗，此言病发于阳，指太阳也，太阳底面，即是少阴。病发于阴，即指少阴也，若专指太阳营卫之阴阳，则与太阳风寒两伤病情不符。进而以此病理运用于临床实践。他记载道，每次临证，常见独恶寒身痛而不发热的患者，每以桂枝汤重加附子，屡屡获效，化险为夷。以此推之，则病发于阴，确有实据。至所言六日七日者，是论阴阳之度数说法也。

郑钦安虽崇尚伤寒，善用经方，临证中又能触类旁通，对经方有所发挥，殊为难能可贵。他强调学习应用《伤寒论》应"不拘于方，明理为要"，更是真知灼见。他用甘草干姜汤治愈内伤失血肺痿，用桂枝汤治愈胸腹疼痛，通身寒冷，小儿角弓反张，手足抽掣，小儿发热痘出，麻疹初起，两腮肿痛，脑后生疮，妇女月经失调，妊娠恶阻，发热下痢；用麻黄汤治愈痘初出而壮热无汗；用葛根汤治愈周身发热，发斑，呕吐，两眼红肿，两乳红肿，发热疼痛；用理中汤治愈呃逆不休，吐血便血，妇女带症；用白通汤治愈遗精滑精；用麻杏石甘汤、四逆汤治愈咳嗽潮热，少气懒言，困倦嗜卧，以及温病初起；用附子理中汤、吴茱萸汤治愈腹痛、吐泻、霍乱等，充分体现郑寿全既遵从古经医理，又辨证对症，临病变通的医学思想和高超的医技。

郑钦安认为，医学一途，既不难于用药，也不难于识症，而在难于辨阴阳。阴阳化生五行，其中消长盈虚，乃发而为病。临床中疾病千变万化，若不明阴阳之理，实难窥测病因病理之根源，往往容易出现似是而非，造成辨证不明，诊断不确，治疗用药不当，从而导致误人性命，只有充分认识了阴阳之至理，才能使阴阳真正的成为临床辨证、治病用药的准绳。常言道："人活一口气"，这里的"气"指的就是乾元之气。人自乾坤立命以来，阴阳二气合为一气，此气即元气，也为真阳之气。元气充塞人体周身上下，阳旺则能化生阴，而阴即随之而旺；阳衰则化生阴之力弱，而阴即随之而衰。阳盛则万病不作，阳衰则疾病丛生。究其本源，阳为阴之根，人生阴阳虽千变万化，但仍不离元气为之主宰。钦安先生强调了元气为人生阴阳的主宰，认为若无元气的存在，亦就无人生阴阳的存在，人的元气旺盛，则阴平阳秘而体魄健壮；人的元气衰弱，则阴阳逆乱而导致疾病丛生。他以此理论作为认识人体生理病理的基本思想，并以此指导临床实践。然而，要保全人体真阳之气（一元阳气）无损，以维持健康之体，还得依靠食物之真气辅之，食物之真气皆集先天先地之真气而化生，与人生之真气本同一气，天地之真气与人生之真气相合，人则康健，故人得食则生，不得食则死。

不惑之年的郑钦安学验俱丰，疗病活人之术已臻圆通之境，遂在行医、课徒之暇，陆续将多年医学心悟之理加以整理，开始著书立说，并刊行于世。清同治八年（1869）刊成《医理真传》，清同治十三年（1874）刊行《医法圆通》，清光绪二十年（1894）刊行《伤寒恒论》。三书各具特色，切合临床应用，故皆不胫而走，风靡西南地区，为研习伤寒医家视为济世活人之鸿宝。

郑氏重视阳气，敢于创新，在学术上自成一家，强调关系生死，原不可以执方、执药，贵在认证有实据，对症以施药。如病之当服，附子、大黄、砒霜，皆是至宝；病之不当服，参、耆、鹿茸、枸杞，都是砒霜。临证中，他善用四逆汤辈补命门衰火，用姜、桂、附子等大辛大热之药逐阴翳浊寒，而且用量惊人，每以两计，与一般医生有很大的区别。他以此法治愈不少群医束手无策之大症、急症，当时被称为"姜附先生"，甚至有人颂称"郑火神"。郑火神以其精湛的医理和重剂热药治愈疑难重症，而誉及云、贵、川数省，踵门求其治者络绎不绝，后来人们便把郑氏这一门善用温热药物的学派称之为"火神派"，郑氏也被后世尊为"火神派的鼻祖"。

郑钦安一生注重医德，诊病不分贫富，一视同仁，又常向贫苦百姓义诊施药，济困扶厄，因而深受百姓爱戴。清光绪二十七年，郑钦安因病殁于成都。郑氏虽为一代名医，却家无余财，逝世之后，其众门徒和感恩苍生自愿集资购一穴地，葬钦安于成都南门外红牌楼钟家坎，墓前立一石碑："临邛医士郑钦安之墓"。时至今日，红牌楼钟家坎还有其名，遗憾的是沧海桑田，钦安先生之具体墓址已全无踪迹。

章汝鼎——《针灸大法》嘉惠医林

章汝鼎，字玉田，合州（今重庆市合川区）永里南津街人，清代著名医家，生于清宣宗道光九年（1829），卒于清光绪二十六年（1900）。玉田先生性情刚直方正，言行必遵礼法，颇有儒者风范。章汝鼎也曾参加科考，冀望以此踏入仕途，改变命运，光宗耀祖。然而命运似乎给他开了一个玩笑，初应童子试便榜题无名。想到科场追逐终无益于人，于是弃儒而就医。章家本是医者，虽祖父和父亲皆以医为业，然而未及亲授即逝。好在家中所藏医籍甚是丰富，几乎应有尽有，这为章汝鼎习医提供了基本条件。要习医，先学理，章氏尽发而读之。他深知"学而不思则罔，思而不学则殆"的道理，在读书过程中勤学苦思，考究钻研，颇窥典籍之精要，直探医学之奥秘。勤学之外，还好问释疑，偶有疑惑，则向里中名医朱正立、徐回春等请教，相互切磋琢磨，往往群疑冰释。由是造诣益深，偶为人施治，亦著有成效，章汝鼎亦为之自喜。

章汝鼎反复阅读《灵枢》《针灸甲乙经》等医典，博极医源，认为远古治疗疾病的方式和手段仅祝由（古代以祝祷符咒治病的方术）而已，其后才有针灸，针灸之后再有汤药。古人治病之法，也以针灸为先。《灵枢》《素问》所论，皆为针灸而设。即使治疗伤寒，亦皆用针，《素问·刺热病篇》是也。正如史传所载，虽是帝王将相之病，而用刀针者，不胜枚举。然而，清代风气崇尚虚声，喜好浮誉，循名而不责实，只知汤药，不知针灸，何论祝由，真是本末倒置。针灸诸法在清代不能盛行，时也势也。

章氏以为不能推知本源，就不可能对汤药有所理解。况且汤药自汉晋而下，也是歧之中又有歧。名医典籍义理颇深，难以明解。对此，学者往往空费时日，不若返本回源，在汤药之外寻求方法和途径。虽然祝由尚无正传，而针灸尚有遗则，散存于各类医籍之中。通过广涉博览，知古代治疗疾病，无论内科，还是外科，皆是刀、针、砭、刺、蒸、灸、熨、洗诸法并用，而非专用汤液一种。春秋时代秦国名医医缓，治疗疾病针药并用，"医圣"张仲景以汤剂治伤寒，尤为变化神妙，然也有汤剂不能愈而必用针刺者，如用麻、桂以发汗，其汗之不撤者，有刺风池、风府之法，以通阳而代汗。可见在昔古圣，内证尚须外治。清代医者却谓麻、桂不可用而禁之，又訾毁刺法为泄气，以致留邪不去，发为遗毒。

章氏痛惜当时诸法失传，专用汤液。即使疡科，医者或不能辨其为脓为血，或能辨之而故意缓之以敛财，或有不能用刀针，貌为爱护之言，使病家蒙昧无知。有的医者甚至反訾刀针为险事，而自护其短，仅藉汤液数方，假言补托，迁延时日，致使邪气隐伏经络之间，蒸脓发热为内病，进而痈疽并生，轻浅者糜烂，久深者溃败决裂，或死于殓具，或残体破家。如果患者死去，则可显医者之有先见；如果侥幸而不死，则又可邀功而索谢。医者自谓谨慎，而不知杀人无迹，病者乐于苟安而至死不悟。同时也指出古代确有戒用刀针之说者，盖谓脓未成而戒其早用，非一概戒之也。

章汝鼎对疾病既大胆施治，又小心谨慎。他以为用药如用兵，若为将者奉命伐暴，废兵纪律，不以摧坚破贼为己任，徒从事于文檄簿书之间，虚应故事，以待贼之自毙，养奸玩寇，滋蔓难图，致使与国俱亡而后已，是尚有为将之道乎？他指斥医者治疗痈疽，弃其刀针，不以决去脓腐为急务，徒从事于方剂汤药之间，以待疽之自溃，因循姑息，养痈遗患，以使患埏与身俱亡而后己，则失其为医之道不待决也。章氏以军事战争之道为喻，强调针灸诸法在临床中的重要价值，应当引起医者的高度关注和创新利用。

章氏强调，事实上，外科的学习和掌握是有很大难度的，故医者弃难而就易，病者也畏痛而苟安。因而针灸诸法的传承，必须有专门老师对手法的运用、穴位的定位等，进行口传心授，学者也当颖悟，能够举一反三，否则虽授无益。章氏还强调医者必须熟读医学名著的重要性。他指出医学有《灵枢》《素问》《伤寒》诸经，犹如儒家有"六经"，即《周易》《尚书》《诗经》《礼》《乐记》《春秋》。历代著名医家，如医缓、医和、公乘阳庆、淳于意、张仲景、孙思邈、李时珍等，无不熟读医经，探微索隐，吻合经旨。不幸的是，古代医者地位甚卑，常被视为工徒之流，君子不耻之辈，儒者也斥医为小道，官宦之家鲜有敷陈发明。而某些平庸之医，虽览医典，却难辨精识华，不过得方书之糟粕，却自鸣绝技，自炫己能。据此，章氏自陈己见，尖锐批评世人不死于病，而死于医，不死于医，而死于医经之不讲求。为了让医者和后学正确理解医经，科学运用针灸诸法和汤药，章氏借诊疗之暇，将自己平素所知所闻所见，精心整理，详加推演，叙录成书，终成《针灸大法》，嘉惠医林，希望能让苍生皆获遐寿。章汝鼎还著有《经带种胎论》《伤寒论翼评语》《伤寒附翼评语》各一卷，均颇有见地。

章汝鼎为人慷慨，愤世嫉俗，特重医德。凡患病贫苦者延请，必先往赴，愈病亦不受其谢，故深得乡邻敬爱。章汝鼎卒于光绪二十六年（1900），时年72岁。

周云章——华佗再世

周云章，字松仙，四川省新都县（今新都天元乡慈义五马桥）人，生于清道光九年（1829），卒于光绪五年（1879）。周松仙幼年家境贫寒，其父周宣南曾任知县，但是当他出世时家境已经衰落，一家人仅住在一座草房内。

松仙绝伦才略，禀道而生，自幼聪颖好学，尤其钟爱医学。十余岁时，他已博览群籍，并且选读医典，自学中医，精勤不倦。只是儒家"学而优则仕"的教育理念，深深地影响着周氏，使他一开始并没有走上医学的道路，而是像当时大多数读书人那样，在科举考试的独木桥上去挤拼。为了获取功名，步入政坛，清咸丰二年（1852），年满23岁的周松仙决心进京参加朝考。然而室如悬磬，盘缠难筹，无奈之下，他向七户人家借款，才勉强凑齐旅资，进京赴考。凭借多年的潜心苦读，周云章由拔贡考中进士，硬是挤进仕途，其后被派往浙江做官，历任浙江天台、永嘉、桐木、定海、镇海、余杭等十县知县。

周云章虽然做官，但仍念念不忘他所喜爱的医学事业。他利用公务闲暇时间，悉心研究历代医家及其著述，从《黄帝内经》至清代名家医著，无不悉心研究。其中，对汉代张仲景《伤寒论》《金匮要略》及清代陈修园、吴鞠通等医家著作极为推崇，费时最多，研究最精，多有心得。他认为"张长沙考神农本草，综尹圣汤液，详阐六经无形气化，以古法方药治病，……投之辄应，效如桴鼓"，而"陈修园推为圣法，比以吾儒孔子"也不为过誉。唐、宋、元、明医家虽多精论，但多不如"陈修园条贯诸家，荟萃经旨，每于无字句处表出精义，而后仲景之道，乃益较著章明""吴鞠通《条辨》一书，详明对待，专主三焦，论确是精，足补仲景之未及，较又可靠，其格甚高"。他习古而不泥古，能借鉴前人成果，又能独出心裁，兼收并蓄，摄取优长，融会贯通。

中国有一个好的传统，即儒医一体。北宋政治家、文学家范仲淹曾说，"不为良相，便为良医"。良相是古代读书人梦寐以求的目标，当其无法实现人生的这一目标时，则退而求其次，选择以良医立世。如果把良相比喻作熊掌，良医喻为鱼，鱼和熊掌无法兼得时，则审时度势，求取其一。然而，这一看似不可改变的定论却为周松仙所改，他要"鱼"和"熊掌"兼而得之，既为官又兼习医。凡有官吏和庶民因疾前来求救者，不论是常见疾病，还是疑难杂症，未尝不悉心诊治，效如神助，且一律不收诊费。其高超的医术和高尚的医德，深受患者及其亲人的称颂和景仰。

随着岁月的迁移和辛勤的努力，周氏积累了深厚的医学理论，丰富的临证经验，医技益精。清咸丰时期，松仙任浙江省某县知县，北京邮传部大臣盛宣怀母亲病重，遍请上海名医，屡治无效。此时，周松仙在浙江一带已早有盛誉，盛宣怀得知后，专程派人到浙江请他诊治。经过周云章的细心诊治，其母之病竟一剂而愈。为了感激松仙救母之恩，盛宣怀留他在家中居住了十日，给予盛情款待。周云章刚回家三月，咸丰皇帝在热河病重，盛宣怀推荐松仙为咸丰治病。在赴热河的途中，传来了咸丰驾崩的消息，只好中途而返。以后道光皇帝、同治皇帝和慈禧太后有病，常召松仙进宫诊治，每次进宫，皆居住多日，慈禧都有赏赐，并欲留松仙为御医，松仙却坚辞不受，愿作知县兼行医业。同治皇帝临死前夕，松仙还守在其床前为其诊脉。慈禧病重时，周云章已离世。传说慈禧曾经说过："如果松仙尚在，我还不会死。"充分显示周松仙在当时的皇室中也有很高的声望。

周松仙治学严谨，鄙恶那些不学无术，鄙薄医道，驰骋声华，企踵权豪，卖药市廛，唯利是图的摇铃乡曲之辈，对那些不深研医理，看了几本浅显之书，抄几个医方，背几句脉诀，便自诩为专家，著书立说以欺世惑人的医生，尤其是那些靠欺骗、谄媚、投机糊口并自称"杏林"高手的庸医更是反感。他认为，"此医之所以日多，而道之所以日晦也"。周云章博览张仲景《伤寒论》《金匮要略》、孙思邈《千金要方》、王焘《外台秘要》、金元四大家及明代先贤和近代医家著作三十余种。他精通医理，认为"人生只此阴阳，其虚实之理，深言之不外偏全胜复，浅言之不过食息起居。明此理，以慎行其道，……精而求之，自能触类旁通"。并认为"通医也者，常则顾气血之本原，变则救性命于呼吸"，知常达变的关系。

在浙江任职期间，周松仙利用公务闲暇时间，潜心岐黄，有感于古今方书，"高者浩无涯，卑者泛无归"，而开卷了然，适中合用者很少。陈修园的各种医书，虽是医学的津梁，但详寒而略温，详火而略躁，而且尚多阙如，且卷帙浩繁，世医苦难读完。唯有《医学三字经》，浅显易诵，方便临证和启迪初学，因而仿其例著《简易医诀》，内容包括伤寒、温病、杂病、女科、小儿、外科，诸证均以三字诀为咏，并贯以理、法、方、药，其旨在"方取其典，论取其浅，又取其显"。书中论方论治，皆以仲景为主，间采名家精粹实用者，结合自己的经验，每多精当之论，选方亦颇严谨。他一生书稿较多，但都未梓行，后来散失殆尽。《简易医诀》四卷，是周松仙的儿子周祖佑和孙儿周琛根据松仙生前的遗嘱"庶使推广先贤济世苦心"，对该书进行校刊后，于宣统元年（1909）9月，在成都学道街"志古堂"书坊雕刻出版。今传之《温病三字诀》《儿科三字诀》皆系从《简易医诀》中节取之单行本。

清光绪五年（1879），震惊全国的冤案"杨乃武与小白菜"定案，余杭县的县令被撤职，朝廷派周松仙到该县上任。其时，夏日炎炎，周松仙在赴任途中中暑，不治而亡，享龄50岁。周氏离世后，朝廷加封为正二品，其夫人死后又诰封"一品夫人"。一个小小的县令，能够得到如此的封赏，这在封建社会里还是少见的。

周松仙的另一遗嘱，是在他的家乡新都县修建"承顺义庄"。宋朝范仲淹曾修建"承顺义庄"以救济贫苦百姓，松仙以范仲淹为楷模，复有此举。光绪十八年（1892），周祖佑为纪念父亲，在四川新都天元乡五马桥松仙原居草房处，购买了几百亩田地，修建了几十间大房，取名为"承顺义庄"，嘱其子孙将种地的收入都用来帮助周氏家族的穷人。凡属周家族人，男子每年发三担米口粮，女子发二担米口粮。当地人称"承顺义庄"为周家祠堂，祠前立有高 10 米、底座直径 1 米的石桅杆一根。本族后裔每逢节日，必往祠堂集聚敬奉，周松仙的事迹于是一代代传至今天。

周氏有独子名祖佑，饱读诗书，学富五车。清代咸丰年间考中进士，任职成都，重振家业。民国初期，发展为成都两大显赫家族之一，即"南周北李"之"南周"。因周氏家族时居成都南府街，故称。周氏家族居住的周府，是周祖佑一品直隶特用道的官邸。周府的客门厅正中，悬挂着慈禧太后赏赐的黄绫段奖状，长约二尺，宽四尺。奖状的右上方用金线绣着"圣母皇太后、西太后、那拉太后钦赐周松仙"，中间绣着"华佗再世"几个大字，左下角为年、月、日。客厅的旁边挂着几个御赐"如意"，书桌上的笔、墨、纸、砚，都刻有"御赐"的字样。如笔杆由象牙精制雕刻，上面刻有小诗，有慈禧太后的头衔。桌上有一个专门盛食燕窝的青花瓷杯，薄透玲珑，还有翡翠玉戒两只，晶莹翠绿，十分可爱。这些都是慈禧赏赐给周松仙的物品，昭示着周松仙的荣光。令人憾惜的是，这些物品后来均已损坏或丢失。

唐宗海——中西汇通　济世探血证

唐宗海，字容川，四川彭县三邑乡人，晚清著名医家，生于清道光二十五年（1845），卒于光绪二十二年（1896），享龄 51 岁。三邑乡，以其位于彭县、广汉、新都三县交界处，故名。唐宗海先辈居住在江西泰和，明代迁居湖南武冈，清初溯江入蜀，分居于金堂、广汉、彭县。高祖善农圃，家境渐富。父瑞麟，性情和蔼，乐善济贫，在一方获得仁善之名。母亲艾氏，四德兼备，柔淑慈爱，尤工女红。

唐宗海诞生之际，家道渐衰，少时就开始研习儒学，而学资全赖母亲针黹之助，得以不辍学。清咸丰、同治之际，随家避兵广汉，继续师从李本生习文。兵燹平定，复从新都名儒王利堂修习理学。唐宗海思维敏捷，颖悟过人，不仅诗文过目成诵，而且对老师所教艰深学理能够数语简括而尽，由是学业益进。清同治壬戌（1862），唐宗海时年 16 岁，凭借坚实的学业功底，一举考取秀才。贫寒少年能获得功名，乃家门之大幸，人生之快事。从此渐有声誉于庠序和乡邑。只是

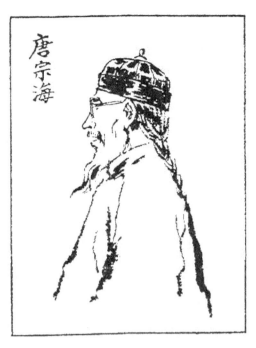

唐宗海画像

此时家境益落，田圃几殆，但他仍然勤奋攻读。翌年，娶妻冯氏，勤尚织纴，节约持家，也只能略有小补。清光绪十五年（1889），唐宗海考中己丑科进士，时年28岁。他的学识与人品为时人所敬重，"名闻三蜀"。然而晚清吏治已经混乱，考取进士之后，唐宗海并没有顺畅地挤进仕途，于是退而居家筑室课徒，各地闻其名前来求学者常达数十人。

唐宗海的父亲体羸多病，作为孝子，看到父亲遭受病痛折磨，内心十分不忍，深感为人子者，不可不知医，遂立志倾心于医学之途，以自己的医术亲自为父调治。他遍览《伤寒》《金匮》及时贤医家的著作，并指导临床实践。每遇一证，他务于总切当处，唐氏在习医过程中，不仅勤奋好学，精于疗病，而且善于总结经验，记录在案。细心体识，采择医籍中精确切当之论，以列于篇，或独出心裁，间录自己千虑一得。他十分强调著述的重要性，认为凡物有柄，则运用有方；又如斗柄时指，而厘度不紊。故在同治八年（1869），23岁的唐宗海便写出自己生平第一本医学著作，并命名为《医柄》。全书万余言，摘要勾玄，提纲挈领，包罗了丰富的医学内容，是一部便于初学者掌握习医要领的入门书。

后来，父亲唐瑞麟身染血证，同治十二年（1873）六月，骤得吐血，继复转为下血。唐宗海查参各书，细心诊治，然屡治罔效，不得已转而延请名医，但是仍无确实好转，大抵只好用调停之药，以俟病衰而已。宗海痛憾悟道不早，自此更遍览医药方书，详研《内经》《难经》，精究岐黄学说，每于血证之处，未尝不三致意焉。当时里中之人十分推崇杨西山所著《失血大法》，"得血证不传之秘"，门下争相抄录，私为鸿宝。唐氏闻知后，为救父病，乃多方购求，也仅得一览。披会之后，唐氏大失所望，认为其书议论方药，未能精详，以之治病，终鲜成效，其父仅延寿六年而卒。

父逝之后，唐氏弃置《失血大法》，决心从历代医学经典中去寻求处理方法。他苦读《内经》《难经》及仲景之书，昼夜耕耘，废寝忘食，精究奥理，触类旁通，豁然心有所得，终悟前圣言外之旨。以之运用于治血证，十愈七八。学成之后，虽其父已病逝，却有幸治愈了其妻的血证。光绪己卯，其妻冯氏亦患血疾，宗海亲制方剂，居然随手而愈。由是乡邻索方延诊者不绝，唐宗海亦乐于治病救人。或半夜叩户，则披衣辄往，未尝告倦，亦未尝索其酬。唐氏曾感慨地说，大丈夫不能立功名于天下，苟有一材一艺，稍足补救于当时，也是人生一大乐事。为此，他根据自己的经验和体会，将失血证的精微奥义，一一发明，或伸古人所欲言，或补前贤所未备，务求理足方效，不为蹈空之论，不做影响之谈。历时十一载，于1884年终成《血证论》，成为我国中医史上第一部理血专著，弥补了此前血证理论和临床诊治的空白。书成之后，他回顾自己的治学经历，不禁感慨万千地说："悟道不早，不能延吾父之寿也，然犹幸此书之成，可以救天下后世也。"唐宗海后来在北京将《血证论》示于当世，医者皆心服口誉，由是名噪京师，求治者盈门。

《血证论》共八卷，分六论七十三候，并方药二卷。全书条分缕析，洞达其趣，包括阴阳水火气血论、吐血、汗血、便血、瘀血、痨瘵、方剂等内容。对于气血水火的相互关系，历代多有论述，如朱丹溪"气有余便是火"，张志聪"血乃中焦之汁"，又有"气为血帅，血为气母"，或则"水火既济""水火不济"等。但这些议论只说明了气血之间、水火之间的制约依存关系，而对水气之间、血火之间的生发关系，则长期被忽视。唐宗海从阴阳水火气血立论，从气血的相互关系之中进行说明。他认为，阴阳是万物之本，在人身之中。阴阳的具体所指，即是水火，即是气血。气生于血，血生于气，阳气与阴血之间相互滋生。对于水火气血的关系，一方面强调彼此对峙，另一方面又强调彼此相互维系。故在治疗气血水火的病变时，唐氏主张治血调气，调和阴阳。

气血水火之间的协调，尚依赖脾土以为枢纽。唐宗海认为，人身之气虽根于肾中，但需依赖脾胃水谷之精微下输于肾，而后才能化气而升清降浊。对于血证的病机，他认为常见的血证不外两大类，一类是血液溢于体外，如吐血、咳血、鼻衄、唾血等，一类为各种瘀血、蓄血等。血证的发生与脏腑有着密切的关系，又与人身气机运行、火热胁迫、瘀血阻滞等有密切关联。具体而言，影响血证出现的主要病机，除脏腑功能失常之外，还应注意以下三个方面：一者气机阻逆，血随气行，多见血证；二者火热炽盛，迫血妄行；三者瘀血阻络，血失常道。因此，唐氏对血证病机的探讨，重视脏腑，抓住气滞、血瘀、火热之间的关系。在脏腑病机中，除结合气滞、气逆、血瘀、火热之外，又重视气虚不摄的方面，将血证病机归纳得十分得当，为该病的正确治疗，奠定了坚实的理论基础。

唐氏认为，判断血证的轻重缓急，及其预后善恶，对于治疗血症至关重要。血证死生的关键，主要在于气的运行是否正常。一般而言，吐血而不发热者，易愈。吐血而不咳逆者，易愈。血证病人，其大便不溏者犹有转机，可用滋阴之药，以养阴配阳。若大便溏泄，是脾气下陷，中流已无砥柱，则血因火而上越，气失守而下脱，上越下脱，其危重可知。此外，血证患者脉不数者易治，以其气尚平。若脉数者难治，以其气太疾。若有一丝缓象，尚可挽回。所有这些脉象，都是反映阴血受伤，而阳气无归，所以为难治。若阴血伤而阳气不浮越者，脉虽虚微迟弱，亦不难治，但用温补，无不回生。总之，阳虚、气虚者尚易治，惟阴虚气不得附者为难治。因为血伤而气不伤者，即以气之不伤，而知其血尚未尽损，故气犹有所归附，而其病亦易愈。其气血阴阳之说，至今仍有参考价值。

通过多年对血证的治疗，唐氏总结出血证治疗的四大法则，即"止血""消瘀""宁血""补血"四法。凡遇突然出血，在治疗时，首先应当使用止血之法。

否则，血液溢出不止，便会导致血脱气耗，产生不良后果。血证患者血止之后，其必然要有离经之血而未排出体外，这些血液留于人体之中，则形成瘀血。这些瘀血的停聚，成为人体致病的重要因素。或壅而发热，或变而成痨，或形成结瘕，或使气血阻滞不通而刺痛等。还可能因瘀产生其他多种变证，甚至使新血不能正常运行，而再次出血。为了免除这些后患，唐氏主张于止血之后，应当消瘀，故将消瘀作为血证治疗的第二法。待血止瘀消之后，在数日或数十日之间，为防止血液再次潮动，须选用方药使血液得以安宁，故将宁血法作为血证治疗的第三法。血证患者出血之后，其血必虚。血虚者其阴亦不足，阴者阳之守，阴虚则阳无所附，血虚则气无所依，亦可由此而亏。因此在血证后期，其血已止，亦未留瘀，而运用宁血法之后又无再次出血之顾虑，惟留下人体正气之虚衰，故唐氏主张此时当用补血之法。

唐氏生活在鸦片战争之后，正值西学东渐，改良主义维新思潮正风靡中国大地。随着西洋医学不断传入中国，并且获得长足的发展，这种趋势一方面带来了中国医学革命性改造，另一方面又成为帝国主义对我国进行文化侵略的重要工具，这种形势在中医药学术界引起巨大反响，各种不同立场观点和行为态度林立而生，有的主张消灭中医中药，有的主张废医存药，也有的主张中医保存国粹，坚决抵制西方医药。时代潮流的感染，引起唐宗海对未来中国医学发展道路的深思。唐氏目睹现实，将中、西医进行了认真的对比，发现二者并不完全排斥，而是各有利弊，皆可利用。于是他接受了"中学为体，西学为用"的思想，坚定不移地研究祖国医学，而又不完全排斥西医学。他师古而不泥古，参西而不背中，认为中西医药学说由于产生地域不同，理论体系各有所分，说理方法虽然不尽相同，但究其义理，则各有所长，亦各有所短。尝谓"去彼之短，用彼之长。以我之长，益彼之短。岂不极人事之能，而尽造化之量乎"。因此，他竭力主张"四海为家，五洲同规""采风观政，弃短补长"。这种博大的胸襟和开放的眼界，使他成为我国早期试图汇通中西医学的先驱者之一。

临证中，唐氏躬自践行中西汇通思想，去粗取精，相互补充，由此医技日进。当时总理衙门总办陈兰秋患有一种怪病，肌肤甲错，肉削筋牵，阴下久漏，小腹微痛，大便十日一行，胁内难受，不可名状，腰内亦然，前阴缩小，右耳硬肿如石。唐宗海诊断后说："此肾系生痈，连及胁腹，下连小腹，故时作痛，再下穿漏，乃内痈之苗也，法当治肾系为主。"陈君闻后，勃然起立，哀叹道："西医亦云病在腰背筋髓内，所以割治三次，而漏不止，无药可治也。今君言与西医同，得无束手无策乎？"唐宗海批评说："君在各国衙门，习见西人，以为西法为中国千古所无。……医用剖割，亦华佗之流派，中国人未深考，乃转震而惊之，可叹也！"又问道："君之病，西人知在腰内，试问君：耳何以硬？前阴何以缩？大便何以不下？西人不能知也。"陈兰秋答："然，前问彼无以对。"唐宗海用中医肾系三焦的理论解释说："肾开窍于二阴，故前阴缩而大便秘；三焦经绕耳，命火位当属右，故见右耳硬肿；周身甲错者，肾系三焦内有干血死脓也。"于是，唐宗海用他的高明医术治好了陈兰秋的怪症。光绪皇帝的老师翁同龢闻唐宗海医名，亦请他治病，并赠给他一方珍贵的端砚作为纪念。

1892年，唐宗海呕心沥血，融汇中西，临证经验与理论阐释相结合，著成《中西医汇通医经精义》（又名《中西医判》《中西医解》）二卷，成为我国最早试图汇通中西医学的一部著作。该书采摘《灵枢》《素问》及诸经要语，分篇详注，首论人身阴阳，次论脏腑、营卫、精气、经络、全体，兼及诸病所属、形色、脉诊、方剂等，综合中西异同，参其得失而成篇。此外，书中还收入王清任《医林改错》中有关脏腑的图说，力图以西洋医学的解剖生理来印证中医理论的正确性，据理驳斥对中医学说的诋毁和攻击。这在当时的条件下，确有其可贵的一面。

唐宗海虽为医学名家，却不忘对医学事业的普及与推广，唐氏积极撰写医学普及读物，希望使读者"一见而能"，故名其书为《医学一见能》。因是"专为初学弟子与夫不知医者说法"，"供家遇急时之用"，所以书中不追求高深理论，论述简明，提纲挈领，辨证简要，以收录有效验的医方为主，按人体部位和病情症状分门别类，直截了当，使不知医者亦能"临症查对，无不了如指掌"。已故上海名医秦伯未曾喜得此书，评为辞简理周，有裨实用，亲为批校，补其不足，名曰《秦批医学一见能》。该书1924年由上海中医书局出版，影响颇广，先后印行八版。

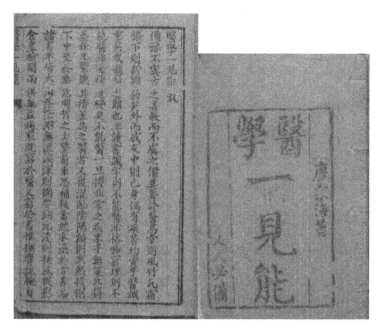

《医学一见能》书影

对中医药经典的学习和研究，唐氏始终精勤不倦，废寝忘食。在阅读张仲景《伤寒论》时，更是特别用心，历代对《伤寒论》的注解皆有披会，对清代陈念祖的《伤寒论浅注》较为推崇，但又认为"此书注解，尚有缺误"，遂在陈书的基础上进行补缺正误，形成《伤寒论浅注补正》。邓甚章读后，啧啧称赞，"仲景之书如锁，此其钥也，真鸿宝钦"，故而特为之作序。邓氏乃上海名医，有一次遇难证一例，束手无策，遂延请至上海以医会友的唐容川诊治，一经用药，沉疴顿除。这一妙手回春之举，使上海医界为之震动，邓氏更是甘拜下风，奉之为"津梁"，二人亦因医成友。

清光绪二十二年（1896）春，唐宗海在京候补，选得广西来宾知县一职。他在京师与"戊戌六君子"刘光第交往甚厚，受其思想影响较大。临行，刘光第赠诗送别，题《送唐融川大令宗海之任来宾》。刘光第在诗中表达了对"吾乡唐子"的惜别之情，称赞他"活人有奇术"的医学本领，希望他到任后不忘民痛，做一位取信于民且有政绩的"清官"，还叮嘱他在百忙中勿忘给远方的老友捎书写信，"寄将无惜墨一棱"，谁知此别竟成永诀。

唐宗海离京赴任，奉母带子由沪溯江，欲从湖南入桂。抵达武汉时，母病骤作，时母年已74岁，因气血太虚，扶不能起，唐宗海一行遂在鄂淹留不前。母夫人终因病重卒于鄂，明年（1897）唐宗海扶柩回川，由万县弃舟登陆，途经梁山（今梁平县）、大竹，值瘟疫大行。时唐宗海奔丧尽孝，一路辛劳，遭其传染，婴疾力行，扶柩到乡，抵家已不能言。唐宗海之子唐祖鉴于医有闻，而习业不精，集他医商治，仅十日便遽卒，年方51岁。中年病逝，十分可惜。唐宗海葬于双流袁家坝，至今民间仍隐约指划其大致方位，惜已不能确定了。

唐宗海有一子二孙。子祖鉴，字镜民，又名守潜。幼承家学，随父在上海格致学堂读书，学业优秀，后考取秀才。文史之外，兼习医理。曾任邓孝可（即邓云航）创办《星期日报》主编，宣传进步思想。后由经学大师廖季平等人介绍，于成都存古学堂任教。1921年后，曾先后任四川梓潼县、苍溪县、仪陇县知事，为官公正清廉。因军阀混战，吏政腐败，乃心灰意冷，辞职返乡。回乡后，先后任《彭县志》编修、彭县中学国文教席。1944年因病逝世，享年77岁。其父所著《医易通说》《医易通解》，赖其校勘，梓行于世。民国初年修县志，曾为省志编修馆撰写《唐容川先生传》。长孙重鼎，少时受其父熏陶，晚年亦以医为业。仲孙重岳尚存，终身未娶，居于彭县城关。

曾懿——才情并茂　一代女医

据史书记载，我国古代最早的女医生是汉武帝时期的义妁。她医术高明，治疗了很多疑难重病，因此享有盛誉。汉宣帝时，又有一位女中医淳于衍。她医道精深，尤其专于妇科，据说曾给当时的皇后接过产，是一位医药兼能的名医。历史的车轮运行至东晋，著名道教学者、炼丹家、医药学家葛洪的妻子鲍姑，跟她父亲和丈夫学习医术，常年奔波在外，施医舍药，尤其擅长于灸法，在百姓中具有很高的声望。鲍姑去世之后，为了纪念她，岭南百姓在广州越秀山下特地修建了一座三元宫，宫内专门设了鲍姑的塑像进行供俸。宋朝专治重病的冯氏、擅长妇科的汪夫人、精通外科的张小娘子，都是名见经传的女中医。明朝则有善究医理的陆氏、眼科专家彭医妇、走方行医的韩医妇，也是享有一定声望的女中医。但在我国古代女中医中，最著名者则是晚清女才人曾懿。

　　曾懿，字伯渊，又名朗秋，斋室名古欢室，成都府华阳人，晚清蜀中女名医，生于清咸丰二年（1852）。曾懿出身官宦之家，父亲曾咏，清道光二十四年（1844）进士，曾历任户部主事、员外郎、郎中、江苏省常州府武进县知县、江西省吉安府知府，后卒于江西鄱阳任所，被清廷追赠为太仆寺卿衔。父亲去世之时，曾懿年方 10 岁。她年龄虽小，但孝心纯粹，与母亲千里跋涉，扶柩归乡安葬。此后便与母亲相依为命。

　　曾母左锡嘉（亦自署左嘉），字韵卿，又字小云、浣芬，晚年别署冰如，阳湖人，晚清著名闺秀诗人，生于道光十年（1830）。夫人知书识礼，素雅多才，工刺绣，善绘画，尤长于没骨花卉，兼善人物肖像画。曾咏离世之时，左锡嘉 33 岁，遵夫遗嘱："父母在堂，愿卿归侍。"遂携子女由江西鄱阳扶柩西上，亲戚隔绝，穷困忧伤，历尽艰辛，返回华阳。尝作《孤舟回蜀图》以记其事，满纸凄凉之情。返蜀后居乡间，以书画自给，曾懿随侍笔砚，母女相依为命，备尝人间辛酸，尝作《三不管图》。为了让子女受到更好的教育，左锡嘉把家搬到了成都城附近的浣花溪一带，这个新家和唐代大诗人杜甫的故居近在咫尺。同治十二年（1873），左锡嘉 44 岁，居成都百花潭，65 岁卒，遗世之作有《冷吟仙馆诗稿》。

　　曾懿幼承母教，资性敏慧，淑婉纯和。侍亲至孝。10 岁时，父亲辞世，母亲携家入蜀，几个弟妹尚为年幼，她即代母分忧，协助料理家务，并时常带着弟妹诵读诗书。在母亲的悉心教诲下，曾懿自幼研读经史古文，于诗词书画，无所不习，学问日益精深，尤其擅长丹青、文辞。所作之画，以山水、花卉、翎毛为主，颜色鲜丽，气象清新。善作隶书，秀雅俊逸，出于《曹全碑》，亦善楷书。至于诗词，则各体俱备。及笄之年，便因诗、书、画造诣之精而被时人誉为"三绝"。江南名士袁学昌，号幼安，才学出众，无文不综，颇好金石。他素闻曾懿才名，欲结为伉俪，经媒妁说合，乃聘娶为妻，曾懿时年 20。才女嫁名士，堪称珠联璧合，相益生辉。曾懿婚后，与丈夫宦游闽、皖、浙、赣等省，前后凡 20 余年，大大开阔了视野，胸怀也更加开阔。其间夫妻朝夕讲求诗书，风雅唱和，常切磋金石之学，考订碑帖源流，曾懿的学问也因此更为全面精深。

　　清同治年间，曾懿奉母乡居。时值川西平原瘟疫流行，乡民多患疫疾，曾懿

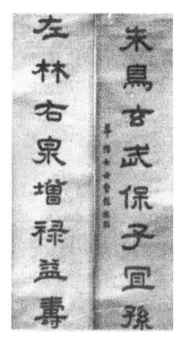

曾懿隶书对联

也未能幸免。她患疾竟达 5 年之长，其间身经四次瘟症，由于被庸医误用伤寒古方治疗而数度濒危。至于民间大众更是深受其害。她目睹了许多患者由于医治无效而丧生，再加之自己久病不愈的经历，使她既怜悯乡民之无辜，更痛恨庸医不识寒温，泥执古方之无能，往往使病人不治而毙。严酷的现实使这位传统的闺秀诗人的思想发生了巨大的变化，把她的目光引向关注人生，将很大一部分注意力转向了医学领域，于是在侍奉母亲之暇，即使病危也废寝忘食地苦读家藏医药典籍，上自汉、唐，下迄清末，凡历代医家精辟之论述，严谨之方剂，都一一摘录下来，悉心钻研。数年间，饶有体会，竟至逐渐通医，终于自药而愈。这段经历成为她后来潜心医学的主要动机之一，同时也使疾病成为她诗作中一个反复出现的主题。如她的一首名为《菩萨蛮春日病中寄叔俊四妹寿春》（其七）的词下半阕："留春频缱绻，泪滴琉璃盏。生小太多情，多愁多病身。"词中描述自己天生的"多情"气质导致了"多愁"性格，因而才有"多病身"，在情感与疾病之间找到了一种因果关系。

曾懿既通医学之后，凡家人、邻居有疾，每为诊治，辄多效验。几年之后，居然正式行医，前后凡数十年，理益精而验益丰。有一县衙官员，患头风疼痛已有三载，右头掣痛连及后项，一月数发，冬春尤甚，易医数人，皆乏成效。曾懿为之两诊后，亦感棘手，后经反复琢磨，详诊细询，得知患者三年前因外感风寒，失于疏散，寒热罢后，头痛未已，也未抓紧时间继续诊治，遂发头风延至今日。曾懿追寻病因，参与脉证，断为感冒失疏，风邪久寄太少两经，结瘀化热，络脉痹阻而生发此疾。她认为对症之法当清宣通透，方则拟越婢合四逆散加赤芍、川芎。患者服后，一剂病瘥，三剂而愈。由于她医技精湛，医德高尚，前来求治者门庭若市，在群众中享有很高的声望。

在古代封建社会文人相轻，医者相訾，是一个十分普遍的怪现象。然而，曾懿却能打破这一陋习，以医者为中心，惟医术是慕，不耻下问。有一妇产后三旬，恶露不已，或暴注如崩，或淋沥似漏，腹痛绵绵，按之不减，面黄如蜡，神疲乏力，稍动则心悸气短。病家请曾懿诊治，切脉之后，曾懿两进峻补气血，固涩收敛之品，恶露稍止又下，未得效验。病妇身体日益衰败，气息奄奄，卧床不起。曾懿痛病者之痛，急病者之急，遂速请一擅长女科的医生程某为之诊疗。程医生审证求因之后，所投方药全无一味止血收敛固涩之品，反用逐瘀通络降逆之旋覆花汤加丹参、山楂为方，药只五味，二剂之后漏下顿止，并云便中下一如蚕豆大小之腐肉块状物，腹痛遂止。曾懿亲见其验，仰慕不已，求教之余，忽忆《金匮要略·妇人杂病脉证并治第二十二》篇有"妇人半产漏下，旋覆花汤主之"之明训，悟及此例崩漏乃瘀阻为患，深疚识证未精，用药有误。由此可见，曾懿虽明达医理，但对治不奏效者，从不托辞病笃而推委不治，或责言违嘱而归咎病家。这种代病人求医，不耻下问，以求效验的精神堪为后世之师表。

曾懿治病，坚持辨证析因，观察病状，认真仔细，全面精当。如用表药发汗时，她要对患者出汗的性状进行详细观察，认为"凡患邪重者，每用表药所出之汗，必有一种异常热蒸臭味，出至清汗，病即愈矣。故云：得汗即止后服者，令出邪汗，不令出伤津液之汗也"，此论诚属经验之谈。患者如半夜口干舌燥，至咽喉无丝毫津液以润之，医者往往以此症为阴虚液枯所致，便用滋阴药以疗之，如还不效，又转用参麦汤，仍未有效，曾懿通过临床观察和试验，认为此症之病因，应系肺气闭塞，不得升降之故。凡患有此症之人，鼻息必定有一边不通，睡着时必张口呼吸，故口舌干燥。如闭口而睡，则无干燥之象矣。由此更进一步体验到老人肺气不足者，往往睡时张口，故多半夜口干舌燥之症，非独阴虚也。至于治疗温病，她不仅重视温病伤津，还考虑到病后伤阳。她指出："温病愈后，面色萎黄，舌淡，不欲饮水……不食，阳气虚也，小建中汤主之。"温热病毒之邪属火、属阳，伤阴的后果是显而易见的，但病后阳虚却常常被医生忽视。由此可见，曾懿对温病的分析科学合理，治疗谨慎有效。

作为无师自通的一代女医，曾懿从不仅仅守古，拘泥一家之说。她认为汉代张仲景固为医中之圣，所著《伤寒论》，后世医家奉为圭臬，不无道理。金元四大家亦各有胜处，当为效法。特别提醒今之业医者，不可一概拘泥于古方古法，而应"潜心体察，掇其精英，摘其所偏，自能豁然贯通，变化无穷"。唯其如此，方能收到更好的效果。曾懿由于亲身经历了瘟疫肆虐，目睹荼毒乡民之惨状，故对叶天士、吴鞠通等温病学家甚为推崇，皆"能运化古方，以治今人之病"。她对吴鞠通《温病条辨》评价十分中肯，称此书"妙在顾人津液，不专攻伐"。并说："懿身经四次瘟疫，得以转危为安，皆得力于斯书者居多。"

曾懿对成方的运用，并不局限于原来的主治条文，而能够结合临证的实际情况加以灵活应用。例如养阴清肺汤，医者都说"阴虚之人，易感温毒，如白喉、赤喉、喉痹、喉蛾、喉风等症，惟有养阴清肺汤，最为神效"，而曾懿认为世人只知白喉忌表，必喉中生白，方敢用此方，殊不知赤肿亦可用。曾氏之子患喉痛，发寒热，为阴虚感时邪，遂以养阴清肺汤中加连翘、银花，以竹叶心为引，服之立效，痛热均除。对民间验方，曾懿亦是非常重视。如对山药的利用，因叔父初治小儿母乳不足，营养不良，消瘦腹泻者，常用淮山药粉每日两汤匙，加糖少许，水调，蒸熟成糊状，分两三次服下，连服 3 个月，小孩即转肥硕。曾懿治小儿久泻，用山药粉二钱冲服。小儿脾虚咳嗽，食少发黄，曾氏便用山药切成小块，煮烂和糖带汤服食，最能益脾胃而止嗽。又如曾氏的"安胎奇方"，即墨鱼四两，略洗盐味，老母鸡 1 只，杀净，将墨鱼装鸡腹内，炖烂食之，"永无小产之患"，这也是民间验方的应用。有流产史者，预服此方，可以避免在孕期服用其他安胎药物。

"药材好，药才好"，一语道破药对医的重要性。女医曾懿于医学造诣匪浅，对药的研究亦十分精深。她经常前往药肆，精挑细辨，或问难药工，或品尝药味，亲自识药之真伪优劣，辨味之酸苦辛咸。对售药人员也常加告诫说，"病者之命虽系于医，而尤关于药也，纵精湛之医处以严谨切用之方，若药肆以劣充优，以伪冒真，或缺味短量，或张冠李戴，所治之疾终难获效，甚有丧命于顷刻之间，能不慎乎？业医者要有道，操药者不可无德也。"临证中，她常常检视病者所取之药，以防不测。处方用药，也力求道地，常在药名之首，冠以产地之名以示之。如滁菊花、杭白芍、宣木瓜、象贝母等。尝谓："道地之品，察方位之气，水土之性，质优效著，其力远非一般产地者能比。"她曾治一市民病泄泻之疾二年，诊后确认为脾虚所致，非白术不为功，处制于术一味研末，水泛为丸，患者服用一月而少效。曾懿疑其非道地之药品，询之，果然是以当地产者充之。后改于术为丸，病家半月即瘳。

曾懿所处的时代，正值海禁洞开，中原多故。她默察中国数十年政权变迁之大势，以及列强数十国鲸吞蚕食之阴谋，内心既怒又忧。因思辞章之学无裨时艰，于是摒弃诗词书画，转而更加重视医学，由救治人的身体进而救治国家的痼疾。曾懿笄年始读医籍，及至50余岁，数十年的研阅心得和临证经验，对医学的理解和掌握更为深透。为了让后学少走弯路，更好更快地掌握中医典籍，正确利用前人积下的医学成果，普济众生，遂将自己宝贵的心得经验，述之于笔。经过几年的努力，终于在光绪三十二年（1906）著成《医学篇》两册，时年54岁。此书于次年在湖南长沙刻版问世。书中对伤寒、温病两类疾病的病情及治法详辨明晰，并将吴鞠通《温病条辨》要方摘录成帖，明澈要理，使人一目了然。她又将生平经历的各科古方、时方及自制诸方，选其灵验者，分成伤寒、温病、杂症、妇科、幼科、外科等类，一并附于书中，使学者能从中更多获益，不致受庸医之误。是书一出，便广为盛行，医者甚为重视。

曾懿曾与丈夫袁幼安宦游东南诸省，目睹清王朝腐败无能，西方列强"夹我属国，踞我港湾，攘我主权，干我内政"的社会状况，内心深感忧愤。由于受当时维新思想的影响，面对国家积贫积弱的状况，曾懿为救国图强而力倡女学。她认为，国家兴亡，首在教育，而占四万万人口半数的"陶融女子，还以读书明理为第一"，因而提倡大力兴女学、办女教，让妇女们都能和男子一样，既享有受教育的权利，又承担为国效力的义务，使中国女子尽数变为有用之才。她认为社会能重视女权，妇女能真正独立参与社会事务，就不愁改变不了贫弱的面貌。晚年的曾懿，转而将大量精力投入到《女学篇》的撰述之中。她精思笔耕，几历寒暑，终成定稿，并于光绪三十三年（1907）在长沙刊刻行世。

对女性的职责或身份，曾懿重新进行了界定。她认为：治愈病弱之体后生育强健种族，并施以母教的母亲；主理家政，并确保家庭健康的主妇；与男子"以学相战"，共享权利和义务的现代强国的建设者。为此，她提出三项主张：一是"教育子女，各尽义务，所以培植国民之基础"；二是"勤俭劳苦，家给人足，所以筹划家政之根本"；三是"医学卫生，以保康强，所以强大种族之原理"。在女性传统的母亲和主妇的职责中，曾懿特别突显出她们作为家庭健康和卫生的守护者这一职责。她认为女子既嫁为一家之主妇，实一家治安之所系，纵令富贵安逸，苟有一人卧病呻吟懊恼，则一家之欢乐为之解散，和气洋洋之家庭忽变为暗淡凄凄之悲境，因此一家之主妇不独宜重卫生，且宜兼习医学，时时留意家人的眠睡、饮食、居室、衣被、寒暑、燥湿等，宜绸缪于未雨之先，最终实现"一家强则国强，国强则种族亦因之而强"的目标。

在《女学篇》中，曾懿将缠足与女性的自由和疾病进行了探讨。确定缠足是女性自由的桎梏，是对妇女的最大伤害，认为缠足"乃桎二万万女子之足，使不得步，是夺其自由之权利。……其害甚于洪水猛兽也。"要消除这一祸害，就必须放足，只有这样，女性才能步履便捷，食物易于运化，且能免中国女子普通之肝气病，进而保身益寿。在曾懿看来，缠足与"病"具有若干个层次上的联系。在具体层面上，缠足是肉体的变形和扭曲，也是女性病弱之体的主因。在象征层面上，缠足代表着过于女性化以至于病态的文化传统。曾懿把妇女缠足，再进一步从女性的疾病提升到了国家痼疾的高度来认识。所以，治愈缠足这种"病"，最终能治愈的也由女性的身体扩充到了整个种族和国家的"身体"。作为一个女权主义的先驱，曾懿的思想和理论实际上已站在了时代的制高点。

曾懿还撰有《中馈录》一卷，附于《女学篇》。为了使新妇和待嫁闺中的贤媛淑女能够提高家中供膳诸事的素养，遂将应习食物制造各法述之于书。书中集中介绍了江南一带民间常用食品的制作方法和保藏方法，诸如宣威火腿、香肠、肉松、鱼松、五香熏鱼、风鱼、醉蟹、皮蛋、糟蛋、辣豆瓣、豆豉、腐乳、酱油、泡盐菜、冬菜、甜醪酒、酥月饼等。多种食品的制作过程中如何选择和确定主料、配料及其分量，各种佐料的添加，操作的具体方法，以及食物制作适宜和不适宜的季节、注意事项等，都详加阐述，注重操作，简便易行。此书一出，学者转相效仿，实行中馈之食物，既节用又卫生。1984年，中国商业出版社将《中馈录》列入《中国烹饪古籍丛刊》编排出版，并指出该书所记内容多具有科学道理，至今仍为人们所采用。

曾懿喜藏书，凡中医典籍，各家学术及经史子集，稗官小说，诗词歌赋等无不兼收并蓄。书室宽敞明亮，陈列之橱皆楠木制造，生漆外衣，经久不腐。惜于日寇陷城，所藏典籍尽毁于火。1927年冬，曾懿因病卒于北京北池子23号其次子曾励准家中，享年75岁，葬于城郊北隅之鲍家棚。时经沧桑，现墓已平，难寻踪迹。

民国

廖平（1852—1932）——经医同治，蜀中名儒

廖平，初名登廷，字旭陔，后改名平，字季平，初号四益，继改四译，晚年更号六译，四川省井研县青阳乡盐井湾（现名研经镇）人，生于清咸丰二年（1852），卒于中华民国二十一年（1932）。据廖氏家谱记载，廖平先祖为湖北人，明朝洪武年间从湖北麻城孝感迁移入川，先定居井研东部的观音堂，后移居盐井湾。廖家世世代代都以农业生产和小本商业经营为生，一直没有精通文墨之人。廖平之父名复槐，号继诚，贫民出身，为人正直，没有土地，没有房子，靠出卖劳力和经营磨坊、糕饼店为生。虽然家庭贫寒，但从不吝啬，人有急难，他总是竭诚相助。廖平之母虽不识字，擅长女工，勤俭持家，养蚕织布，帮助经营家庭，

共育五子一女，抚训子女，宽严相济，称得上一方贤妻良母。

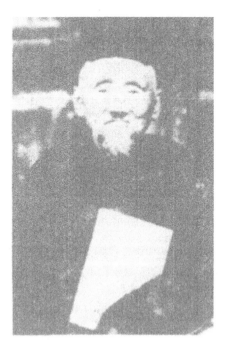

廖平像

廖平在家中排行第四，因家境贫寒，自幼饱受艰辛。清咸丰七年（1857），廖平时仅5岁，值农民起义领袖李永和及蓝大顺率领农民起义军攻至井研县境。资中知府董贻清率领资中、资阳、内江、仁寿四县兵力到井研镇压围剿。一时间兵祸骤发，谣言四起，乡人纷纷逃离家乡。廖平之父复槐亦带领全家逃避于廖家嘴、李家，后辗转来到仁寿县境的大愿寨，草草搭建茅棚栖身。晚上，天漆黑一片，寂寞凄凉。廖平背着父亲，制作了一个纸灯笼，点火挂在屋檐上，茅屋顿时大放光明。廖平和一群孩子都兴高采烈，欢呼雀跃。然而，正当他们沉浸在这难得的快乐之中时，忽然大风剧作，灯笼燃烧，迅速地殃及茅棚，等父母发现时，茅棚及家中衣物都化为乌有。父亲怒不可遏，决定将廖平赶出家门，还是在母亲的哀求下，才得以免逐。后来靠乡亲们的资助和关心，全家才免受冻馁之苦。

李、蓝退兵之后，廖平之父又带领全家回到盐井湾。然而，磨坊和糕饼店已毁于兵燹，只好重理旧业，靠日夜劳作，艰难度日。家中孩子，廖平最为聪明，自幼酷爱读书。父母为了让他能写会算，将来能在小本经营上助家庭一臂之力，于是克服种种困难，在他七八岁时，把他送入私塾读书。廖平勤奋努力，没过几年，便能行文作诗，乡人称赞廖家虽贫，孩子却读书有望。然而廖平记忆力不佳，五经虽读多遍，仍未能成诵，为此常受先生责备。中国古代的教育，特别强调记诵，并以此衡量学生的愚智。廖平之父得知后，十分失望，认为孩子是不可雕刻的朽木，便让他辍学回家劳作。廖平尽管极其不舍学业，但父命不可抗，仍然很顺从地回家做父亲的帮手，只是一直不舍读书的念头。一天，廖平独自去塘边钓鱼，心中默念说："假若我将来读书有成，今天便钓到一对鲤鱼。"说来也奇怪，这一天果真钓到两条鲤鱼。他内心十分高兴，回家之后把当天的经过告诉了父亲。父亲听后受到感染，认为这是祖先的启示，不可违背，于是又带着廖平向私塾先生求情，希望先生收下这个孩子。先生为廖平的诚心所感动，答应了他的请求，许以不背诵经文。廖平从而得以继续从学。廖平晚年将书斋命名"双鲤堂"，就是为了纪念这件事。自此之后，廖平不以记诵为事，专从思字用功。他认为心既通其理，则文字皆可弃，至于疑难精要之处，虽不能通其词，然亦默识其意。他曾对人说："吾于《春秋》，几无字不烂熟胸中，然试令予背，则不能及半页。"

曾有一段时间，廖氏在寺庙内的私塾专一攻读，有个和尚做好嫩玉米粑，送他一盘，外加一碟红糖。当时他一边看书，一边吃粑。和尚来收盘碟，见红糖原封未动，廖氏一嘴黑墨，便笑着问他："粑甜不甜?"他说："很甜，很甜。"和尚哈哈大笑："墨都给你吃光了，还说很甜很甜。"廖平一看桌上，自己也忍不住笑起来。正是这种勤勉不懈、废寝忘食的付出和努力，成就了后来的廖平为蜀中鸿儒。

廖平读书尽管努力，诗文也作得很好，但开始时于功名却无缘分。他曾经两次参加院试，均名落孙山。为了生计，20岁时他离开老师，开始在盐井湾三圣宫办学授徒。1873年，张之洞（晚清"四大名臣"之一，其余三位是曾国藩、李鸿章、左宗棠）先被任命为四川乡试的副考官，其年10月又被任命为四川学政。作为一个比较开明的官僚，他十分注重发现人才。廖平22岁时再次参加院试，题目是"子为大夫"（出自《论语》）。按照答题标准的八股格式，破题只能有两句，而廖平却用了三句。所以，考官一看开头三句，就弃置不取了。幸亏张之洞亲临查阅落选试卷，一见寥平破题，顿觉与众不同，立即细心披阅，果然文章写得很好，别具一格。于是从落选卷中提出廖平的答卷，当众夸赞，并决定将寥平拔取为第一。这也就是廖平一生将张之洞视为恩师，一直尊敬的重要原因。张之洞也把廖平视为高徒，予以关心培养，在四川的尊经书院建成后一年，廖平即以优秀的科试成绩被选送尊经书院学习。清光绪十五年（1889），廖平参加殿试，考中二甲进士，选授任湖北某地知县。此时母亲年事已高，廖平既不愿丢下老母去追求荣华富贵，也不忍心带着老母受长途跋涉之苦，故以"亲老"为由坚辞不任，请改教谕。也因此一举，使他终生远离仕途，专以教书为生。

甲午战争之后，国人民智渐开，"要想富，先修路"，世人渐渐明白铁路有很多好处，而清朝朝廷则看到了铁路在国防上的战略意义。在政策的引导下，国内便掀起了投资建设铁路的高潮。1911年5月，清政府宣布"铁路干线国有政策"，强收川汉、粤汉铁路为"国有"，随后便与美、英、法、德四国银行团订立借款合同，公开出卖川汉、粤汉铁路修筑权。清廷的无理做法激起了湘、鄂、粤、川人民的强烈反对，保路风潮随之兴起。在这场近代史上具有特殊意义的运动中，尤以四川最为激烈。在轰轰烈烈的四川保路运动中，廖平站在爱国保种，反对外国侵略的立场，积极投身于运动中。他受聘担任了《铁路月刊》的主笔，大张旗鼓地揭露帝国主义的侵略行为，批评清政府的腐败无能，宣传保路的积极意义。这场斗争激怒了朝廷，清王朝决定派端方带兵入川镇压。在危难关头，廖平送走了家属，自己留在成都，坚持保路运动的宣传工作，表现了大无畏的勇敢精神。保路运动是辛亥革命的前奏，它唤醒国人认清封建王朝的腐朽反动本质，帝国主义对中国殖民化的危险，从而奋起斗争，具有十分重要的积极意义。因此，辛亥革命胜利后，四川军政府曾一度任命廖平为枢密院院长。

廖平一生治经，尊孔宗经的思想，研究经学在于经世致用的目的始终未变。但在这始终如一的目标下，他对经学的研识，却经历了六次重大变化。1885年一变，平分今古；1887年二变，尊今抑古；1897~1906年三变，小统大统；1906~1918年四变，天学人学；1918~1921年五变，人天小大；1921~1932年六变，五运六气。他不囿陈说，不安于现状，在经学道路上奋勇精进，以经学为核心，大胆开拓，纵横驰骋，敢于六易其说，即此一端，已足令后学咋舌惊羡，望洋兴叹了。廖平之所以以"译"为号，是因为他认为自己的经学是对孔子微言的"翻译"。他一生著述甚丰，据统计有150种以上，大部分收集在《六译馆丛书》中。

廖平不仅是经学大师，又是一位在祖国医学古籍整理方面做出过突出贡献的医学大家。凭借对中国古代典籍深厚钻研的功力，晚年廖平兼及医学典籍的整理与研究，曾辑评中医古籍20余种，其中多是唐代以前的珍稀医学典籍。经过他整理的医籍，收在《六译馆医学丛书》之中，刊行于世，约数百万字，大大裨益于当世及后代学人。在整理过程中，他不仅校勘精详，而且对唐宋以来的医学大家的研究工作进行详细的评述，考订源流，辩章学术，尤其是对脉学、《伤寒论》的研究，能够发前人所未尽阐，见解独到，影响深远。他从古典文献学的角度，对伤寒论进行整理研究，撰成《伤寒杂病论古本》，所做贡献略胜于明清以来诸医家对《伤寒论》的研究。

唐初孙思邈编撰《千金要方》时，流传下来的《伤寒论》已经不是全貌。据说孙思邈能见到的只是其零星的条文与方剂，所以他才在书中感慨"江南诸师秘仲景要方不传"而引以为憾。宋代以来的医家还据这十余字断章取义地认为：孙思邈当时撰《千金方》时，《伤寒论》已经亡佚了，所以孙思邈看不到《伤寒论》。对此，廖平并未盲从，却以他钻研古籍文献的功力，对这一桩公案进行考证，厘清误解。他认为从《千金要方》中这句话的前后文来看，并不能确定这里的"仲景要方"究竟指代的是什么，"江南诸师秘仲景要方不传"这句话有歧义："要方"既可能指张仲景所著的《伤寒论》中的方剂，也可能是指张仲景所创制的治伤寒的"秘方"。廖平先生判断"要方"是秘方的可能性更大，并从古代医籍中考证出"要方"是治疗伤寒初期的摩膏、散、丸等药方。由于江南的医师珍视这些药方而不传于后人，这些药方就从流传到唐代的《伤寒论》中脱失了；但在一些同时代的医方著作中则仍可考见，如在流传于日本的《医门方》《医心方》，流传于宋代的《小品方》中都可以见到。

对《伤寒论》古本原貌的考证，廖平主要依据传世的《诸病源候论》《外台秘要》《千金要方》《千金翼方》《医门方》等存世文献而进行的。由于条件所限，廖平有生之年没有看到出土文献，如敦煌文献中所保存的唐宋医学典籍。尽管如此，在廖平去世后五六十年中，随着中外敦煌学家对敦煌文献中的医学材料的研究发现，却验证了他对《伤寒论》古本以上考证结论的说服力与可信性。如他认为汉代的《伤寒论》流传到唐代，就已经被分成《伤寒》与《金匮》两部分了，前者论治伤寒，后者论治杂病。汉代张仲景《伤寒论》的原貌体例是：先论述治疗伤寒病的总法则，即先养生预防（"不治已病治未病"思想），伤寒初期用摩膏、散、丸等轻剂发汗驱寒，至伤寒重期不得已，才用汤剂，用汗、吐、泄下的方法驱除病邪。其次，论治具体病证在前，最后将药方（剂）单独列于书后。

古本《伤寒论》的编排与宋本《伤寒论》将论治与方剂的内容编排在一起的体例明显不同，显然是《伤寒论》在流传过程中被重新编排的结果。廖平提出了汉代《伤寒论》原貌"方证不同条"的见识，要比后来的学者提出同类的观点要早很多。颇为有趣的是，廖平先生以《春秋》三传（《左传》《公羊传》《榖梁传》）"本出一源，传本各异"的例子，指出《伤寒论》自东汉以后流传，由于其"论治"与"药方"各成体系的编排特点，必然导致《伤寒论》分《伤寒》与《杂病》（即方剂）流传的命运。因此，无论是晋代王叔和在《脉经》中的整理，隋代巢元方《诸病源候论》中的引用，还是唐代王焘《外台秘要》中的搜集，孙思邈的前后两次搜集、编撰，有关《伤寒论》的内容却都是总源于汉代《伤寒论》；只不过在具体次序上或有不同，这恰恰反映了《伤寒论》在流传、传抄过程中的版本分化。这种举一反三、庖丁解牛般游走于经学与医学之间的认识，显示了廖平先生雄厚的国学功底。

《难经》作为中医经典之一，自流传之后，历代皆有研究，分歧一直存在。廖平宗姚际恒《古今伪书考》之六朝说，经过具体考证，旁征博引，对古代诊法的流延变迁，古医籍的校勘整理，《难经》的作者与年代等方面，提出了不少具有参考价值的见解。廖平认为，《难经》之作，专在变异古代诊法，"其有心得发明者，不过一寸、管、尺而已。"从主观上讲，廖平不赞同《难经》所主张的诊脉方法，而希望恢复《内经》的三部九候诊法。但客观上独取寸口的诊断法因其简捷易行，为后世广泛接受，《内经》三部九候法亦因之而废，故他亦不得不承认其为《难经》的心得发明。

历代《难经》注家，廖平较为推崇清末徐大椿与日人丹波元坚两位，故选《难经注释》和《脉学辑要》两书加以评注。他认为，历代医家对《难经》不敢置一词，唯徐大椿《难经注释》指出了《难经》与《内经》相违背的地方。诸如徐氏所称"其说有即以经文为释者，有悖于经文而释者，有颠倒经文以为释者"。丹波氏著《脉学辑要》一书，指出古代诊脉仅以一指诊寸口，而不分寸关尺。廖平认为，虽然两人皆发现《难经》有不和于《内经》的地方，但徐氏"囿于诊两寸法，曲为排解，以为别有师传"；丹波氏认为《难经》为汉代医籍，去古未远，"其疏证又为之回护，"故两注家对《难经》的驳议皆不得力。在历代批评《难经》的注家中，可以说廖平是一位独具特色的代表人物。

1932 年，廖平为了亲自持稿到成都交涉刊印，率儿子、孙子等数人坐轿登程。行至乐山，驻足乌尤寺，与高僧故友畅叙别情，不料引起感冒，突发高烧，药石无效。儿孙们急了，快速返程，当时无马路与车辆，只能以轿代步，行至何耳坎，察觉先生已气绝，享年 81 岁。噩耗一出，遐迩皆惊。在他的追悼会上，四川大学校长王宏实曾说："我们对廖先生的崇拜有一个共同之点，便是廖先生的治学态度。廖先生有他特殊的地方，他有很强的自信力，无论何人怎样非难，怎样用威势胁迫，他都能不改其说。但是廖先生又不固步自封，总不断为更进一步而努力，一旦有新的主张，便把旧的抛弃。所以廖先生治学的态度是进步的，发展的，不是一成不变的……。"此番盖棺评赞，可谓公允之言。

胥敦义（1853—1932）——杏林翘楚，著述发挥

胥敦义，字宜之，号灵明，别号明善钰阳子、景仰惠通、华之嗣，隐名紫来生，梓州塔山紫垣楼（今四川省绵阳市三台县槐树乡紫垣楼）人，著名医学家、道教学家，生于 1853 年，卒于 1932 年，享年 79 岁。胥敦义先祖中和公，精操岐轩之业而噪声乡里，著有《医门四书》家藏世传。其父胥青云，习医业兼信道教，为人忠厚而性耿介。

胥敦义出生于世医之家，自幼聪明颖异，长而博学，擅长诗文，且博通诸子百家，潇洒出尘，生而恬退，雅嗜理学，心醉六经。于经文之外，兼习医学。他

深究《内经》《难经》《伤寒论》，下逮金元明清诸家医论学说。后访名医十余载，得绵州（今绵阳市）冉术堂先生医学之秘传。胥氏一生治学严谨，勤于思考，颇多心得，常能发前人所未发，明古人所未明。

中医理论，胥敦义多有感悟，尤其对扁鹊内伤五脏、仲景外感六经等学说尤有心得，多有发挥。他认为治病首先要明确是外感还是内伤，在经还是在脏。人体以五脏为中心，外布皮毛脉肉筋骨，通过经络的联系，在生理上外滋内养，病理上外传内变。如临证不仔细辨别，乱投方药，则轻病治重，重病治危。中医认为七情与脏腑的功能活动有着密切的关系，七情分属五脏，以喜、怒、思、悲、恐为代表，称为"五志"。如《黄帝内经·阴阳应象大论》中说"心在志为喜""肝在志为怒""脾在志为思""肺在志为忧""肾在志为恐"。不同的情志变化对各个脏腑有不同的影响，而脏腑气血的变化，也会影响情志变化。由此可见，气血是脏腑生理功能所必需的物质基础，而情志活动又是脏腑生理功能活动的外在表现。所以，情志活动与脏腑气血的关系非常密切。正是认识到这一密切联系，胥敦义强调人要顺应春夏秋冬四时之气，调理肝心脾肺肾五脏之情志，以达到情志舒畅，五脏安和，五治分明。五治指春、夏、长夏、秋、冬等季节的正常气候。《素问·六节脏象论》："失时反候，五治不分，邪僻内生，工不能禁也。"

在临床治病过程中，胥敦义用四诊收集资材，而有所侧重，辨五脏病证，首审病脏虚实，重视切诊。如肝脏有病者，闻其声，为"音角不畅，声呼而急，言语多怒"；伴声微长而不扬为肝虚，伴声壮怒而长兼呕逆多为肝实，"缩舌而发音条畅为无病"。若问得病人"脐左有动气，善怒淋溲，病难转筋，怒而两胁下痛引小腹为肝实"。若切脉"右寸脉弱而左关脉弦为本脏邪气"所致，属微邪，有病不重；若寸脉旺而左关弦为邪盛之证，右关脉旺而左关脉弦为邪轻，左寸脉旺而左关脉弦为邪实，两尺脉强而左关脉弦为肝虚。

胥氏尤为推崇张仲景的医学法则，认为其能统治一切外感疾病。部分伤寒学者认为有所谓暑病，仲景六经无其治法。然而，胥氏并不赞同这一观点，通过引经据典，以夏月暑病为例，予以驳斥和辨证，指出暑病虽属外感热病之一，而仲景六经治法已详其义，"暑病者，夏月之病也，当看暑邪侵犯何经，即用何经之法治之"。如暑犯太阳，视其证而用麻黄、桂枝可治；若入阳明，表现出"壮热多汗，烦渴恶热，眩晕仆倒，昏睡懒言"，为暑入阳明之里，可用白虎加人参汤撤热益气生津，入腑可斟酌用承气之类；暑犯少阳，经证用柴胡汤，腑证用黄芩汤。犯太阴用理中汤；如犯少阴，真阳素旺必邪火动，用黄连阿胶汤解其热而润其枯，真阳素亏则动邪水，非用附子、干姜温经回阳不解。如暑犯厥阴，纯阳无阴当破阳行阴而通其厥；纯阴无阳，当温经止泄以回其阳；阴阳错杂，则寒热互投。如此暑却而正气复矣。其医理充满辩证法思想。

胥敦义临证，能洞察秋毫，用药切合病证，有的放矢。在治法上主张医不执方，合宜为用，用某方治某病有定法，舍某方治某病亦有活法，反对胶柱鼓瑟，按图索骥。他的医案，深得理法方药首尾皆从之妙，足以启发学人。有一白氏患者，病头痛项僵，发热恶寒，无汗。众医皆以无汗论而议投羌独辛燥之品，均以无效告终。白氏家人得知胥氏医名之后，立即派人前往延请。胥敦义至，经过仔细察色切脉，以阴不弱而汗不出确辩，处以桂枝汤一剂，居然药到病瘥。门人向体真患目疾，两目昏暗，疼痛红肿。延请多家医生治疗，都用清凉之属治之，已进数帖，其症益甚。胥氏临之，识此证为下元虚备，子火浮阳，用温热之八味附桂丸，投药一剂，而病若失。

清代医学大家陈修园为便利学者易于记诵和理解，以《内经》、仲景之书为根本，撰成《医学三字经》，言简意赅，通俗而不离经旨。由此入门习医，可以不入歧途，不仅初学必读，而且诊家必备，盛传深广。至清光绪年间，胥敦义认为陈修园《医学三字经》的内容只限于医学源流和一般病症的诊治，而缺乏脏象经络、病因病机、脉法药物等基本知识，故诊治之余，搜集资料，仿陈氏之例，新编一册《蜀医活法三字经》，与陈著合刻，题名《闽蜀医学三字经》。此书问世之后，评价甚高，被誉为医者升堂之捷径。1965 年，《蜀医活法三字经》出版，1979 再版，改名为《续编医学三字经》。此外，胥敦义还著有《医门真钵》《医门八阵图》《外科经鉴》等 12 种，医书多木刻流传民间，具有较高的学术和临床实用价值，深为医界推崇，被奉为珍品。他的医书文体活泼，言简意赅，深入浅出，脍炙人口。湖南永州府翰林院庶杰士孙小峰认为：胥氏医书，不偏不激，曲中病情，自树一旗帜，而独出心得，于孙真人未言之旨，更能阐发蕴奥，质而切，用之可以济世活人。评价虽高，而并非虚美。胥敦义著述丰硕，惜除《医门真钵》《医门八阵图》现存外，其他医书均已散失，实为一大憾事。

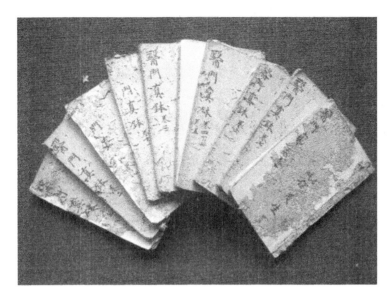

《医门真钵》书影图

晚年，胥敦义信奉儒释道教，创建紫垣楼，效孔子门人之数，收弟子 3 000 人。尊崇孔子、老子、释迦牟尼为旨，宣扬清心寡欲，益寿延年。道藏之外，兼好经史。他点校评注过《大学》《中庸》《论语》《春秋》等四书和其他古典文献，现在胥氏后裔家中仍可窥其残本概貌。胥敦义先生所有著述曾汇编成系列，名之曰《灵明全集》。他还著有《仙鉴续编》一书，流传至山东、日本、朝鲜等地。胥敦义本内圣外王之学，慕礼运大同，以继道扶伦，化民成俗为己任，终身耿耿，临老而不衰。他目睹清末之际，世道浇漓，民情伦薄，感慨世风凌替，急欲维持世道，救正人心，于是编纂劝善书籍，如《劝善语录》《维世崇书》，讲学则有《学根录》《心传要义》等。并建兴善堂，大开讲学，宣授伦理，启发良知，约束不正之行，以端风纪。胥敦义育人亦有教无类，一时顽廉懦立。随其立身行道，熏其德而善良者，风举云从，以万千计。吴佩孚观其书、闻其事后，三顾其家，力聘问道，邀其出山臂力。胥敦义委婉却之，吴佩孚见不可勉强，乃从其意，且益嘉其为人，称之为"道义高人"，并憾而撰联："三世出望无消息，万方多难次登临"。

胥敦义以其超群的才华，结合躬身的临证经验，著书立说，躬亲行善，儒道兼修，实为中国之达人，蜀中之隐士，孔孟之嫡裔，佛老之功臣，杏林之翘楚。1932年，胥敦义离世，亲属门人等哀痛欲绝。想念其德教难忘，世人深切哀悼，远近士民，知与不知，均哀思至切，供其像于祠庙，甚或设灵位于其家，而私祀之。延及现在，四川三台民众传承其习俗，于每年阴历五月初六，胥氏诞辰之日，无不云集紫来故居——紫垣楼，追思先贤功德，举行祭祀活动，以昭示胥敦义之不朽。

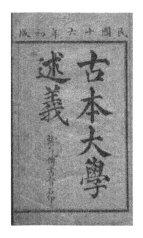

《古本大学述义》书影图

唐德府——医林妙手 长沙遗范

唐德府，字继盛，又名绍钦，生于清同治三年（1864）二月十二日，卒于民国三年（1914）四月十八日，四川遂宁吉祥乡人（现属遂宁市市中区吉东乡），为清末民初川东北地区名医之一。生于耕读世家，其父承铭为光绪二年（1876）秀才，曾得张学政"云衢直上"金匾嘉奖，后弃儒习医，名噪乡里，活人甚众。

唐德府幼承庭训，研习经史四书之暇，尤潜心医籍。光绪二十年，考取秀才，得省瞿学政"青云直上"金匾嘉勉。然他无意仕途，而以"不为良相，要为良医"自许。在父亲的指导下，勤奋学习《内经》《难经》《伤寒论》《金匮要略》《神农本草经》等医籍，对经文能全文背诵，融会贯通，并阅读《景岳全书》《黄氏八种》《徐氏六种》《医学心悟》《陈氏十六种》等书。唐德府认为，医书虽汗牛充栋，卷帙浩博，习医者不可泛泛而看，于其中主要者当诵熟强记，否则日后临证辨析不明，失却主见。吴棹仙回忆唐公教诲时说："唐老师曾云：读书当背熟诵，幼年吾读《伤寒论》连小注也背诵，当时虽然辛苦，但日后受益无穷。"熟能生巧，诚哉斯言也。成年之后，唐德府的治学态度相当严谨，每读一书，必手执一笔，精妙及谬误之处，皆有"眉批"。今择他当年读书时"眉批"数则如下，由此可见一斑。

其一：庄在田著《福幼篇·续附医案五则》：凉药毙命，热药奇效，以示类案非桂附姜等品，不能挽危亡于顷刻也。

唐德府评曰："火令人惊，火令人昏。又曰风虚动眩，皆属于木，可知寒能凉，热亦能惊。六经受六淫之气，治之不善，皆令人惊，前诸说非不近理，但看伊通本说去，只知有寒，不知有热，只知用热药治惊，不知用凉药治惊，皆一偏之见也……无论急惊、慢惊到底从何而惊，只需按《伤寒论》六经为纲，六淫认证，按阴阳、表里、寒热、虚实用药，投无不效，总不可执一偏臆说也。"

其二：徐灵胎著《医学源流·论脉决死生论》载："生死于人大矣，而能于人两手方寸之地，微末之动，即能决其死生……然古人往往百不失一哉。"

唐德府评曰："脉之一道，千古疑团，《内经》《难经》等书，只言寸关尺，有寸关尺之病，而究竟何处为寸关尺，并未实指其部，实揭其位，而天地人三部是遍诊法，即仲圣云：'按寸不及尺，握手不及足'之诊法也，而后世诸名家，注《内经》《难经》《金匮要略》《伤寒论》等书，都混同言之曰寸关尺，更不敢指何处为寸关尺，而《脉诀规正》则掩耳盗铃而言之曰：'掌后高骨号为关'，以手三部，按寸口地，而概名为寸关尺，其实并不指明出自何经，本自何圣，而六朝人高阳生假王叔和之名而作《脉经》，以仲圣遍求法，一概栏入寸口为寸关尺。时医不读《内经》《难经》《伤寒论》《金匮要略》等书，为其蒙惑，奉为规程，煞人无算，有识者欲返而正之，时医则群起而攻之，致令叔和之《脉经》反畅行，而仲景之活法反晦而不彰，如先生名人也，亦卓然张大其辞，在论脉也，仍笼统泛言，不求实际，如此作论，何如勿作。"唐公认为："诊脉决定病人生死，必须采用天地人三部遍诊法，单以两手方寸之地，不足为凭"，此乃临证经验之谈也。

其三：徐氏《医学源流·脉经论》载："王叔和著《脉经》，分门别类、条分缕析，其源亦本《内经》，而汉唐以后之说，一无所遗……"

唐德府评曰："《脉经》乃六朝人高阳生伪托叔和之名而作。如'七表八里图'，反将古圣脉法的'浮沉迟数'中的'数'脉丢脱，而另现在'心藏之图'中，曰：'三部具数心家热'，以'数'脉而杂在心部中偶然说出，并忘其为四大脉象之正脉……"唐公对徐氏"一无所遗"句，指出"有所遗漏"，可见他读书之细心，而眉批之认真也。

其四：陈修园著《景岳新方砭》载："归地补血，参术补气，甘草和中为中托法，混以麻黄大发汗，柴胡轻发汗，姜桂温经发汗为外攻法，竟以想当然之说，饰出阳根干阴，汗化于液，云腾致雨等语，大言欺人，以乱圣法，景岳真医中之利口也。"

唐德府评曰："陈氏'竟以想当然之说'之句，强加于景岳，误矣。景岳在'大温中饮'后，有'服后寒热悉除，觉有燥热及回阳作汗佳兆，不可疑之，畏之'。据此则知景岳是验后方，明矣。"唐公以亲身体验说："余曾患病如前证，医用'大温中饮'主之，果有燥热及回阳作汗之兆，病亦随愈。"唐公认为："医学渊源，流派各异，学术争鸣，各擅其长。临证能切合实用，解人痛苦，此乃真理，何罪之有。修园著书立说，为万世师法，恶语伤人，非贤哲之所为也。"

其五：陈氏著《景岳新方砭》又论："燥湿二气，若冰炭之反，景岳以骑墙之见，杂凑成方，方下张大其说以欺人，庸医喜得骗人糊口之具……"

唐德府认为："陈氏的谬误是缺乏临证实践，用骂人的词句，把学术争鸣引入歧途，如后学仿效，令人可悲。"唐公以临证经验，肯定"金水六君煎"的临证疗效。他在眉批中说："此方云是杂凑，今春内人病与此方合，以补中益气汤合用，肾脉起，咳喘止，连服十数剂，痊愈。修园驳之，固有理也，后人用之，偏取效也，到底景岳是欤，修园是欤，惜仲景不能起而决之也。"

弱冠之年，唐德府即侍诊其父之侧，耳濡目染，不仅医理精深，而且崇尚实践，医技日益精进，常代其父远道出诊，治病多获良效，数年之后，即能独立应诊。唐公治病，以《伤寒论》六经为纲，六淫认证，按阴阳、表里、寒热、虚实用药，常能挽沉疴于顷刻，一时有"医林妙手"之称。杨某之女，年方十八，名门闺秀，春游名胜广德寺时，微感寒邪小恙，煮苏叶姜糖水服之，汗出不彻，项强休痛呕逆，寒热如故，乃邀名医甲诊治，投以桂枝加葛根汤，调营解肌，汗出益甚，寒热大作，咳嗽咳血，稠痰脓痰。邀其再诊，验证方药，知用药非当，乃改弦易辙，投以滋阴清热之玉竹、麦冬、石膏等品，使热遏于中，高热益炽，咳嗽频仍，痰中夹血，昏沉嗜睡，病情险恶，名医甲束手固辞。杨女父急邀名医乙诊治，检验方药，追述前证，见甲医初用辛温，继用滋阴清热，皆未奏效，恐系病重药轻。他认为："温盛为热，热盛为火"，主以"热者寒之"之论，复投以清热重剂白虎汤，热势略减，咳嗽益剧，血脓稠痰盈杯，胸闷刺痛，呼吸喘促，鼻翼煽动，大便七、八日未解，舌苔黑而干燥，脉象细数，病势危殆，名医乙束手，推唐德府诊治，他详询病情，诊察人迎、跌阳、六脉细数，脉证合参，乃阳明胃腑热邪上逆，火逼肺金，故鼻翼煽动，喘促不宁。津液虽伤，犹可背水一战，釜底抽薪，或可挽危亡于顷刻，用葶苈大枣泻肺汤服之，服完一剂，大便已解三次，呈黑褐色，呼吸喘促略平，热势顿挫。后连续服用唐德府所开药物数剂，得以彻底痊愈。病家为感谢唐公活命之恩，赠以黑漆金匾"长沙遗范"鸣谢，悬之堂屋。他医德高尚，诊病无分贫富，一视同仁，又常向贫困者送医施药，溢美之词，传颂乡里。

唐德府生平录有验方，今择其要，附录数则：

其一：蜂蜜治蜂毒。

蜂蜜甘平，生用有清热解毒止痛之功。无论一只蜂或数只蜂毒螫伤人体，表现红肿、灼热疼痛等，皆可用蜂蜜治疗。

方法：

（1）若系一只蜂毒螫伤，证状轻微，可用干净毛笔蘸蜂蜜涂于螫伤处，红肿疼痛即消，片刻自愈。

（2）若系被大群蜂毒螫伤人体多处，红肿灼痛等证状较重，仍用干净毛笔蘸蜂蜜涂于螫伤部位，再用蜂蜜一两兑沸水温时服之，疗效益佳。

（3）若被大群蜂毒螫伤，未及时医治或治之不当，病情严重，红肿、发烧、心慌、昏睡或谵语者。仍用干净毛笔蘸蜂蜜涂于螫伤部位，再用蜂蜜适量冲沸水，多次温服。另用：夏枯草31克、野菊花31克、车前草15克、钩藤15克，服一剂可愈。昏迷不省人事者，难治。

其二：蜂蜜治烧烫伤。

轻度的烧伤、烫伤，临证极常见，切忌用手抓摩，用蜂蜜涂抹治疗，旬日之内即可康复。

方法：用干净毛笔蘸蜂蜜涂抹于烧、烫伤的表皮之上，不能太厚，厚则透气不良；涂蜜太薄，薄则保护表皮作用较差。涂蜜厚薄适中，接受自然光线，勿需遮盖，有利于烧、烫伤创面的早日康复。日涂蜜两三次为宜，若有结痂，可用消毒镊子轻轻取去。若有水液渗出，用消毒棉花拭干，再涂蜂蜜保护，三四日内可见好转，逐渐减少涂蜜次数。病情严重者，如发烧、心烦、谵语神昏、脉数等，要给内服药治疗，宜益气养阴，清热解毒，安神镇惊等。

其三：鲫鱼治久咳。

外感咳嗽，曾以多种药物治疗无效，喉中发痒，频频咳嗽，痰量不多，饮食欠佳，可用补土和胃的鲫鱼治疗。

方法：用鲜活鲫鱼250克，去鳞及内藏，加水约300毫升，煮熟勿加盐食之，每日1次，短则半月，长则一月半可治愈。

其四：延龄长春丹。

延龄长春丹，针对年约四旬之人，神倦头痛，脱发，眩晕，两眼昏花，耳听不清或蝉鸣，心悸少寐或烦热，胸闷隐痛，腰痛酸软，夜尿频繁等证。

方药：人参31克，枸杞、山药、菟丝子、熟地、杜仲各15克，茯苓、枣皮、炙远志各9克，川芎、何首乌各12克，黄精、覆盆子各18克，葛根、脂麻仁各31克，桑葚子24克，生、熟枣仁各15克。

制法及服法：

本方共十八味，选上等药材去掉杂质和灰尘，用高粱白酒1 500毫升，浸泡20天或一月，即可饮用，每日2次，每次10~15毫升。若系消渴病和不善饭酒者，可做成小粒水泛丸，日服2~3次，每次服6克。

本方益气活血，补肾健脾，滋阴生津，安神定智。对年老体弱胖瘦者均可服之，能使精神焕发，延年益寿。

光绪三十一年（1905），重庆名士朱叔痴、刘焕采创办重庆"巴县医学堂"，慕名聘请唐公任该校"监学"7年，他教导有方，制订教学计划，如：课程设置，教学安排，实习计划，学术自由交流，质疑、答疑，训导学生，言传身教，师生感情融洽，学堂秩序良好，尊师重道，蔚然成风。1908年，有70余人参加卒业考试，知府奥芳亲临该校，查阅试卷后，认为"学堂管理有方，学生品学皆优"，当即嘉奖该堂师生。并将学堂改为府属，名曰"重庆官立医学校"，奥芳下令府属州、县管理田粮地皮机构在买方立契约时，每契附加纹银四厘按时拨给学校，以资奖励。

唐德府以儒习医，医理精湛，名噪遐迩，教政数年，成绩卓著，被举为重庆医学研究会副会长，后又委以"重庆医学研究会公立医校"校长兼监学，此时正值朝代更迭，学校经费来源断绝之时，他采取多种有效办学措施，如建议医研会每个会员捐助龙银一元，经医研会与校董会商定，同意该案成立，付诸实施后，收入龙银近300元。此款大都拨给学校开支，其余留在医研会，印发学习资料，开展学术活动，提高临证医师技术水平，为以后遴选医校教师，做好准备工作。

唐德府还建议义务讲学，职工薪金减半，缩编行政人员，这一建议受到教工们的支持。课余他在靴子街"汇参医社"行医，诊金收入也大部分捐与该校，或济贫施药，以模范行为在教师、学生中做出表率。他在该校担任行政领导的同时，还讲授《金匮》《伤寒论》《新内经》等课八年，呕心沥血，任劳任怨，为人正直，对学生教导有方，教授学生280余名，如吴棹仙、彭笃笙、何益芬、罗希贤等，为蜀中培养了一批优秀中医人才。

唐德府为医校管理、教学，鞠躬尽瘁，而于己病从不介意，不幸于1914年患"痰火病"，自知不久人世，旋即归里而卒，没后葬于遂宁吉东乡狮子寨东南脚下，沧海变幻，墓碑无存。

往事如碑

无川药不成方

四川盛产中药，川产道地药材久负盛名。全省中药材品种约有 3 000 多种，四川药材历史悠久，品质上乘，素有盛誉，从古至今一直是我国中药材的主要产地之一，是著名的药材之乡，在中医药界盛传"无川药不成方"的说法。不少中药是四川独有的或者有地方特色。川芎、川贝母、川牛膝、川黄柏等"川"字头的药物都是四川的道地药材。绵阳的麦冬、江油的附子、遂宁的白芷、天全的川牛膝、汉源的花椒都是地方的名产、特产。四川道地药材誉满全国，畅销国内外，在四川有着悠久的出口历史。

得自然之独厚

四川得天独厚的自然环境，为孕育丰富的药材资源提供了温床。

四川位于中国第一大河长江的上游，处于我国自西向东三级地势的中间地带，西邻青藏高原东南边缘和横断山脉，西北高、东南低。西部高山高达 4 000～4 500 米，东部是沃野千里、水旱从人的成都盆地，周围为丘陵山地。四川境内同时具备了高原、山地、丘陵、平原、盆地几种地貌。多样的地貌与不同的季风环流共同成就了四川境内复杂的气候环境。

盆地四周环绕丘陵，使冬季不易被寒潮侵袭，夏季焚风明显，比位于相同纬度的长江中下游地区热量高，冬暖夏热，春旱，无霜期长，雨量充沛，湿度大，云雾缭绕，日照少，秋季常有秋绵雨，形成亚热带湿润气候。

西部高原地形复杂，海拔悬殊，气候类型跨越南亚气候到冰冻地带，十分多变，具有旱季雨季分明，日照充足，日间温差较大等特点，形成了"一山四季""山顶寒冷，山腰温和，山谷干热"等气候特点。

优越的自然环境为四川多种药物的出产提供了良好的条件。盆地地区及周边天麻、黄连、黄柏广泛生长；盆地丘陵边缘山地、西部高山峡谷有茯苓、海金沙、枸杞、金铁锁、黄芪、甘松、茯苓、黄芩、羌活、藜芦等药材；川西高原出产黄芪、贝母、独活、雪莲花、锦参、红景天等多种名贵药材。

出药福之巴蜀

古谚语："天下有九福，药福属西蜀。"四川的道地药材数量多，中药以川字命名的道地药材多达数十种，在国内外享有盛誉。甘孜、阿坝、凉山三州有大量的山地，适合药物生长。成都平原地区有人工栽种药材的传统，种植面积也有一定规模。四川的产药区，根据地理环境和地域，可以划分为七个大的区域：

1. 四川盆地的东南部山区

这些地区包括涪陵一带所属的长江南岸的绝大部分地区，海拔在 500~2 500 米，主要出产黄连（味连）、石香薷、黄柏、苦参、常山、肉独活、蜘蛛香、水蒿本、朱砂及蕲蛇等。

2. 四川盆地的南部山区

主要包括宜宾一带的长江南岸与金沙江流域部分地区、乐山一带。这里海拔 500~1 900 米，主要出产吴茱萸、四棱筋骨、南天竹（钻石黄）、大叶青木香、天麻、荔枝核、石斛、旋覆花、白及、大通草、钩藤、石香薷、贯众、飞天蜈蚣、黄毛榕、九节风、石枣子、箭杆风、败酱草、白矾等。

3. 四川盆地的西部山区

主要包括绵阳所属的北川、平武等县的部分地区，雅安西部山区，凉山州木里县，甘孜州康定等地以及大部分的阿坝州地区。此区域海拔在 500~5 000 米，跨度大。

主要出产药物有川贝母、当归、大黄、天麻、川牛膝、川赤芍、竹根七、参叶、牛尾独活、九眼独活、香加皮、钮子七、南坪细辛、膜荚黄芪、党参、羌活鱼、麝香、鹿茸等。

4. 四川盆地北部山区

包括万县、达县与绵阳下辖的北部地区。此区域海拔 800~2 400 米，出产药物主要有党参、贝母、佛手、苍术、黄连、款冬花、回心草、山楂、厚朴、绿升麻、卫矛、银耳、当归、味牛膝、黄柏、朱砂七、头顶一颗珠、麻布七、豌豆七、黄栌、鳖甲、刺猬、龟板等。

5. 四川盆地中部的丘陵和平原地区

此地东起奉节，西到雅安，南到合江，北止苍溪，海拔 200~1 100 米。此区域面积大，出产药物丰富，产量颇多。西部与东部出产药品最为丰富，南北部稍次。

西部出产药物多为四川省的主要药材，包括麦冬、附子、泽泻、川芎、川明参、川白蔻、沙蒺藜、筠姜、红花、白芍、白前胡、威灵仙、紫花地丁、半边莲、金钱草、赶山鞭、野百合等；东部出产药物有木瓜、陈皮、红梅、栀子、丹皮、川楝、巴豆、香巴戟、铜足灵仙、金樱子、甜茶、苦丁茶、矮地茶、狗牙瓣等；南部出产药物有姜黄、枳壳、佛手、荔枝核、青果、石斛、甜茶、巴豆、辰砂草、九节风、白姜、桂圆、鳗鲡等；北部主要有芸香草等药物出产。

6. 金沙江的河谷地区

主要包括凉山州地区、泸定等地。此区域海拔 360～4 791 米，地形复杂，气候多变，河谷地区气候干而热，雨量较少，中部山区及高山地区气候寒冷而湿润多雨。主要出产药材有松叶防风、麻黄、竹叶防风、龙胆草、红芽大戟、披麻草、独钉子、干石斛、余甘子、小巴豆、滇紫草、会东藤、昆明山海棠、马尾连、茯苓、攀枝花树皮、穿山甲、蝉蜕、斑蝥等。

7. 高山草原区

此区域主要在川西北地区，包括九龙、康定在内的阿坝州和甘孜州的部分地区，以及凉山州的木里县。这些地区接近青藏高原东部地区，高山深谷遍布，海拔从 1 300～4 200 米不等，部分高山海拔甚至超过了 5 000 米。这些地区是四川省的野生珍贵药材的主要产区之一，出产冬虫夏草、川贝母、黄芪、羌活、大黄、雪山一枝蒿、狼毒、甘青赛莨菪（若尔盖县达扎寺乡贝母山）、桃儿七墨地、葶苈子、雪莲花、甘松、秦艽、白鲜皮、独一味等药物。

四川药材产量历来可观，各地出产药材总量巨大。根据 1936 年的《四川经济月刊》记载，当时四川出产的中药数量多达 60 多种，每年运输出省的超过千万斤，在四川省土特产中占有的重要地位，对当地经济收入有重要影响。

1906 年钟文虎修《灌县乡土志》，其中记载当时灌县的药材产量十分可观：川芎 100 万斤，独活 56 万斤，泽泻 54 万斤，当归 2 万斤；松潘、大小金县的药材中，贝母五六万斤，白芷 10 万斤左右，羌活 50 万斤，大黄 30 万斤，冬虫夏草两 3 000 斤，而麝香一年约 100 斤。这些药材在灌县汇集之后转运至全国各地销售。

民国时期，通江大量栽种银耳。1908 年栽培地区从通江扩展到万源，产品质量与通江齐名，并有赶超之势。三台的麦冬与绵阳麦冬齐名，汉源当归根大、质量高，西山一带出产量居然高达两三万斤。1931~1941年，茂县的川椒、泸定的厚朴、遂宁的白芷种植面积和产量都有较大提升。1938年，灌县川芎产出40万担，泽泻15万担。

1934年的《川边季刊》记载当时黔江五倍子一年约有500担左右的产量，天门冬约285担，雷丸约345担，杜仲127担，吴茱萸60担，常山50担。《戊午月报》记载石柱县的黄连最高年产量曾经达到过20余万斤，巫溪党参有30万斤左右产量，而当归产量也有20万斤左右。

1936年《西北问题》记载的西康药材中，冬虫夏草这种名贵药材年产量有2万多斤，贝母年产量有4万多斤，秦艽有6万~7万斤。秦艽、羌活、大黄、麝香在西康各地均有产出，而康定、昭华所产雪莲花、雪灵芝较多，昭华特产老鹳草，泸定特产小黄草，因其大多生长在峭壁上，采摘不易。而稻城、巴安等地也出产银耳，当归多由泸定栽种。天门冬、细辛、麻黄、黄柏、黄芩、杜仲、牛膝、厚朴等多种药材也在西康地区有大量的出产。

四川北部地区是附子、白蜡、五倍子与银耳等药材的主要产出地。抗战前的五倍子年产量3 000担左右，白蜡一年有5 700多担产量，为全国此类药物产量的80%左右，其数量之大，地位之重，可见一斑。江油附子年种植面积有5 000多亩，1936年的产量约有9 000担，1947年有6 700担。

抗日战争以后，因交通不畅等因素影响了药材交易，药材价格下降，导致种植面积与产量逐步萎缩。洪雅本为黄连的主要产地，价格下降大，3斤食盐即可换购1斤黄连，导致种植户锐减；江油的附子产量在1936年达9 000担，到新中国成立前有4 500担左右，而绵阳的麦冬、云阳的枳壳都有大幅度的产量下降。有的药材因为价格低廉，且运输售卖困难，导致无人采集，荒废在土地中，甚至还被用作柴烧，或者用来沤肥料等。

秉悠久之历史

川产药材历史悠久，在许多古代文献中都可以发现它们的身影。《诗经》中记载了88种药物，有28种药物为四川出产。东晋葛洪所著《肘后备急方》中常山、大黄为川产药物。《神农本草经》记载了 347 种药物，有 44 种为川产药物。陶弘景记川药 37 种，唐慎微《证类本草》收药 1 746 种，其中川药 139 种。李时珍《本草纲目》在唐慎微基础上又增加 41 种川药。此外，明代《四川方志》载四川主要药材 166 种。清代四川各地地方志所记的药物达 1 000 多种。嘉庆年间的《四川通志·食货志》记载当时四川的药材出产情况：几乎所有的州府厅都有药材产出，种类多达 100 余种。其中，成都府出川椒、花粉、续断、首乌、瓜蒌、沙参、牛膝，眉州产巴豆、木通、白及、密蒙花、郁金、使君子等，龙安府（今四川北部）出羌活、枳壳、贝母、厚朴、大黄、天南星、杜仲等，彰明（今绵阳）有附子、乌头等出产，松潘有大黄、贝母、羌活、鹿茸等药物，石柱、渠州（今渠县）、雅州（今洪雅）、松潘、叙州（今叙永）、嘉定（今乐山）等地均有黄连出产。

四川药材历史悠久，品质优良，多种名贵药材和特产药材成为皇家贡品。雅连、白芍、川芎、冬虫夏草、贝母等近 30 种药材曾是上贡药材。《唐书》里，政府记载了当时四川出产的贡品药物达 40 余种，包括麝香、附子、羌活、牛黄、丹砂、天门冬、犀角、羚羊角、天雄、厚朴、当归等，此期四川 40 个州中有 34 个州产有上贡药材，其产量、质量可见一斑。三国时华佗弟子李当之著《李当之本草经》，认为黄连产自四川者最佳，用药"唯取蜀郡黄肥而坚者善"。陶弘景认为大黄出自益州。

川药是我国出口贸易货品中的重要商品。宋元时期，四川的川芎、白芷、大黄、朱砂、麝香等药品就经泉州港运往海外销售。根据 1889 年的海关统计，四川出产的名贵与大宗药材有川芎、麦冬、黄连、虫草、贝母等 50 余种。

育济济之人才

四川出产了丰富的药材，也在采集、生产、加工过程中培育了大量的中药学俊杰。

善于总结

与药材的种植面积和产量同步的，是专业药农规模的逐步增长。药农对栽种、采集药物经验的总结，对四川持续出产种类丰富、质量上乘的药材有十分重要的作用。

四川人口众多，农民占了其中的多数。四川药材的栽培与采集，离不开广大药农的辛勤工作和经验总结。北宋杨天慧作《彰明附子传》记载了江油农户栽种附子的方法、产量、收入。嘉庆十八年王好言修《洪雅县志》描述当地农民如何栽种黄连。明清以来，药农不断总结绵阳的麦冬、遂宁的白芷、中江的白芍、灌县的川芎等药材的种植经验，并代代相传。

除注意总结栽培经验外，药农还具有朴素的药材资源保护观念，他们十分注意对野生药材资源的保护。采挖贝母实行严格的封山制度，必须要到时节合适、药材充分成熟后才能采挖。采挖的时候组织有经验的老手挖药，并带"猪耳朵"（跟随挖药的少年）操作。"猪耳朵"在做老药农帮手的同时，也学习采药技术。

抗日战争时期，大后方四川为抗战提供了部分药物。抗日战争时期的军政部军医署，在重庆北碚及沙坪坝选地400多亩，开设药苗种植场，国内药学家于达准担任场长。种植场种植400多种药物，大量种植的有毛地黄、小茴香、巴豆、大黄、肉桂、枯木、白芷、吴茱萸、牛蒡子、使君子、薏苡仁、胡荽、曼陀罗等药物，利用国产药材代替西药。

四川地区较早成立了中药材的科研机构。1930年，南川金佛山地区开始开荒种植黄连、常山、大黄等中药，1940年成立了常山栽培会，1949年改名为常山种植试验场。重庆工业试验所国药研究室1946年曾经对川楝和使君子驱除蛔虫、常山抗疟疾等进行过研究，可惜因多种原因未取得实际成果。重庆工业试验所国药研究室和常山种植场在新中国成立后成为新中国第一个专门研究中药的科研机构——四川省中药研究所。

精于加工

四川中药种类多，中药的炮制加工主要由药店完成。四川的中药店遍及城乡，形成了庞大的药材加工炮制群体，能工巧匠不少，积累了大量经验。四川药材能享誉中外，与制药人员的辛勤付出、长期总结加工炮制经验有十分重要的关系。四川药工在长期的工作中，逐步总结、归纳出具有四川特色的制药方法。这些方法主要分为修治法和炮制法两种。修治法包括挑、拣、择、选、剔、刮、刷、筛、簸、切、削、镑、锉、烤、燎等，炮制法分为水制、火制、水火共制三种。其中，火制法又分为蜜炙、火干炒、麸炒、沙炒、蛤粉炒、土炒、米炒、姜汁炒、盐炒、酒炒、醋炒等方法。

四川的大型药店讲究信誉，注重加工方法。成都同仁堂熬制龟胶，龟板壳必须三伏天泡，泡好后剥去油皮，冲洗干净，夜晚放在空地上吸收露水，直至冬天才熬；熬胶还必须用铜锅以文火熬制，工人连续三天三夜轮流值守，直至龟胶熬成。为防止药粉被作假，麝香等名贵药材下料时坚持两人操作，一人发药，一人下料，互相监督。一般的药店对药材加工也十分考究。厚朴要铡为"万卷书"状，桂枝切成"柳叶片"，甘草成"瓜片"，要求"白芍铡来不烂边，防风铡来飞上天"。

炮制工艺的高超与四川药材经营业的发展有紧密关系。历史上，四川曾经形成过重庆、中坝、灌县、雅安、万县、宜宾为中心的药材集散中心，"水客""山客"云集。

勤于笔耕

四川地区医药人才代代相继，他们有的集采药、制药、医生于一身，在长期的工作中，熟知药材的产地、形态、制法、性味、功用，并著成药物专著，流传于世，传承了中医药知识，保存了珍贵的研究资料。

唐代蜀州江源（今崇州市）人梅彪仿造《尔雅》解释词语的体例与方法，编成解释药物名字的著作《石药尔雅》（又名《百药尔雅》），对药物的"隐名"进行解释，以便于医家临床使用。五代时期李珣定居当时的梓州（今四川省三台县），编著《海药本草》，广泛记录五代以前海外引入中国的药材，记录了中外医药文化交流的历史。五代后蜀时期，在蜀主孟昶的授命下，精通医药的韩保升对四川的药物进行实地考察，写成《蜀本草》，对药物图形的解说比前代本草更为详细。北宋哲宗时期，四川名医唐慎微编《证类本草》32卷，共计60余万字，载药1 746种，方3 000余首，方论1 000多条，附图多幅，是我国宋代以前的本草学集大成者，被国家数度定为法定本草著作，数次翻刻，延续使用了近500年，流传远至日本、朝鲜等地，对后来李时珍撰写《本草纲目》起到了很大的参考价值。其后，阆中人陈承于哲宗元祐年间（1086—1093），在《嘉佑补注神农本草》及《本草图经》的基础上编成《重广补注神农本草》，共计23卷。宋代杨天慧写《彰明附子传》，对彰明附子栽种进行详细记录，是四川乃至全国研究川产药材的重要文献。明清时期，四川地区出现的本草学专著大量涌现。中江的卢清河编撰《本草药性歌括便读》，射洪的徐宗正编《尊经本草歌括》，并经刊刻后流传于世间，推动了医药学知识的普及。合州（今四川合川）的刘善述曾大力对川东地区出产的药材进行研究，写成《草木便方》一书，图文并茂地对此地的草木金石进行了描述，对后世研究川东药物大有裨益。

产道地之药材

四川有着"药库医乡"的美誉，出产的药材数量丰富，品质上乘，拥有川芎、川贝母、麦冬等数十种道地药材。

真芎须向蜀中捎

川芎，原名芎䓖，也叫小叶川芎，属于伞形科的藁本属植物川芎的干燥块根。售卖的成品多有结节，形似拳头形的团块，外皮黄褐色到黄棕色，有皱纹，皮多粗糙。产品以个子大而且块根饱满，质地坚实，切断面为黄白色或者灰黄色，香气浓，油性大的为品质上乘者。川芎是多年生的草本植物，适宜在肥沃、湿润而且排水良好的土地上生长。它具有活血祛瘀、祛风止痛等功效，常用于治疗头风头痛、风湿痹痛等疾病。宋代大诗人陆游精通医药学，曾遇一位患头风的老者向他求药，他告之老者："不必要求芎芷药，吾诗读罢自醒然。"陆游虽不免调侃之意，但在他的心中，川芎已经是除风定痛的代表性药物。

川芎作为四川道地药材的历史颇为久远。《神农本草经》中将芎䓖列为上品药。川芎的苗被称为"蘼芜"，晋代左思作《蜀都赋》曾描述此物："蘼芜布护于中阿，风连莚蔓于兰皋。红葩紫饰，柯叶渐苞。敷蕊葳蕤，落英飘飘。神农是尝，卢跗是料。芳追气邪，味蠲疠痟。"足见当时四川的川芎出产历史悠久，香味浓烈，治病效果好，质量上乘，名医乐于使用。

宋代《图经本草》认为这种药物以产自"蜀川"者为好，并描绘了产自四川永康的芎䓖图。四川从北宋仁宗年间即有人工种植川芎。南宋的范成大在《吴船录》记载他在 1153 年登青城山，参观上清宫，在山上一个叫"芙蓉坪"的平坦处，有山上道人于此种植川芎。宋元时期，川芎就已经销往海外。由四川运转至泉州，由海港运输到东南亚地区销售。李时珍在《本草纲目》中记载这种药物"蜀地少寒，人多载莳"，并对不同产地的芎䓖予以命名："出蜀中者为川芎，出天台者为台芎，皆因地名而名也。"清代赵瑾叔作《本草诗》，认为蜀地出产川芎为上品：

> 体及穿窀可上交，真芎须向蜀中捎。
>
> 血同归芍堪滋补，风配羌防莫混淆。
>
> 却喜引经偏有用，只愁耗气欲相抛。
>
> 头疼单把头来救，谁为庸工一鲜嘲。

民国时期的《灌县志》中记载"河西商务以川芎为巨"，其产量"岁约四五百万斤"，足见其产量之巨大。灌县川芎的产量，在抗日战争之前每年有 150 万~200 万千克产量，抗日战争时期因交通等因素导致价格及种植面积降低，降低到 60 万~65 万千克，抗战结束后种植面积和产量逐步恢复，1949 年年产量有 85 万~100 万千克。

自古彰明有附子

附子是毛茛科乌头属植物乌头的侧根，即其子根。对乌头与附子的区别和联系，南北朝时期的陶弘景曾经进行过解说，认为乌头与附子同根，附子 8 月采收，而乌头 4 月采收。李时珍在《本草纲目》中认为乌头和附子"盖一物也"，二者的区别在于："初种为乌头，象乌之头也。附乌头而生者为附子，如子附母也。乌头如芋魁，附子如芋子。"附子性大辛大热，能够温脾祛寒，因此张仲景以之治疗阴症伤寒。又具有搜逐风湿的作用，因此常常用来治疗中风麻痹。明代名医张景岳认为附子是药中的四君子之一，是回阳救逆、破阴除寒的代表性药物。

附子适宜生长在深厚肥沃的上层土中，土质疏松、排水良好的尤其生长健旺。附子自古为四川江油特产，唐代就盛行种生附子，栽培历史达 1 000 多年。《神农本草经》和陶弘景认为附子产于犍为和广汉，苏恭在《唐本草》中认为附子产于绵州和龙州："附子、乌头，并以蜀道绵州、龙州者佳。"《广群芳谱》收录的宋代林景熙诗也提到了蜀地的附子：

洞霞疑接台峰近，石栈空歌蜀道难。

一种灵苗人不识，半山霜露夜痕干。

附子在四川的具体产地，宋代的四川进士杨天惠（字伯文，元丰年间进士）在四川的彰明任县令时，著有《彰明附子传》（也简称为《附子传》），详细论述附子的药性、栽培等内容，纠正了古人所谓犍为产附子的看法，并描述附子的栽培方法，对乌头、天雄、漏蓝、侧子、天锥、鬲子等易与附子混淆的药物进行了区别，是我国中药史的重要文献。在其记载中，当时的彰明辖区有 20 个乡，但仅有赤水、廉水、昌明、会昌四乡产附子，四乡中大约 1/5 的田地用于栽种附子，每年用的种子大约有 500 千克，收获 8 万千克以上，选种最好用龙安（今四川平武）等地出产，播种在冬季的十一月结束，采收在秋冬九月结束；播种时用肥田，精耕细作，栽种前施足底肥，每亩 20 厢，注意防风防水。附子种植讲究精耕细作，农户因此花费的精力与时间大大高于普通的农作物，但收获也十分丰厚，是当时当地比较有栽种价值的经济作物。今摘录如下：

绵州，故广汉地。领县八，唯彰明出附子。彰明领乡二十，惟赤廉水、会昌、昌明宜附子。总四乡之地，为田五百二十顷有奇。然税稻之田五，菽粟之田三，而子之田，只居其二等。合四乡之产，得附子一十六万斤以上，然赤水为多，廉水次之，而会昌所出甚微。凡上农夫，岁以善田代处，前期辄空田，一再耕之，莳侧麦，苦巢藨其中，比苗稍壮，并跟叶蓐复上下，后梗如初，乃布种。每亩用牛十耦，用粪五十斤，七寸为垄，五寸为符，终亩，为符二十，为垄千二百，垄从无衡，深亦如之。又以其余为沟，为涂，春阳溃盈，丁壮毕出，梳整符垄，以雷风雨，雨过，辄振拂而骈持之。即又挽草为援，以御短日，其用工力，比它田十倍，然其岁获，亦倍称成之。凡四乡，度用种千斤以上，出龙安及龙州、齐归、木间、青硉、小平者良。

其播种，以冬尽十一月止。采摘，以秋冬九月止。其茎类野艾而泽，其叶类地麻而厚，其花紫叶黄生藙，长茎而园其盖。其实之美恶，视功之勤寐，已故富室之人常美，而贫者虽接畛或不尽然。又有七月采者，谓之早水，拳缩而小，盖附子之未成者。然此物谓畏恶猥多，不能常熟，或种美而苗不茂，或苗秀而不充，或以酿而腐，或以暴而挛。若有物专阴为之，故园人将采，常祷于神，或目为药妖云。其酿法，用醇，安密室，淹复弥月，乃发以时，暴良久，干定，方出壤时，其大有如拳者，已定，不辄盈握，故及两者，极难得。盖附子之品有七，实本同而品异，其种之化为乌头，附乌头而旁生者为附子，又左右附而偶生者为侧子，又附而长者为天雄，附而尖者为天锥，附而上出者为侧子，又附而散生者为漏兰。出皆脉络连贯，如附母，而附子以贵，故专附名也。自余不得与等，凡种一，而子六七以上，则其实皆小，种一二子二三，则其实稍大，种一而其子特生，则其实特大，此其凡也。附子之形，以蹲坐正，节角少为上；有节气多鼠乳香次之；形不正，伤缺风皱者为下。附子之色，以花白者为上，铁色次之，青绿为下。天雄、乌头天佳，以丰实过掘为胜，而漏兰、侧子。园人以乞役夫，不足数也。大率，蜀中人饵附子者少，唯陕辅闽浙宜之。陕辅之贾，才市其下者，闽浙之贾，才市其中者，其上品，则皆士大夫求之，盖贵人金多喜奇，故非得大者不厌。然士人有知药者云：小者固难用，要之，半两以上者皆良，不必及两乃可，此言近之。

四川附子以产量大、质量好远近闻名。加工后的附片质地优良，片张大，大小均匀，质地半透明，颜色为冰糖色，油润有光，性酥脆，享誉国内外市场。民国时期，江油、彰明两县种植附子达 5 000 亩，加工厂 17 家，加工附片 16 种，为当地数以千万计的人口创造了工作机会，直接或间接以附子为生计者数万人。川产附子主要由重庆、西安集散，销往全国及香港、南洋等地。川北地区的附子生产还向外省辐射，陕西汉中地区在清末形成附子的生产区，主要种植附子种和川乌（乌头）。

形如贝子聚来繁

川贝母是百合科贝母属的多年生草本植物暗紫贝母、卷叶贝母、甘肃贝母、梭砂贝母等植物干燥后的鳞茎。川贝母多喜欢生活在较为阴冷、湿润，但又不过分潮湿的地区，不适宜在低海拔与高温地区生长。气温 30℃ 以上植株会枯萎，日照过强会导致产品不佳，成品颜色稍黄，成为"黄子""油子""软子"。陶弘景认为该物："形如聚贝子，故名贝母。"苏恭认为："其叶似大蒜，四月熟时采之良。"并认为出自润州、荆州、襄州的贝母品质最佳。《本草纲目拾遗》明确将川贝与浙贝分开，认为川贝味甘而补肺，治虚寒咳嗽以川贝为宜。光绪十一年的《大宁县志》记载贝母出自本邑的银厂坪品质尤其上乘。清代赵瑾叔作《本草诗》，对贝母的形貌、作用等进行描述：

采向阿丘曝欲干，形如贝子聚来繁。

消痰润肺尝微苦，涤热清心饮带寒。

膈内燥烦从此解，胸中郁结自能宽。

痰消燥湿分脾肺，半夏休将一例看。

暗紫贝母主要又叫松贝母、乌花贝母，是川贝母的主流品种，是川贝母中的上等品。主要生长在四川阿坝地区的茂汶、松潘、若尔盖、马尔康、刷经寺、洪源、理县、黑水、小金、大金等地海拔3 200～4 500米的草地上，这些地区阳光充足，土壤疏松，腐殖质较多。这种贝母成品呈锥形或心脏形，顶端较尖，也有的钝圆，中央微凹，外表白色，光滑，质地坚实，截断面颜色呈白色，多粉性，味道微甜而带苦。因其闭口，又被称为"怀中抱月"。

卷叶贝母又被称为青贝，多生长在海拔3 500～4 000米的高寒地区的向阳草坡上，这些地区阳光充足，土壤湿润。甘孜州的甘孜、康定，雅安之芦山、宝兴，凉山州的木里、美姑、昭觉、布拖等，绵阳的青川、平武等地均有产出。这种成品多为圆锥形或者圆球形，顶端稍尖，也有的钝圆，外层鳞叶形体大小相似，外表光滑，呈黄白色。

甘肃贝母又叫青贝、黄花贝母、岷贝，多生长在2 800～4 400米的灌木丛中、石岩边或草地上，四川的甘孜、宝兴、芦山天全、康定、茂汶、小金、青川、平武等地都有出产。成品呈圆锥形、心脏形或长卵圆形，顶端多有开口，稍微呈尖形或为钝圆形，外层鳞叶大小悬殊，表皮白色或淡黄色，味道微甜。

梭砂贝母有又叫炉贝德氏贝母、德氏贝母、炉贝，由法国植物学家阿德里安·勒内·弗朗谢命名。炉贝母生长地区多在海拔3 600～4 600米的高寒地区、流沙滩的岩石缝隙里，在四川的德格、甘孜、石渠、邓柯、白玉、理塘、色达、小金、芦山等地有出产。这种药材成品颗粒大，呈梭状的圆锥形或者椭圆形，外观两个大瓣相同，顶端多有开口，内有鳞叶多片，外表多黄棕色或者棕褐色，少光泽，味微苦。每年八、九月份采挖。

川贝母主要靠人工采挖野生鳞茎。据说在火烧过的山上，贝母繁殖较快，一人每天可以收挖两千个左右鳞茎，约有一斤半。巫溪县海拔 2 000 米以上的高寒地区多有贝母生长，每到农历的四五月间，农民结伴上山寻找贝母，每天可以采挖新鲜贝母 0.2~2 斤。虽然采挖十分辛苦，但农民从中收益颇丰，因此依然年年采挖不断，导致野生资源逐渐遭到破坏。同时，在采挖的过程中，农民对贝母的生长环境、生长特点逐步有了认识，开始尝试家种贝母。1931 年，当地农民李文轩在三根树试种贝母，三年一收，每年可收获 40 多斤。但这种尝试终于因为单产过低，无人支持而告终。

民国中期，在巫溪的药材集散地桃园子，江西药帮每年可以收购贝母 600~700 斤，民国末期依然有 400 斤左右。作为四川名贵药材，销往全国及东南亚等地。

逐瘀通络川牛膝

川牛膝是苋科牛膝属川牛膝的干燥根，又叫甜川牛膝、甜牛膝、天全牛膝等，为多年生直立草本植物，大多生长在海拔 1 500 米左右的森林边缘、山坡或者高山的草丛中。一般在在秋、冬二季采挖，除去泥沙、芦头、须根，烘或晒至半干回润后，再炕干或晒干。四川天全县、峨边、金口河及峨眉山为主要产区。

川牛膝在四川的出产历史悠久，明代的《滇南本草》中有记载。《本草纲目》认为四川产牛膝质量较好："牛膝处处有之，谓之土牛膝，不堪服食，唯北土及川中人家载莳者为良。"与怀牛膝偏于补肝、土牛膝偏于解毒不同，川牛膝长于逐瘀血，通经络。民国张寿颐《本草正义》对川牛膝功用特长描述为："用之于肩背手臂，疏通脉络，流利骨节，其效颇著。"

天全牛膝多生长在海拔 1 500~2 000 米的高山地带，大气、水质、土壤良好，气候温凉湿润，两路、紫石、鱼泉、大河、思经、小河、青石等乡镇均有出产。天全牛膝具有祛风除湿、通经活血、破血行瘀、补肝补肾、强筋健骨、缓解疼痛等功效。清咸丰八年《天全州志》对天全牛膝的产销情况有所记载。天全牛膝为上品，具有粗壮、质地润的优点，富含油质，不易折断；截面为菊花状，味甜而无麻味。

与天全邻近的宝兴县，出产的牛膝也量多质优。宝兴县处于亚热带温湿季风气候区，昼夜温差达 10℃ 以上。牛膝生长地森林覆盖率高，川牛膝的集中生产地空气与水质优良，后世称之为"绿色诺亚方舟"。独特的地理、生态环境造就了宝兴川牛膝鲜株根白、秆红、药甜的特点，成就了宝兴川牛膝的优良品质。宝兴县蜂桶寨乡是国家级自然保护区，为川牛膝模式标本采集地，此地河流广布，地形复杂，与外界自然隔绝，境内牛膝未与外界牛膝杂交，故而至今保留川牛膝原始种。宝兴川牛膝根条肥壮，质地滋润，根茎柔韧，不易折断，断面棕黄色，有黄色小点，排成数圈，富油性，呈黏胶质状。宝兴道地川牛膝因口感较甜，俗称"甜牛膝"，售价较高。在当地除药用外也常常食用，如牛膝炖猪蹄、双牛汤、牛膝幼株及鲜茎尖煎鸡蛋等。因其食用较多，当地又称之为"山苋菜"。

据《中国土产综览》记载，抗日战争前的川牛膝产销均较好，最高年产量达 8 800 担，常年有 5 600 担左右的产量。但抗日战争期间因交通不畅对销路和产量带来连锁反应，产量在 1945 年下降到 1 900 担。川牛膝主要供内销，出口不多，主要供应四川、西北、华北等地区。

夺郁通壅为川军

大黄又叫锦文、将军、川军、酒军，是蓼科大黄属的植物掌叶大黄（葵叶大黄、北大黄）、唐古拉大黄（鸡爪大黄）以及药用大黄（南大黄、四川大黄、马蹄大黄）的干燥的根茎。

该药药用历史悠久，历代本草均有收载，《千金方》称大黄为锦文大黄，《吴普本草》称大黄为黄良、火参、肤如，李当之《药录》称其为将军。其"将军"之名，与其药性功用有关。《药性赋》认为大黄"味苦、性寒、无毒，其性沉而不浮，其用走而不守，夺土郁而通壅滞，定祸乱而致太平，因名之曰'将军'。"钱乐天等人编著的《医学传心录》里亦有"大黄乃荡涤之将军"的赞誉。宋代诗人范成大在《大黄花》中说：

大竽高荷半亩阴，玉英危缀碧瑶簪。

谁知一叶莲花面，中有将军剑戟心。

《西游记》第六十八回"朱紫国唐僧论前世 孙行者施为三折肱"和第六十九回"心主夜间修药物 君王筵上论妖邪"中讲孙悟空以大黄为主药，调制乌金丹，治愈朱紫国国王的故事。

朱紫国国王因三年前端午节被妖怪赛太岁抢走皇后金圣宫娘娘，备受惊吓，吃下的一口粽子凝滞腹内，之后又昼夜相思，郁思而结病，久治不愈，发榜寻医，时逢唐僧师徒路经朱紫国，孙悟空揭榜，悬丝诊脉后，要来八百多味药物。"医官听命，即将八百八味每味三斤及药碾、药磨、药罗、药乳并乳钵、乳槌之类都送至馆中，一一交付收讫。"但孙悟空配药时却只用了大黄、巴豆两味，外加锅底灰、马尿。

八戒道："哥哥，制何药？赶早干事。我瞌睡了。"行者道："你将大黄取一两来，碾为细末。"沙僧乃道："大黄味苦，性寒无毒，其性沉而不浮，其用走而不守，夺诸郁而无壅滞，定祸乱而致太平，名之曰将军。此行药耳，但恐久病虚弱，不可用此。"行者笑道："贤弟不知，此药利痰顺气，荡肚中凝滞之寒热。你莫管我，你去取一两巴豆，去壳去膜，捶去油毒，碾为细末来。"八戒道："巴豆味辛，性热有毒，削坚积，荡肺腑之沉寒，通闭塞，利水谷之道路，乃斩关夺门之将，不可轻用。"行者道："贤弟，你也不知，此药破结宣肠，能理心膨水胀。快制来，我还有佐使之味辅之也。"他二人即时将二药碾细道："师兄，还用那几十味？"行者道："不用了。"八戒道："八百八味，每味三斤，只用此二两，诚为起夺人了。"行者将一个花磁盏子道："贤弟莫讲，你拿这个盏儿，将锅脐灰刮半盏过来。"八戒道："要怎的？"行者道："药内要用。"沙僧道："小弟不曾见药内用锅灰。"行者道："锅灰名为百草霜，能调百病，你不知道。"那呆子真个刮了半盏，又碾细了。行者又将盏子，递与他道："你再去把我们的马尿等半盏来。"八戒道："要他怎的？"行者道："要丸药。"沙僧又笑道："哥哥，这事不是耍子。马尿腥臊，如何入得药品？我只见醋糊为丸，陈米糊为丸，炼蜜为丸，或只是清水为丸，哪曾见马尿为丸？那东西腥腥臊臊，脾虚的人，一闻就吐；再服巴豆大黄，弄得人上吐下泻，可是耍子？"行者道："你不知就里，我那马不是凡马，他本是西海龙身。

若得他肯去便溺，凭你何疾，服之即愈，但急不可得耳。"

以无根水为引子服用乌金丹，效果奇佳：

"那国王辞了法师，将着乌金丹并甘雨至宫中，先吞了一丸，吃了一盏甘雨；再吞了一丸，又饮了一盏甘雨；三次，三丸俱吞了，三盏甘雨俱送下。不多时，腹中作响，如辘轳之声不绝，即取净桶，连行了三五次，服了些米饮，禁倒在龙床之上。有两个妃子，将净桶捡看，说不尽那秽污痰涎，内有糯米饭块一团。妃子近龙床前来报："病根都行下来也！"国王闻此言甚喜，又进一次米饭。少顷，渐觉心胸宽泰，气血调和，就精神抖擞，脚力强健。"

四川产的大黄质量上乘，所以以"川军"称呼。《神农本草经》始载大黄，列为下品。陶弘景《本草经集注》记载："大黄，今采益州北部汶山及西山者，虽非河西、陇西，好者犹作紫地锦色，味甚苦涩，色至浓黑，西川阴干者胜，北部日干，亦有火干者，皮小焦，不如而耐蛀堪久。此药至劲利，粗者便不中服，最为俗方所重。"《本草纲目》将其归为毒草一类。《吴普本草》记载大黄"生蜀郡北部或陇西。"可见四川北部自古就是大黄的主要产地之一。

四川大黄主要生长在高寒山地的林缘或者草坡地带，分为野生和家种两种。野生大黄资源丰富，质量上乘，主要分布在川西的松潘、若尔盖、阿坝、小金、茂汶、黑水、白玉、色达、南坪、壤塘、新龙、甘孜、德格、芦山、石棉、康定、雅江、宝兴、盐边、峨边，川北的青川、北川、平武、什邡、彭县等地。野生大黄在宋元时期就运往福建泉州，并经此出海口运至海外销售。人工栽培的主要出产在川东的万源、云阳、巫溪、南川等地。总体而言，甘孜州产量是最大的，阿坝和凉山州次之。

四川大黄的产量，川西地区 1920 年产毛坯货约 2 000 担，此后因销路不畅，引起产量缩减，年产量约为 50 担。川北地区 1936 年产量为 620 担，1947 年300 担。

冬为虫来夏成草

冬虫夏草又叫夏草冬虫，简称为虫草，藏胞称之为"牙什托根布"，是四川的名贵药材，行销全国并有出口。它有着奇特的形态，是虫与菌的复合体。明清笔记小说对其进行了传奇性的描述：

"冬虫夏草，一物也。冬则为虫，夏则为草，虫形似蚕，色微黄，草形似韭，叶较细。入夏，虫以头入地，尾自成草，杂错于蔓草间，不知其为虫也；交冬，草渐萎黄，乃出地蠕蠕而动，其尾犹簌簌然带草而行。盖随气化转移，理有然者。"

蒲松龄精通医道，曾写诗描述冬虫夏草兼有动物与植物属性的神奇特征：

冬虫夏草名符实，变化生成一气通。

一物竟能兼动植，世间物理信无穷。

冬虫夏草是麦角菌科虫草属植物冬虫夏草与凉山虫草的子座及其寄生宿主蝙蝠蛾科昆虫蝙蝠蛾的干燥虫体。冬季时分，真菌类子囊菌纲的一种菌丝侵入蛰居在土壤中的蝙蝠蛾幼虫体内，吸取幼虫的营养，使幼虫的体内充满了菌丝而死去。夏天，在死去的虫子头部生长出子座，伸出土外。子座仅一根独苗，形状细长，如同棒球棍，头部膨大，呈窄的椭圆形，基部在土中与虫体相连。幼虫颜色深黄，形体呈细长的圆柱形，如同休眠的老蚕。若子座短，虫体外表颜色金黄或黄棕色，体型肥大而饱满，通身有明显的条纹，内心的粉为白色，质地结实者可谓佳品。每 500 克冬虫夏草有 1 200~1 600 条。

冬虫夏草不仅形貌奇特，其药用效果也十分神奇，可治疗痰饮喘咳、虚喘、痨嗽、咯血、盗汗、自汗、阳痿遗精、腰膝酸痛、病后久虚不复、老人畏寒、涕多泪出等疾病，与人参、鹿茸并列三大补药。很早以前，虫草菌即已成为颇负盛名的滋补药品，古代医籍中多有论述。《本草从新》认为它"甘平、保肺、益肾、止血、化痰、已劳嗽"。《本草纲目拾遗》记载该物"羌俗采为上药，功与人参同"。并记载了虫草鸭的制法："用夏草冬虫三五枚，老雄鸭一只，去肚杂，将鸭头劈开，纳药于中，仍以线扎好，酱油酒如常，蒸烂食之。其药气能从头中直贯鸭全身，无不透浃。凡病后虚损之人，每服一鸭，可抵人参一两。"这种做法与现今四川菜系的"虫草鸭子"有类似之处。虫草炖鸭，不仅味道鲜美，而且有滋肺补肾作用。

四川虫草历史悠久，美名远扬。清代吴仪洛《从草从新》记录四川出产的虫草品质最佳，云南、贵州出产的品质比四川的产品较差。赵学敏《本草纲目拾遗》也记载虫草出自四川。《文房肆考》记载了用四川带回苏州的冬虫夏草治疗顽疾的传奇故事：

"迩年苏州皆有之，其气阳性温。孔裕堂述其弟怯汗大世，虽盛暑处密帐中，犹畏风甚。病三年，医药不效，症在不起。适有戚自川归，遗以夏草冬虫三斤，逐日和荤蔬作，炖食，渐至愈。"

此事一出，一时之间传遍当地的茶肆酒楼，许多人争相求购。

四川的冬虫夏草主要生长在 3 000~4 700 米的高寒山区、草原、河谷、草丛中，甘孜、阿坝、雅安、绵阳等地的山区均有出产，其中德格、石渠、白玉、甘孜、理塘、炉霍、道孚、九龙、松潘、阿坝、理县、若尔盖、马尔康、大金、小金、茂汶、平武、木里等地均有出产。多为野生。虫草以虫体完整、肥壮、坚实、色黄、子座短者为佳。专家总结了 16 字虫草鉴别箴言：

上草下虫，虫实草空；虫有足纹，草顶稍膨。

麝生川中香远飘

麝香是稀有的名贵中药材，四川出产麝香品质上乘，产量占全国的百分之五十左右，并且品质较好。麝香除了作为药用，还是高级香精的定香剂。本品初载于《神农本草经》，列为上品。《名医别录》记载："麝生中台山谷及益州、雍州山中，春分取香，生者益良。"麝香性味辛、温，功用开窍、辟秽、通络、散瘀。可治中风、痰厥、惊痫、中恶烦闷、心腹暴痛、跌打损伤、痈疽肿毒。

麝香开始药用的传说在民间流传。一对居住在深山的猎户父子，在一次捕猎中，儿子不慎掉下山涧受伤，父亲救治时闻到山涧中有沁人心脾的奇香，儿子闻香后伤痛减轻。老汉十分好奇，闻香寻物，发现远处一块鸡蛋大小，长着细毛的香囊。老汉取出后放入儿子衣袋，后来儿子的伤因此痊愈了。此后，老汉用此物为穷人治疗跌打损伤。此事被县太爷知道后，垂涎三尺，派人抢夺后交予宠爱的小妾收藏。小妾视为奇宝，其散发的香味也为其增添了神奇的魅力。小妾十分喜爱，于是随身携带。正当小妾高兴之际，却不想腹中胎儿流产。

麝香是鹿科动物麝成熟的雄性脐下香囊内的分泌物干燥而成。麝在我国主要有三种：林麝、马麝、原麝。四川产麝的主要是林麝，大多栖居在多岩石或者面积较大的针叶林和针叶、阔叶混合的森林中，没有固定的栖息地，喜欢隐藏在干燥而温暖的地方休息。食物以青草为主，也食用嫩的枝叶和苔藓。在四川分布较广，主要产区可以分为：

川西南地区，包括壤塘、理塘、得荣、稻城、巴塘、石渠、德格、甘孜、炉霍、色达、新龙、九龙、雅江、康定、丹巴、道孚、盐边、昭觉、雷波、米易、冕宁、宝兴、石棉、天全、宜宾、江安、屏山、合江、古蔺、叙永、富顺、乐山、犍为、峨眉、丹棱、洪雅、沐川等地。

川西北地区，包括茂汶、汶川、理县、松潘、南坪、金川、小金、大金、黑水、马尔康、平武、旺苍、梓潼、江油、青川、安县、北川、剑阁、阆中、苍溪、温江、邛崃、大邑、彭县、崇庆、什邡、灌县等地。

川东北地区，包括开县、城口、巫溪、万源、通江、南江、酉阳、秀山、黔江、彭水、重庆、巴县、长寿等地。

川西南和川西北是麝香的主要产区，川东北产量不如前两个地区。

麝生性胆小，喜欢独居，从来不群居，雄麝和雌麝都是各自居住的，雌麝常与小麝在一起。当麝的香囊分泌充盈时，雄麝会出现遗香。雄麝用脚踏、爬、挤其他物体使麝香溢出，遗留在土地或摩擦在树干上。这种遗香极其难得，在古代和明珠等价。雄性好斗，野生驯化难度较大，因此麝香出产多靠猎捕。因此，麝香生产曾长期采取先猎杀再取香的方法进行采集。往往不分公母大小，捕杀后有麝香割取，没有麝香则食用其肉。尤其是繁殖季节，往往猎杀母麝连同幼崽或胎儿也一并杀死。这种杀鸡取卵的采集方法对麝的资源伤害较大。要获取一千克的麝香，大约平均需要猎杀野麝一百六十头左右。新中国成立后对麝开展驯化养殖。

麝香大多是卵圆形或者扁圆形的囊状白皮腺体，大的有金桔或鸡蛋大小，下面扁平，上面微微凹下，有一个小孔，小孔外分布着射线状的有回旋的毛发，外层还有一个两层的革状囊膜。四川各地所产的麝香囊的外部形态不同。打箭炉（今康定）关外的多有皮，但无毛带皮，雅安、邛崃一带则是去除皮毛的净货，灌县（今都江堰）所产则是带皮的，中坝等地所产的形如三角板的中间带香且附着毛发。

民国时期，灌县是四川西部的松潘、理县、茂县、汶川等县所产的麝香的集中地，因地域属西部，因此被称为西路。此处集中的货品又分为大小两路货品。大路货指产自于松潘、茂县的麝香，质量较好，其中又以产品外皮颜色黄色、外皮薄而为上品，产于阳山者皮薄，产于阴山者皮厚，南坪出产者为最佳品；产自于新街子、绥靖、崇化等地的称为小路货，质量比大路货稍差，外皮较大路货黑，味道也没有大路货的浓烈。出产季节在秋冬时节，带毛、香味浓、有金光星的是其中的质量较好者。大的每个重量在一两到二两，大多数连皮重八钱左右。在皮与净香的比例上，上等产品是七成香、三成皮，中等的是皮和香各占一半重量，下等的则为四成香六成皮。其中有一种被称为当门子，也叫粒子香，是香气最为强烈的产品。验货时，看货人往往用管子试探，被称为看样，如果其中有硬块而且体积较大的，被称为蛇头香。据说蛇头香是因为年生较久的麝香能引诱蛇将头探入其中，在其中窒息死亡，头留在其中，结成硬块，是麝香中的上上之品，十分难得。还有出产于金沙江一带的麝，因为动物饮用了含有金沙的水，因此在其形成的麝香中也有黄金屑的留存，这种香也是品质非常好的。不论大路货、小路货，都以没有掺假的货品为好货。

因其价格高昂所带来的诱人利润，有的商家把紫檀板研成粉末之后，掺入皮囊之中以增加重量。甚至有的把囊皮或者羊肝粉掺入其中，短时间内不会有多大破绽，但时间久了就会因加入的东西腐烂而发出臭味，导致损毁香味。

西康地区的大多数辖区的山林之中都有麝香产出，其中东北、南部、西部等地区，平均每年每处产出麝香700个左右，全年可输出2万个左右。麝香的大量产出对当地的商业有较大影响，当地的商人大多与麝香产业有关。采买麝香的商人、商铺大多集中在打箭炉，并在打箭炉的关外各个大的市镇分设分号。有的商家甚至派熟悉麝香的商人，直接进驻在各个出产麝香的大村堡，以便于更快、更多、更便宜地收购麝香，这种驻扎在村堡的商人被称为"坝充"。但"坝充"虽与商号有较为密切的往来，但与商家之间不是属于雇佣关系，他们收到麝香后往往会在收购价基础上加价再销售给商家，以赚取差价。在驻扎村寨期间的花费，商家会提前借给"坝充"，待其赚钱后偿还。驻扎在村寨的商家，有的采取提前预付购货款，以预定产品，但收货时比一般市价偏低；如果货物价值不足以抵扣预先支付的货款，则需继续采收以充预付金。商户和采麝香者相互按照协议办事，遵守信义。没有收取预付款的采集者往往将麝香卖给"坝充"。

大宁党参美名传

党参又名黄参、防党参、上党参、狮头参、中灵草，为桔梗科党参属植物，其性平，味甘，具有补脾、益气、生血、生津、益肺等作用，可用于治疗脾虚、食少、便溏、四肢无力、心悸、气短、自汗、脱肛、子宫脱垂及润肤养颜等。党参中的皂苷、菊糖等，具有强壮身体的作用，是有名的药食两用的药物。

四川党参产地多达几十个。四川出产的党参，分为南坪党参、单枝党参、茂汶党参、柴党参等。其中，单枝党参产地主要分布在巫溪、巫山、万县、奉节、开县、城口、万源及石柱等，其原植物为川党参。

巫溪古称大宁，民国初年，因地名与山西大宁相重合，故改名为巫溪县。向来就是党参、当归、黄连的主要产地和集散地。《中国通邮地方物产志》记载民国二十三年至民国二十五年间，此地为黄连、当归、党参的主要产区，大宁厂（巫溪以产盐而富庶二千余年的古镇，位于大宁河岸）是黄连、当归、党参的主要产区和集散地。境内多大山陡坡，河谷纵横，在海拔1 500～2 500米的高寒地带，云雾缭绕，土壤肥沃而疏松，是党参理想的生长环境，故而其天然党参被称为"大宁党"，属于川党范畴，具有"味甘气浓、皮肉紧凑、嚼之渣少、滋补力强"等特点，为参中珍品。巫溪党参在光绪十一年的《大宁县志》里记载"药之属，党参以狮子头南花心为上品，产鞋底山、关口山及林童垭等处。"在海拔1 800米的猫儿背林区，曾有清代雍正年间所立石碑，碑上云："山之高，水之冷，五谷不长，唯产党参"。因该地党参品质上乘，远销国内外，数百年间曾作为皇家贡品上贡，价格比其他党参高出数倍。

党参的种植，据传始于清代。当时居住在高寒山区的农民，十分了解其种植这些药物的经济价值，在长期采挖野药物中，逐步掌握了种植党参、当归、黄连的经验和技术。这些技术代代相传，到清末民初，党参与当归的种植已经非常兴盛与普及了。

当地种植方法主要有三种。一种是火烧后漫种，一种是将党参幼苗移植到整理好的土地中，一种是栽培堆子党参。

新中国成立之前，党参主要产自高山峻岭之中，因土地为私有，故多由山主在头一年的农历八九月时烧山，将部分虫子、枯枝烧为灰烬后为土地增强肥力，以利于第二年党参的生长。烧过山岭后，将种子撒遍山岭，冬天降雪后被大雪覆盖，冬去春来，气温慢慢升高后，种子随着融化的雪水渐渐深入土层中。春暖花开，万物生长之际，幼苗也随之破土而出，三五年之后即可采挖。此法简单易行，人工成本低，但成活率低，生长状况不一，且挖药需要花费更多的时间，但品质好，若药农懂得挖大留小，最终收成也不错。这一种法美中不足之处，是对当地山林造成一定破坏。第二年的秋天，党参采集季节开始后，大量本地与外地药农带着的锄头上山采药。据说，挖药技术好的药农一天可以挖 40~50 斤，差的也有 20~30 斤。4 斤湿党参可以加工成 1 斤干党参。药农按照当日采挖数量给山主缴纳 10%~20% 的山本费，未按规定缴纳者不能入山采挖。因采挖党参比从事一般农活收入多，故而吸引了大量采挖人前往，他们饿了吃冷的红薯，渴了喝山泉水，晚上住在岩洞里。每年采挖季节，这些蜂拥而入的采挖人，为平常冷清的高寒山区，带来了节日般的繁荣景象。本来只出现在低山区的小贩们，纷纷挑着担子，到这里来卖酒卖肉，售糖贩饼，一派热闹。

而第二种方法是先将党参幼苗培育好后，再移植到栽种的土地，在其生长期常常予以除草、施肥，一般三年后就可以收获了，产量视土质、管理水平而有所差异，一般亩产在 100~200 斤。

栽堆子党参方法是先选择肥沃的平整土地，在邻近山上铲来富含腐殖土的草皮堆好，每堆约占地一丈五六尺，底层以锄头铲平，周围边沿每隔五六寸放党参苗一根，放满后上面放草皮一尺，周围再放幼苗。在堆子的中间插上一根一丈五六尺的木桩，仿照前法一层一层地栽至桩顶。施肥时，将中间的木桩摇松，将清粪水或饼肥稀释后的水液沿着木桩灌入，并任由其浸入到四周的草皮中。一年后的农历七八月，党参花开，花香引来无数蜜蜂、蝴蝶飞舞于花丛之间，远望如同空中花园，十分美丽。待枝叶干枯后以火烧堆子上的枯枝败叶，并以其灰为肥料。三到四年后，秋末冬初即可收获党参。此法采药极为方便，只需扒开堆子捡起党参即可。此法产量较高，据说一个堆子的产量可以制成三十多斤干党参。据传新中国成立前鞋底山农民李文轩用此法种植党参，每年三十多个堆子，能采收一千多斤干党参。

采挖党参的最佳季节是秋末至春初，此时党参内的有效成分含量最高，采挖时切忌挖断或损伤参体，若因此导致浆汁外溢会影响最后的质量。采挖回去后，要将其放置在空旷通风处使其自然风干水分，若遇到雨天则需要转移至避雨的通风处。当其晾到微软的时候，选取粗细大致相同的党参，放在木板或者石板上，用手进行初次的搓揉，搓揉到均匀后，再平摊在以竹子编制的篾席上晾晒。此后，每日搓揉一次，直至八成干方止。此时参条伸直，皮肉紧凑，表面形成轻微的鸡皮样皱纹，颜色呈现出白色或黄白色，此时即可。当地俗语有"党参没得巧，只要搓得好"。如若参体轻泡，没有细细的皱纹，或者甚至用柴火烟熏，颜色黑黄，则为质量低下者。

党参中粗的为党王，中等为单枝，细的叫贡面，根据买卖双方目测决定，看梯头确定价格（原装党参10斤或100斤中，有党王单枝几成即为几梯）。在药材出售中，当地有只议价、不说秤的习俗。升麻、木通等以十六两一斤的秤论，两斤做一斤，被称为合秤，十六两的秤要225斤才能算为100斤；杜仲、厚朴、赤芍等为"节半秤"，十八两秤卖一斤，要十六两秤168.5斤折合为100斤；党参秤为"广5斤"，105斤算100斤；黄连为十六两秤，1斤算1斤。大宁县药材贸易兴起于清末。江西人到大宁经营药材，售卖品种多达三十多种，其中以党参、黄连、当归为大宗生意，运往汉口与湖南等地销售。民国十三四年，四川本地药帮川帮兴起，打破江西帮的垄断地位，形成了两帮并行的局面，但江西帮因经营时间久，背景雄厚，故而占了上风。川帮商人中也有直接将该地党参运到香港贩卖者。当时向恒丰的老板向俊国在抗战前曾将党参、当归、黄芪等药物运往香港三次，而江西帮则在抗战后才开始将药物运往香港出售。其他的川帮药材行经营药物大多运往汉口、湖南、重庆、万县销售。不论江西帮还是四川帮，在经营药材的时候都十分注重药物的质量以及装盛器具的美观程度，已经具有对产品进行包装销售的经验。两帮药物在其外包装上都以"大宁"作为商标，以表示该药所产地区及药物的道地。

党参在民国时期，每年的输出量都在十万斤以上。民国二十三年的《戊午月报》则刊登"下川东土特产品，巫溪岁产党参三十万斤，每斤价值洋四角。"而1949年出版的《四川省巫溪县简要统计手册》记载的《主要输出种类与每年输出量》中记载的党参输出量为105 000斤，其产量可见一斑。

遂宁白芷冠全国

白芷又名异形当归，为伞形科当归属植物杭白芷的根。该药在《神农本草经》中被列为中品药，《本草纲目》也载之。白芷为多年生草本植物，栽培在海拔较低的平原与丘陵地区，喜欢温暖的气候，在土层深厚、肥沃、疏松、湿润地夹沙土中生长较好，主要出产在遂宁、达县，是四川的道地药材。1929年的《遂宁县志》记载"我县白芷已成为名贵药材。近年白芷生产及旺，运销渝、沪甚广，此药为我县地产之大宗。"1951年的《中国土产综览》记载："白芷为遂宁之特产，品质之优冠全国。抗日战争前，本品为出口货，1931年产3万担，自抗日战争发生后，海运梗阻，随之产量锐减。"至1947年只有8 000担的产量。

遂宁的白芷为全国之冠，具有粉质多、香味浓药效较为可靠等优点。皮色呈灰色，内部呈粉白色，有菊花心，可用于切成薄皮贴于太阳穴代替膏药。湖南、江西的农民对遂宁白芷非常推崇。患感冒头痛，往往以遂宁白芷切成圆片贴在太阳穴，头痛随即止住。另外，遂宁白芷还可以作为香料使用。

遂宁各个区乡都出产白芷，而其中尤其是涪江两岸的平坝地产量最多、质量最好，比如南强、龙坪、龙凤、北固、仁里、永盛、唐家、梓潼等乡村的平坝地是遂宁白芷的主要产区，常常一年有二千多亩的栽种面积，年产量在一百余万斤左右。民国期间产量最高者为1930年，年种植面积在四千亩以上，产量在二百余万斤左右；而年份最少的要数1929年，当年全遂宁种植白芷只有几十亩，年产量仅仅四万多斤。

因为白芷采挖季节不容易晾干，大多数情况要晾十多天才能干，如果天公不作美，遇到阴雨天气，则往往会导致白芷的发霉和腐烂，如果保管不好，又容易生虫，从而导致最终成品的数量减少，降低成品的质量。因此，在当地的农民中有称白芷为"隔夜穷"的，并流传有"挖起来挖得笑，晒起来晒得哭"的俗语。药商一般会在三伏天收购干品，在清明节前或中秋节前，在桂花虫、清明虫等虫子爆发的虫霉季节前利用硫黄熏杀或火坑的方法进行防霉防虫处理。处理后的药物进入仓库保管，往往用双围席屯装，仓外用篾席封住。

遂宁白芷销售区域广及国内外。国内市场主要在遂宁附近的各个县市一级和湖南、江西等地，而国外则主要销往香港。外销香港的主要途径有：一则走邮路，通过邮寄发往香港；一为药商经销，由遂宁本地药商运往香港销售；一为经重庆药商为中间商，销往香港；一为各县市商人在遂宁采购后自行销售。

遂宁白芷的价格，民国期间一般一担（每担一百斤）四五元，也会因为市场的供需变化而调整价格。1920年因为产地遭受洪灾，导致产量减少，价格涨到每担八九元，而1921年因上一年的价格高，导致当地种植户盲目增加种植面积，至于产量过剩，全县产量多至两百余万斤，市场一时难以消化而滞销，价格呈现跳水，跌至二元多一担，即使价格如此之低，还造成了大量白芷的积压。一些商户、种植户因此破产或遭受巨大损失。1924年，有商户在遂宁购买了20万斤白芷运往重庆，但因当地价格低廉，销路不佳，再加上保管失当，最终多被虫蛀，蛀虫多至飞出伤人的局面，迫使当地警局下令商户将其倒入河内，或用于熏公共厕所，以至于投资全部亏空，气得商户夏悦廷因忧虑伤肝而死。种植户郭茂林囤积了数万斤白芷，结果被虫蛀，导致全部损失。这些惨痛案例，给了当地的种植户和商家深刻的教训，市场销售常常影响种植户种植的积极性，并引起白芷产量的波动。当地农村种植白芷逐渐减少面积，产量也逐步降低。到1929年的时候，遂宁当地的白芷生产几乎面临绝迹的危险境地。遂宁白芷的大量减产，导致国内外白芷市场价格飙升，物以稀为贵，当年白芷普遍脱销，重庆白芷价格由每担28元涨价到50元左右，产地遂宁的价格也从14~15元涨价到40元。价格的诱惑，又促使遂宁白芷大量扩大种植面积，1930年一下飙升至20万斤。突发的高产，又造成了产品的积压和价格的跳水。

遂宁白芷的销售主要由种植大户和药商掌握。民国期间的大户甘大章、郭茂林等人，拥有较多的土地和较为雄厚的财力，种植量和产量都较大，若价格不合其意，往往囤积货品，或者直接组织运输到重庆销售。而药商中，大南街"六安堂"中的黄守诚、正兴街"袁丰和号"杨锡丰、紫薇街"永康祥号"许逢开、解放路"云大昌号"与兴隆街"永顺号"任锐生等，多将白芷用木箱进行包装，运往重庆或者香港销售。运输白芷的运输费用与包装费用往往高出白芷本身的价格，因此在当地流传着"白芷是穷人生个富贵命"的说法。

优品麦冬出绵阳

麦冬原名麦门冬，又被称为寸冬、川麦冬，是多年生草本植物。家种的麦冬是百合科的沿阶草属的植物的干燥根块。野生的品种大多生长在山林下、山坡草丛中或山溪旁边的土地中，喜欢阴暗潮湿的环境。野生麦冬一般外有粗皮，两端尖，身形较为细长，如燕麦的形态，颜色多黄而切断面不够明亮，皮的褶皱较多。质量优质的野生麦冬外皮较细，肉质饱满，颜色为米白色。家种品种喜欢温和湿润的环境，在肥沃而疏松、排水良好的土地上生长得较好。家中麦冬一般呈长的棱形、椭圆形，或者纺锤形，长1~3厘米，粗3~4厘米，中央粗大，膨出，两端细小而尖，表皮为面白色，外皮有不规则的褶皱。细闻有微微的香味，口嚼有微微的苦味并带着甜味。如果颗粒大而饱满，切断面白色且色泽明亮的麦冬，可以算为上品。

麦冬是四川的道地药材之一，在四川分布十分广泛。家种麦冬主要出产在绵阳、三台等地的花园、光明等地，绵阳的麦冬出产历史尤其悠久。明代弘治十八年（1505），刘文泰等人编辑《本草品汇精要》，将绵阳麦冬称为"绵麦冬""涪麦冬"。据传绵阳人工种植麦冬从清代康熙年间开始。最开始的时候只有四户人家，他们将野生麦冬移植回家开始家种。收获后，发现家种的麦冬比野生的麦冬产量高，而且更为肥润，质量更好。于是，家种麦冬的人家逐渐增多，产量日益增加。到1936年的时候，家种面积约有1 400亩，总产量高达2万千克。

绵阳麦冬产地在绵阳和三台县交接的一部分地区，主要在绵阳北面的石马、龙山、开元等地，东面的塔子坝、松垭子、丰谷一带，南面与三台靠近的老马渠、永民等地，西面则沿着江河一带种植，城郊的平政桥、南河坝等以绵阳为中心三十里范围内的区域也有产出。三台接近绵阳的涪城坝及涪江沿岸有出产，其中涪城坝出产的质量最佳。绵阳、三台的麦冬产量，1936 年的年产量为 36 万多千克，受到抗战战事影响，价格、销路不佳，影响了种植面积和产量，1947 年仅有 43 万千克的产量。

销售市场主要有二，一在绵阳城关，二在三台的葫芦溪。光绪末年，麦冬因供不应求而导致价格上涨。此期价格最高者，好货一担价值十七八吊钱，次货价格一担十四五吊钱。按照当时货币的购买能力，十几吊钱可以买到十几担的大米。民国二十三年，因销路不畅，导致庄户低价倾销，好货八九吊钱 1 担，次货四五掉钱 1 担，此后十余年的价格维持在这个水平，没有多大的变动。麦冬上市的时候，一天多则 200 多担上市，少则四五十担。民国二十四年之后到民国三十二年，麦冬价格逐步上涨。其中，民国三十二年因麦冬减产，本地与外地都缺货，导致价格涨到极点，贵的卖到 40 元 1 担。按照当时的货币购买能力，一元多可以买到一斗大米。价格上涨导致产地绵阳反而买不到麦冬，本地人需要药用，也只能到成都去购买配方。民国三十四年抗战胜利，价格下跌，跌至 14 元 1 担，后遇到国民政府货币改革，货币混乱，导致麦冬销售和种植均逐年减产。

麦冬一般在 3~8 月这段时间上市，但往往一年四季都有销售。一般药农收药后直接运到市场销售，也有被当地人称为"地滚子"的人，作为农户与大宗商户之间的中间商。他们带着秤到农村，从 1~2 千克起收购零货，积累到一定数量后，再转卖给大宗商户，以赚取中间差价。

新货出货季节，大量外地商户前来收购。水帮主要以重庆来客为多，经由重庆商客采购后运往重庆，再卖给来重庆购买的外省商户。重庆商户以木船走水路运往重庆后再运往汉口、上海等地，因其交通便利等因素，重庆商户的采购大约占到绵阳麦冬产量的 70% 左右。旱帮主要由宝鸡、西安等地前来，主要用马驼出川。民国初年也有绵阳本地商户参与麦冬的经销的，但后来因竞争力不足，渐渐消亡。

民间有多种灵活的交易方式。重庆商家因其信誉高，如果在购入麦冬的时候，货款还没有到手，可以先行赊账，等运往重庆销售后，再给付货款。每个月分两次，在初九、二十三两日给钱，当地称为关期。但药农卖货则不赊账，须为现款交易。

药农手头拮据，也可以采取"卖青"方式先拿到货款使用，即在麦冬尚未收获的时候就先卖掉，也叫"断地"。买青的人被称为晒棚子，到麦冬成熟后再来挖取货物。一般在挖货的时候会故意将采收的斤数说得比实际的少。买青人在给价之前要对农户的麦冬产量进行预估，会脱了鞋后赤脚踩在麦冬苗子上，如果脚底感觉到顶脚，则说明其下有麦冬，如果踩的时候感觉软绵绵的，则说明其产量不好。有的会直接扯一撮麦冬苗，观察其根上是否有珠子一样的根，或者有没有带长形的肥根。如果有的话，则可以断定收获季节产量比较好，否则产量低。预估产量高的买青价格也高，反之则低。

麦冬还带动发展了与其产销有关的一些职业，形成了产业链。麦冬经济链条上有种植户、经纪人、包装者、秤户等。

麦冬产量和销量较多，催生了经纪人。这种经纪人往往撮合大宗的买卖，其佣金由买方付给，另外还接受买方的喝酒、吸烟、看戏等额外款待。在这种情况下，经纪人受到利益的驱使，往往会维护买家的利益，对卖家则尽量压低价格。经纪人取货的时候取样品查看品质，这种样品往往归其所有。因此，经纪人往往随身携带一把扇子专门用来取用样品，看货的时候一次抓起一大把麦冬，然后用扇子摊着查看货品。

当时麦冬买卖过程的中的重量，按照十六两一斤来算，因此要一百六十斤的麦冬才能算上 50 千克，称秤的人被称为"秤户"，过秤的时候要"喊秤"，大声告知买卖双方重量，秤户说多少斤就算多少斤。因此，秤户也是买卖过程中，买卖双方为利益拉拢的对象。

在产地，每年都会有一部分人从事麦冬的挑选、装箱等加工工作，为当地劳动者增收创造了机会。麦冬贸易的开展，也为当地政府的税收增加了来源，如对商户征收统税、关卡税、重税（上了税之后又上税）等，农户则不需要缴税。

麦冬交易有时候甚至会用隐语进行。用"言子"来代替一般的语言商议价格。

如以"阴色春水暗云里赤千"等来代替数字，这几个暗语分别代表一、二、三、四、五、六、七、八、九、一兼十。药农或妇女卖货的时候一般都是喊的明价，不会用暗语进行交易。也有的用袖口遮住手掌，买卖双方互相捏对方的手指，通过手指比划来代表价格，以此来商量交易价格。

在四川麦冬生产区，流行着麦冬歌，以顺口溜、谚语的形式记录、传播麦冬的种植经验。如：

要使麦冬产量高，
年年换地很重要。
夹沙肥沃排水好，
水稻轮种虫害少。

春分早，
立夏迟，
清明谷雨最合适。

一株少，
四株多，
两株三株最合适。

麦冬是个怪，
冬来果儿长得快。

冬春如若遇干旱，
立即要把水来灌。

晴天挖，
流水淘。

要使麦冬产量高，

搓揉次数很重要。

要使麦冬抛撒少，

不用牛犁锄挖好。

片子姜黄产蜀都

姜黄又名子姜黄、宝鼎香、毫命、广姜黄、黄姜等，是芭蕉目姜科姜黄属植物姜黄的根茎。姜黄能行气破瘀，通经止痛。主治胸腹胀痛、肩臂痹痛、月经不调、闭经、跌打损伤。古代除了药用也作染色之用。姜黄始载于《新修本草》。苏恭对姜黄、莪术、郁金三物混淆不清，将其总称为术，并认为西戎之地产出该物。陈藏器认为西番也有，后人认为西番是当时四戎之一，也就是今天的西藏、青海、四川等地。宋代《证类本草》引《图经》曰："姜黄，旧不载所出州郡，今江、广、蜀川多有之。"并云"蜀人以治气胀，及产后败血攻心，甚验。"苏颂明确指出四川多产之。清人赵瑾叔《本草诗》认为四川的姜黄质量上乘：

香浓宝鼎透金炉，片子姜黄产蜀都。

莸药功分原有异，郁金形似岂无殊。

积瘕可破经前阻，败血能消产后汗。

手臂不愁风痹痛，初生疥癣亦堪敷。

民国时期陈仁山根据调查，在其《药物生产辨》中指出："姜黄产四川。……今余之调查，我国各市场所售姜黄皆为四川出产，且大宗出口，故姜黄除印度……出产外，仅四川大宗产之，其余两广有出产，但不及川产者佳。"可见，四川姜黄在民国的药材市场中所占市场份额之大，以及质量之上乘。

四川的沐川、犍为、宜宾、开江等地均有产出，乐山市犍为县是川姜黄的道地核心产区，以姜黄素含量较高、品质优良而闻名于世。而犍为县的麻柳场、月波场、和兴场、幺姑场、井九场、清水溪、龙窕场、榨鼓场、铁炉场、河口场、新桥场，屏山的碳库场，沐川的南拗罗拓场，宜宾的两坪场，崇庆的三江口等地，双流的擦耳岩，新津的三合场，广安的肖家溪等地均有产出。

姜黄有母姜、子姜的区别，子姜是姜芽，颜色金黄，粉质较多，品质较差。

重庆市场售卖分为大河姜与小河姜两种，大河姜产自麻柳场一带，母姜占 1/5，子姜黄约为 4/5，颜色为深黄色，粉质较多，品质较好，行销全国并大量出口，销往梁山等地用于制作黄纸，到涪江、嘉陵江一带用于烟丝的制作，部分销往湖北的老河口、河南、陕西等地。小河姜产自渠县的鲜度河一带，母姜黄占 3/10，子姜黄占 7/10。母姜颜色淡黄或黄黑色为劣质产品。而四川的姜黄以崇庆、双流一带新产者质量最为上乘，颜色金黄，可惜产量不高，四川西北各地就将其消耗了，极少外销。

姜黄销售时，先从产地以篾席包装运至重庆，每包大者 200 千克，小者 100 千克。由重庆外运之时，再以麻布包装篾席外部，或者以木箱（高、宽均为二尺五寸）包装，每箱 200 千克。包装前对药物进行加工，将其中的泥沙杂物与霉烂变质药物去除，盛于竹笼内，两人推动使得药材相互撞击，直至皮层被撞去，呈现出美丽的黄色。

抗日战争前，姜黄大量运往欧洲、日本，作为染色材料进行销售，四川梁山、垫江也多以其为黄表纸的染色剂。姜黄出口，从光绪末年开始，经汉口帮采办后，再经由江浙帮与外商洋行外销。民国三四年间达到鼎盛状态，每年出口大约 200 多万千克，后来逐步衰落，民国二十年到二十四年每年出口大约只有 100 万千克，占据川药出口贸易的第二位。

抗日战争前的产量，全川大约有 250 万千克，其中犍为量最大，约为总产量的 4/5，渠河流域产量约为 15%，崇庆、双流约为 1/20。因此，在其主要产地麻柳场、月波场形成了集中市场，由此地集中到宜宾，再转运至崇庆外销。渠河流域以鲜度河为最大的集中市场，其次多集中在合川，销往嘉陵江、涪江流域以及重庆。崇庆、双流出产因量少，主要销往成都及赵家镇。抗日战争后，因运输困难，运费价格上涨，导致无法出口，故致价格低廉，因销售该物利润降低，故包装简陋，以篾席包装，故导致霉烂者变多。价格的低廉也导致产地产量的大量减少。

姜黄药用量很少，历史上药用自清代后，使用品种与现代基本一致。姜黄和郁金常常被混淆，二者本为一种植物的不同部位，姜黄为掌形的母根，而郁金为橄榄形的根。四川的沐川、犍为等地只产姜黄，不产郁金；而四川的崇庆、双流、新津平原农田种郁金不产姜黄。

郁金之乡在崇庆

郁金是姜科姜黄属植物郁金、姜黄、莪术的块根，多栽培在肥沃的沙质土中。《新修本草》载该物"郁金生蜀地及西戎。苗似姜黄，花白质红，末秋出茎心而无实。其根黄赤。"宋代苏颂著《本草图经》指出，"郁金，产广南，江西州郡亦有之，然不及蜀中为佳。"清代赵瑾叔《本草诗》写"郁金"诗：

肺郁能开性自恬，西川物罕价难廉。

生肌更使疼俱定，止血还教火不炎。

透处折来光欲彻，苦中尝出味偏甜。

芬芳自是多条鬯，玉瓒黄流酒可添。

四川道地郁金，上品具有个子大、圆熟、皮细、体质沉重、断面结实、色彩鲜亮等特点。按产地与品种，又分为黄丝郁金、绿丝郁金、白丝郁金几种，均为四川的道地药材。黄丝郁金外形呈纺锤形，少数呈现椭圆形或者圆锥形状，一端肥大，一端细小，末梢有根的痕迹。外皮为灰黄色，有细细的皱纹，断面呈现出轻微的透明状，外周深黄色，内心金黄色，气味清香，味道辛辣。

绿丝郁金大多外形呈长的椭圆形，略扁，纹路比较粗，断面透明程度轻，味辛。

白丝郁金外形为长的椭圆形，断面接近白色，外周与内心之间有黄色的环状纹路，透明度差，味辛，气味淡。白丝郁金与黄丝郁金的主要区别在于：白丝郁金块根呈现淡黄白色，而黄丝郁金的是灰黄色。

四川郁金在双流、新津、崇庆（今崇州）、温江、犍为、沐川、仁寿、开江等地有栽种，其中主要产区在崇庆、双流、新津三地。崇庆位于川西平原，距离成都中心城区仅数十千米，郁金是该地著名特产，有近千年种植历史，被称为"中国郁金之乡"，主产黄丝郁金和绿丝郁金。所产郁金具有内胆小、肉厚、质硬的优点，切片后肉不分离，不松散，成晶片状。而此地的黄丝郁金内胆成"鸡蛋黄"，胆汁呈鸡血色（暗棕色），为全国所独有。此外，此地出产的郁金不仅具有清心解郁、行气化瘀、利胆退黄等功效，还在治疗胸肋腰腹痛、痛经等疾病方面卓有殊功，具有较高的综合利用价值。崇庆独特的地理环境成就了当地的郁金品质。当地听江、三江、江源一带，土层深厚，土壤肥沃湿润，又有良好的排水条件，十分适合郁金生长。

川产黄连美名盛

黄连是多年生的草本植物，药用的历史十分悠久，在《神农本草经》中被列为上品药物。这种药物的命名与其生长的形貌有关。李时珍认为这种药物"黄连丛生，其根连珠而色黄"，因此而得名。四川黄连的质量上乘。唐代《新修本草》认为黄连中"蜀道者粗大，味极浓苦，疗渴为最"。李时珍的《本草纲目》明确载："今虽吴、蜀皆有，唯以雅州、眉州为良。"川产黄连的美名古时已盛，有些人为表明自己所售或所用黄连质量的上乘，往往会在黄连这种药物的前面冠上"川"字。

明代时期四川黄连栽培和产出最为繁盛。洪武年间，石柱县开始将野生黄连引为人工栽培。据传说，当地黄水有一陶姓人家，首先将山上的野黄连移植回家，种植成功后，种植技术逐渐普及，带动了当地农民种植黄连。至民国时期，当地的黄连种植户已经有 4 200 多户，其中有 6 户栽种面积达到 40 万棚。当地的石坝镇、湖镇、新场等地都开展种植，尤其是黄水和悦来镇出产尤多，常年产量有 700 担，最高年产量甚至多达 1 000 担。

根据种植的植物与产地的不同，四川黄连分为味连、雅连以及峨眉野连。

味连是黄连的干燥根茎，大多有分支，多一束有 3~6 个分支，样子看起来与鸡爪子有几分相似，因此人们也把它称为鸡爪连。味连多种植在海拔 1 200~1 500 米的山区，形体肥壮，质地坚实，断面呈现深红色的为佳品。原产自川东，石柱县、巫溪、城口、开县等地都是它的主要产地。

石柱开始大量栽种黄连，传说源自一个姑娘。据说黄水苍坪老山上有位姓陶的人，照着药书上的图画，在山上寻找野生黄连，并把在深山中发现的黄连带回家栽培，种子不肯外传，并因此发家致富。后来，他的女儿偷偷地把黄连种子偷出来，传给其他人栽种，如此一来，周围栽种黄连的人家越来越多。陶父发现自己独占的黄连栽种局面被打破了，而外泄黄连种子的居然是自己家里的人，于是恼羞成怒，一气之下，害死了女儿。后来，栽种黄连的人为了纪念这位为散播黄连种子而死的姑娘，每年在搭建黄连棚子的时候都要敬神，据说就是为了纪念那位偷偷散播黄连种子的姑娘。

雅连是三角叶黄连的干燥根茎，根茎多没有分支，呈现为圆柱形，一般被称为单枝连。雅连主要出产在雅河流域，雅河也称为青衣江，多种植在1 700~2 000米的山林，生长环境大多阴暗潮湿。它的根茎粗壮肥厚、没有空心，味道苦中有甜，断面呈现出明显菊花纹的为上品。马边、峨边、沐川、雷波、洪雅、峨眉等地的高寒地区都有出产此类药物。

峨眉野连是黄连中最佳者，以全株入药，被列为贡品。峨眉野连根茎分支比较少，节之间的间隔短而密，结节连接，像连接的珠子，外表黑褐色。峨眉野连多为生长多年者，断面金黄色，质量较好，产量也较少。并且，峨眉野连只出产在峨眉、峨边海拔2 000米以上的岩壁上，喜欢阴湿陡峭之处，采摘不易。药农采药时，要用粗绳子缠在腰间，攀爬到峭壁才能采到，人们视若珍宝。新中国成立前，峨眉野连在重庆市场上每担售价1 000多银元，比同期雅连售价高出三倍。从重庆转运至上海后，再按照其个头大、中、小，分别整理为福、禄、寿三等，按照每箱1 000克的标准包装，运往日本、欧美等地销售。

黄连从种到收一般要经历5~7年时间。为了模拟药物阴暗潮湿的生长环境，药农往往要搭建棚子，但棚子又没有成年人的身高高。在棚子里劳作的时候，往往需要弓腰驼背，并住在棚边看守，如此数年，方能收得药材。因此，种植农户认为，要收黄连，需吃得比黄连还苦的苦，足见其种植的艰辛。

洪雅、峨眉等地都有黄连产出，分野生与栽培两种。野生者如岩连，质量好，但是产量少，因此价格非常昂贵；人工栽培者区域较为广泛，在洪雅、峨眉多地均有产出。其药用价值虽然不如岩连的高，但是也不错。品种分为三种：一种是花叶子，叶子大小与大连的叶子差不多，但颜色较白，5年左右即可收获，品质较好，黄连个头较大，但是种植没有得到普及和推广。

一种是大连，又叫紫盖连，叶子比较硬和大，根也比较大，产量较大，栽培最为普遍；小连的叶子较为柔软，根和叶子都比大连的小，产量也比大连低，栽培量也比较小。洪雅的高庙、张村等地，峨眉的峨眉山下到长老坪、九老洞，上到雷洞坪，东到洪雅，西到龙池的山地都有出产；雅安的大河边等地也有产出，因其产地在雅安，因此又被称为雅连，可惜产量不大。

黄连人工栽种一般 4 年左右可以收获，10 月是其收获的季节，也有少量会将黄连蓄积到五六年方才收获的，但种养这么长时间的黄连，数量是十分稀少的。收获后要敲去上面的泥土，将其放在圆形炕上放置的竹竿上，下面以柴火烘干，期间要反复翻动，干后用篾笼装上，摇动竹笼，使黄连的根须在相互撞击中被摩擦掉，直至外皮光洁的时候，运至市场售卖。

雅安、洪雅一带生产的黄连，市场集散地主要集中在高庙，峨眉一带部分在复兴乡聚集，一部分在龙池。产量方面，20 世纪 30 年代期间，洪雅大约 50 千克，峨眉有 1.5 万千克，雅安、峨边等地产量也在 5 000 千克以下，合计 2 万～2.5 万千克。贩卖始于山农，山农将其贩卖给山贩子，山贩子再转卖给重庆商户，重庆商户沿着水路运送至外地销售。也有部分药农自己到街市售卖的。当时以麻布袋包装转运，十月半时的价格大约为每担 250 元。

明代崇祯年间荥经知县张维斗曾经专门写了《黄连谣》，述连农之苦：

采黄连，连从何地掘，托根自深嵁，豺狼所宅窟，腰镰迤逦寻，虺蛇同出没，毒气一中之，朱颜变白骨。呜呼！谁非天地父母身，忍抛驱命长屹屹。

采黄连，连界从何界。孕毓自地灵，丰啬关天意。取者日多加，出者不能继。人情所必争，造物亦珍秘，幸者偶然获一二，否则终日挈空器。呜呼！谁非天地父母身，肠枯目断魂惊悸。

采黄连，连将何所用？和药佐君臣，上方充御贡。监司一纸催，县官神色动。命下如风雷，隶卒打门关。银铛捽颈到公廷，虎吏两旁莫敢控。呜呼！谁非天地父母身，鞭笞肉飞不知痛。

采黄连，连价何以给。官价仅六分，民价倍几十。田产鬻豪门，贸易何地邑。犹自倩牙人，卖儿供赋人，一口不能抵数斤，持篓输将还岌岌。呜呼！谁非天地父母身，士女仳离啜其泣。

呜呼！黄连本性寒，入口旋欲吐。如此惨百罹，苦上更加苦。转苦冀成甘。

盍益征连薄，御用恐难亏。谁撞登闻鼓，酌量从改折。剜肉犹可补。不然愁此一方民，空留明月照门户。

蜀姜供煮陆机莼

四川自古出产姜，又叫白姜、均姜、干姜，是姜科植物姜的干燥根茎。姜是多年生的草本植物，原产自亚洲东南部的热带和亚热带地区，喜欢湿润的环境，在低山和平坝地区均可以种植，尤其喜欢土层深厚、排水良好的夹沙土或者土壤中。姜内含有生姜酮，有健脾、促进食欲等作用；姜油具有促进血液循环的作用，服用后能让人全身感到温暖、出汗，因此，常常用于风寒感冒初起和燥湿。这一现象在许慎的《说文解字》中有明确记载："姜作疆，御湿之荣也。"姜也是重要的调味品，先秦时代的贵族饮食中就已有姜。姜不仅能治病，也是很好的保健品。姜含有人体所需的多种养分，如氨基酸、淀粉、钙、铁、磷等，能促进消化及抗菌、解毒等功效，民间常常药食同用，广泛流传着"冬有生姜，不怕风霜""冬吃萝卜夏吃姜""朝含三片姜，不用开药方"等说法。

巴蜀自古出产姜，蜀姜盛名于世多时。《吕氏春秋·本味篇》记录"和之美者，阳朴之姜"，阳朴为四川地名，高诱注之曰："阳朴，地名，在蜀郡。"《史记·货殖列传》记载"巴蜀亦沃野，地饶卮、姜、丹沙、石、铜、铁、竹、木之器。"《神农本草经》列其为上品；《名医别录》列为中品，认为干姜生在犍为、荆州、扬州，9月收采。贾思勰《齐民要术》卷三"种姜"认为蜀姜最好。《本草纲目》记载"姜出犍为川谷，及荆州、扬州。"明代嘉靖年间的《马湖府志》记载"沐川多姜"。清嘉庆十九年（1814）的《犍为县志》也有记载。

文人墨客留下了不少对蜀姜赞咏之辞。司马相如《上林赋》记之为"茈姜"，唐代李商隐《赠郑谠处士》以之入诗：

浪迹江湖白发新，浮云一片是吾身。

寒归山观随棋局，暖入汀洲逐钓轮。

越桂留烹张翰鲙，蜀姜供煮陆机莼。

相逢一笑怜疏放，他日扁舟有故人。

对肥嫩的子姜，苏东坡留下了"先社姜芽胜肥肉"的诗句，予以大加赞美。

据说苏东坡以之会友。据传，苏轼与好友姜志之相约饮茶闲谈，姜志之提议道："苏子，我们还是指坐中一物为药名吧。"苏轼表示赞同。志之沉思后说："君为药名。"苏轼不解其意。志之笑言："苏子!"苏轼随后说道："你也是药名，不是厚朴，就是半夏。"志之亦不解其意。苏轼曰："若不是半夏、厚朴，何以姜志（制）之!"志之为之叫绝。

此外，清代周亮工《次清风店咏黄芽菜》中也提到："莫教盐豉分杨樾，略带冰霜荐蜀姜。"

四川地区所产姜尤以犍为、沐川所产白姜为佳，其形体美观，质量上乘，块茎肥大，白皮粉口，气味芳香浓郁，是四川的大宗道地药材。四川种姜品种主要有黄口姜、铁白口姜、白口姜三种，黄口姜牙尖整齐，呈现樱桃嘴形象；白口姜牙尖略显弯形；铁白口是白口姜呈现铁青色者。药用姜以黄口姜为佳品，铁白口姜次之，白口姜最次。黄口姜根茎肥大，粉性足，辣味浓烈，折干率较高。犍为、沐川、宜宾等地栽培的多为黄口姜。犍为的新民、复兴、孝姑，沐川的箭板、大南、炭固，宜宾的月波，乐山的牛华溪等地产量较大。抗战前，四川干姜的产量一般有 12.5 万千克，最高有 45 万千克，抗战后产量减少，只供内销。1949 年因战乱导致交通堵塞，价格跌落至每千克鲜姜合人民币 6 分，干姜 1 毛 4 分，姜农纷纷转炕制干姜为菜姜出卖；很多农户直接弃种，改为耕种粮食，白姜生产几乎陷入绝境。

姜的经济价值，司马迁在《史记·货殖列传》中曾记载："若千亩厄茜，千畦姜韭，其人与千户侯等。"

银心白芍在中江

白芍是毛茛科植物芍药的根，属多年生草本植物，适宜温和的气候，适宜在土层深厚、排水良好、肥沃疏松的夹沙土中栽种。《神农本草经》列为中品，有赤白之分。宋代已经广泛人工种植并入药。宋《本草别说》记载："本经白芍出丘陵山谷，今世所用者多是人家种植。"

四川是全国白芍的生产区域之一，有着悠久的种植历史。境内中江、渠县、广安、铜梁等地为主要产区，万县、涪陵、内江与成都辖区少数县也有产出。中江、渠县所产白芍质量好，产量大，中江所产尤其好。据传，中江种植白芍始于清代的乾隆年间，由两位农民将白芍从渠县引种到中江。中江的土壤、气候等特别适合白芍的生长，药农又十分注意对栽培技术的总结和改进，中江白芍逐渐超越渠县白芍，成为颇具特色的中江白芍。中江白芍根肥大壮实，质地坚实，粉性十足，切片不会脱圈，表面光滑，色泽黄白适当，内心白色，被称为"银心"白芍，远近闻名。光绪初期，白芍在渠县、中江等地大量栽种。光绪初年，中江种白芍大约20余亩，到光绪末年时，已经发展到100多亩的种植量，有的亩产高达750千克。1921~1926年，栽培面积高达1 500亩，产量多，质量好，产品远销全国各地。

中江白芍产量在1932年达到新中国成立前的极盛时期，当年产出2万担左右。抗日战争前年产量为7 000~8 000担，1947年减为400担，1949年约1 000担。远销内地、我国台湾、日本、东南亚诸地。

风湿痹症使羌活

羌活又名川羌、西羌、蚕羌、大头羌、竹叶羌、胡王使者、追风使者，是伞形科植物羌活（也即竹节羌活、蚕羌）和宽叶羌活（即大头羌、条羌）的干燥根与茎，是四川道地药材。它是当年羌族人民用以治病的重要药材，东汉时，汉朝中央政权曾设置护羌校尉一职，羌活"护羌使者"之名就是由此而来。

羌活味苦、辛，性温，能祛风去湿，解热止痛，解表散寒，能驱除肌间或肌肤间风湿，是治疗风湿痹证的要药。传说唐代有个名叫刘师贞的人，其兄长患风湿顽症多年，长期卧床不起，遍求多位名医，遍试多种验方，都不见好转。一晚，刘师贞梦见自己为了兄长之病，到处求医问药。仓皇间遇到一位老翁。他病急乱投医，硬着头皮前去咨询。老翁在听完他陈述兄长顽疾之后，告诉他兄长的疾病必须用胡王使者浸酒服用才可以见效。师贞只道是仙人显灵，托梦给自己，指点治疗之法，于是牢牢记住药名。可醒来后，他查遍医书，也没有找到胡王使者这种药。师贞为了兄长，不得已，四处走访名医药农，居然没有一个能告知他此药为何物。师贞心下十分焦急，以至于食不知味，寝不安眠。焦虑之中，他又做了一个梦。这次梦中遇见了逝世多年的老母亲。师贞忙将哥哥的病情告诉母亲，以及仙人托梦必须要胡王使者浸酒服方可治疗。母亲告知："胡王使者就是羌活。"师贞醒后即用羌活浸酒给兄饮服，兄长之病果然慢慢痊愈。自此，羌活的祛风除湿的作用广为流传。

羌活在《神农本草经》中载于"独活"条下，认为是独活的别名。在唐及唐以前，羌活独活被认为是一种药，用法上不分。唐代《药性本草》将独活、羌活区别开来。四川产羌活有野生和家种两种，以野生为主，主要是宽叶羌活。羌活主要生长在海拔 2 000~3 500 米的山林的林荫、灌木丛、草丛中。喜欢疏松而多腐殖质多的土壤，主要分布在阿坝、凉山、甘孜、雅安、绵阳等地，主要产区有茂汶、理县、马尔康、小金、金川、黑水、松潘、康定、壤塘、泸定、德格、色达、丹巴、九龙、宝兴、石棉、北川等地。

四川羌活量大质优。抗日战争前产量为年 6 000 担左右，抗日战争期间 3 000担，1948 年因山区种植大烟，导致减产到 800 担。

定风神药为天麻

天麻又名赤箭、赤箭脂、独摇、独摇芝、定风草、离母、鬼督邮、神草、合离草、自动草、水洋芋等，是兰科植物天麻的块茎。天麻地上茎全株不含叶绿素，单一直立，宛如箭杆。《神农本草经》载之为"赤箭"，宋代《开宝本草》以"天麻"之名收载。明代《本草纲目》将赤箭、天麻合为一物，认为"天麻即赤箭之根"。天麻的种子细微如粉，体轻似绒毛，成熟后往往会随风飘去，因此民间有"天麻、天麻，天生之麻，神仙播种，凡人采挖"的说法。

天麻是多年生的寄生植物，既无绿叶叶片，也没有根，不能进行光合作用，依靠蜜环菌的菌丝或者菌丝的分泌物提供生长所需的养分。因此，人工栽培在古代十分不易，往往依靠野生采集。天麻这一特点，在民间留下了有"天麻仙人脚，不能家栽，栽了就会飞""天麻会走，种下没有""天麻天麻，神仙播种，深山发芽"等谚语。

《神农本草经》将天麻列为上品，认为它"久服益气力，长阴肥健，轻身增年"最初被当为保健食品食用。据说唐明皇李隆基每日上朝理政之前，都要调服一盅赤箭粉以滋补身体。白居易《斋居》言："黄芪数匙粥，赤箭一瓯汤。"后来才逐步以药用为主。天麻可息风止痉、平肝潜阳、祛风通络，被誉为"定风神药"药谚云："赤箭钻天，有风不动能定风，无风自动可驱风。"

天麻喜欢生活在海拔1 000米以上林荫处，土质多腐殖质并疏松者为佳。四川的乐山、雅安、宜宾、达县、涪陵、万县、南充、温江、绵阳等地均有出产，其主要产地遍及洪雅、邛崃、大邑、峨眉、峨边、马边、雷波、美姑、屏山、宝兴、天全、石棉、彭县、灌县、宣汉、南江、通江、剑阁、广元、武隆、丰都等30多个县及多个山区。

立夏以前采挖的称"春麻"，冬至以后采挖的称"冬麻"。加工后的成品天麻外形呈长圆形，也有的为椭圆形，有的微微弯曲，表皮白色或黄色，全身有明显横白环花纹，因其顶端有红棕色芽苞或者残留的茎，被称为"鹦哥嘴"，下端圆脐形的疤痕被称为"肚脐眼"。质量上乘者个子大，质地坚实，色泽明亮，截断面发亮，嚼起来有黏性。新中国成立前天麻主要为野生，川南的峨眉、峨边、宜宾、乐山以及金口河等地均有天麻出产，1932年产量多达1 100~1 200担。成品远销国内外。

姜维有志不当归

当归，有多个异名，如秦归、云归、西当归、岷当归、干归、山蕲、白蕲等。其名字的来源，《神农本草经》称之为干归，《尔雅》称为山蕲，《广雅》注为：山蕲者当归也。李时珍认为："当归调血，为女人要药，有思夫之意，故有当归之名。"

四川自古就是当归的产地。《名医别录》认为，当归产自陇西的肉多而汁少气香，名为马尾归，产自西川北部的肉少汁多而细。其中的川西北部当为今之四川之松潘、平武、汶川一带。李时珍认为现今的松潘、理县、平武等地是当归中的马尾归的主要产地之一，而峨边、乐山、城口、开县、巫溪、道孚、康定、芦山等地所产当归为草当归。

当归本为野生，四川出产的多为野生，但家种历史也颇为悠久。四川在宋代寇宗奭《本草衍义》中就有记载："今川蜀平地畦种，尤肥好，多脂肉。"足见在宋朝时期，四川地区就已经盛行种植当归了。

四川产自松潘、理县等地的当归，主要集中在碧口，经由嘉陵江运至重庆出口，一般被称为川归。清末包括甘肃所产的当归在内，经由重庆出口的当归一年大约有二三百千克。

《三国志·蜀书·姜维传》记载了一个与当归有关的故事。建兴六年，时为魏国天水郡太守的马遵怀疑姜维心存异想，对其颇为忌惮，姜维被迫归蜀，投靠诸葛亮。魏国谋臣知晓姜维之才华，想笼络人才，了解到姜维是名孝子，于是将其母亲接至洛阳，并逼其母写信给姜维，信中附以当归，谐音"当归"，暗示姜维回家归魏。姜维收到母亲来信后，思忖再三，回信曰："良田百顷，不在一亩；但有远志，不在当归。"以"亩"谐音"母"，以"远志"谐音维护汉室正统，统一中原之志。母亲接信后十分理解和欣慰，并说："儿有远志，母无它求。"姜维死后，蜀地之人对其十分仰慕，于是在其屯兵多年的剑阁修建姜维庙，也叫姜公祠，祠内书对联：

雄关高阁壮英风，捧出热心，披开大胆；

剩水残山余落日，虚怀远志，空寄当归。

出自巴蜀形如豆

巴豆是大戟科巴豆属植物巴豆树的干燥种子，又名"肥鼠子"，是老鼠喜欢的食物之一，老鼠食用后安然无恙，不会腹泻。巴豆始载于《神农本草经》，《本草纲目》记载这种药物"此物出巴蜀而形如菽豆，故以名之"。《本草经集注》记载巴豆"生温熟寒"，是温下剂的代表药，妙用之，可泻下，可止泻。巴豆油泻下功能强，而巴豆炭止泻效果强。李时珍认为："巴豆，生猛熟缓。"巴豆炒制到炒黄、炒焦或炒去油，可以减缓泻下之性，减轻伤正之弊。除去部分油脂后，巴豆药性减缓，泻下之力减弱。巴豆炭载于宋《小儿卫生总微方论》、明《普济方》等书，采取烧法、煅法、炒法制炭。王好古认为："巴豆，若急治为水谷道路之剂，去皮心膜油，生用；若缓治为消坚磨积之剂，炒去烟，令紫黑，研用。可以通肠，可以止泻，世所不知也。"

巴豆"峻用则有戡乱劫病之功，微用亦有抚缓调中之妙"。据说，李时珍所在县的邻县有位老太太，患腹痛、溏泻病有五年之久，一旦食用生冷或油腻，肚子即疼痛加剧，腹泻不止。请了无数医生，大多用调脾、止泻、收涩类药物治疗，一直不见好转，反而更加严重。一家人绝望之际，有人推荐李时珍。他们抱着试试的心理去找李时珍看病，李时珍诊断后认为他是"脾胃久伤，冷积凝滞"，于是以巴豆入药治疗，老太太服用后，病渐渐好了。

巴豆是四川的道地药材，四川出产巴豆的历史十分悠久，而且质量上乘，产量较大，居全国之首。巴豆树为常绿的乔木，喜欢温暖湿润的气候，大多栽培在南部各地区的河流两侧和丘陵地带，多利用荒坡、田边、土坎及住宅前的零星空地栽种，大多不会占用耕地栽种。《长宁县志》记载巴豆："从梁代（500年）就开始由野生变家种的驯化工作，已有1 400多年的历史。"《本草纲目》记载"巴豆生巴郡川谷，今嘉州、威州皆有之。"在四川境内的巴豆，主要分布在长宁、宜宾、兴文、合川、铜梁、犍为、江安、合江、叙永、忠县、开县、彭水、石柱等地。

巴豆的产量，根据《长宁县志》的记载，清代光绪年间，巴豆的旺产时期一般年产量有1 000担，最高年产量有4 000担。而根据《中国土产综览》的记载，四川长宁、江安等地出产的巴豆最为著名，产量大，质量好；宜宾地区常年产量可达到6 000担，乐山的犍为大约年产量有600担。抗战期间销路不畅，造成减产。

巴豆的用途主要是作为中药使用，主要销往武汉、上海、湖南等地，抗日战争前曾经有上海工厂榨油外销日本。

江津枳壳始于明

枳壳是芸香科柑橘属植物枸橘、酸橙、香橼等将近成熟的果实。四川产枳壳多以酸橙、香橼的果实制作。此物《开宝本草》中有记录，四川人工栽培的历史有500多年，据《綦江县志》记载，明朝时一名为刘蒲洲的人，在江西为官，将江西枳壳引进到綦江的升平乡栽种，后逐渐扩展到各乡。到清代乾隆年间，綦江枳壳已经销往湖北等地。

枳壳是常绿小乔木，喜欢温暖湿润的气候，尤其适合生长在土质疏松、排水透气良好的土地。四川出产地主要分布在川东北一带，包括江津、云阳、合江、泸县、涪陵、宜宾、达县、南充、绵阳、内江等地。其中，江津枳壳栽培历史悠久，成品青皮白口，质量上乘。枳壳在江津影响力较大。19 世纪初期，江津枳壳公司成为中国创办的第一批公司中的一员。

此品为四川道地药材，民国时期江津枳壳因价格大涨，种植户增加，年产量大约有 1 500 担，抗日战争开始后，枳壳滞销，果树多被砍伐，产量也随之减少，到 1949 年仅剩下 300 担。

四川佛手出合江

佛手是芸香科植物佛手干燥的果实片，花为佛手花，也可以入药。此物始载《图经本草》。《本草纲目》记载此物"其实状如人手，有指，俗呼为佛手柑。"在合江、江津、綦江、犍为等地均有出产，其中，尤其以合江出产最为量大质优，具有个头大、气味芬芳、外皮青色、瓤肉色白的特点。四川栽培历史仅 200 多年。1925 年的《合江县志》的"食货篇"记载"南四、南五两区产佛手柑，形似人拳屈指伸，奇状百变，在昔运销外郡。"在四川省内外及沿海一带均有销售，也有出口东南亚。新中国成立前合江种植佛手大约有万株。

佛手树是常绿的小乔木或者灌木，适合在土层较浅、下有较硬的沙土或者油沙土中，喜欢温暖湿润的气候。

四川泽泻出灌县

泽泻是泽泻科植物泽泻干燥的地下块茎，李时珍谓："去水曰泻，如泽水之泻也"，故名之。《神农本草经》列为上品药，主产福建、四川、江西等地，福建、江西产者称"建泽泻"，个大，圆形而光滑；四川、云南、贵州产者称"川泽泻"，个较小，皮较粗糙。川泽泻主产于四川的灌县。泽泻喜欢在海拔 800 米以下，阳光充足、气候温暖、土壤肥沃、水源可靠的地区生长。川泽泻抗战前外销旺盛时期最高年产量有 12 000 担，抗日战争时期销路受碍，年产量只有 8 000 担，1949 年更少，只有 1 400 担。

四川丹参产中江

丹参又名赤参，是唇形科多年生草本植物丹参的根。《吴普本草》始载。四川种植丹参有近百年的历史。丹参喜欢温暖湿润的气候，地势向阳，土层深厚且排水良好的土地尤其适宜生长。四川的中江、金堂、巴中、简阳等地都有出产，其中中江县尤因产量大、质量好闻名。1930年《中江县志》记载"丹参一物，用途甚隘，而吾邑计植数十年，尤其甚于民国初期，始发及20万千克，销路专恃重庆番舶，运出海外。"抗日战争前年产约2.5万千克，抗日战争后产量逐渐下降。

多彩民族医药

民族医学是我国传统医学的重要组成部分。四川地区民族多样，其中，藏族、彝族、羌族人口较多，在与自然和疾病抗争的悠久历史中，形成了具有地域特色和民族特色的医学。

南派藏医

南派藏医故里

藏医药有近两千三百年的历史，是藏族人民通过长期的实践，不断积累、完善而形成的具有完整理论体系、独特治疗方法和浓郁民族特色的医药学体系。藏医药是祖国医学宝库中的宝贵财富，藏族人民在长期的发展历史过程中，在与疾病搏斗的过程中，发现动植物和矿物质的一些部分可以解除或者减轻身体病痛，认识到"有毒必有药"，总结出以"酥油止血""青稞酒糟治疗外伤"等经验。在吸收中医基本理论，以及以印度医学为主的外国医学的基础上，逐步发展成了具有自身特色、具有独特医学理论的民族医药学——藏医学。在历史上藏医药形成南北两派，四川的甘孜州是藏医药发祥地之一，是南派藏医药的故乡。历史上把以康巴为中心的藏医药称为南派藏医药。南派藏医主要流行于今天的四川省的甘孜藏族自治州和阿坝藏族自治州。这些地区与汉族聚居生活区联系较为紧密，受到中医药学的影响比较明显。其中德格和石渠县的藏医贡献尤为突出。

新中国成立前的藏医药学，大多数时期处于封建农奴制度之下，主要依附宗教进行传播，缺少独立的医疗机构和教育机构，活动场地主要在寺庙中，医疗和药物炮制工作主要由喇嘛担任。因此，当地医学与宗教关系非常紧密。一方面对医学有促进作用，但同时也对其有一定的限制性。阿坝州的寺庙隶属于青海、甘肃的大寺院，因藏医学与宗教的关系，因此，当地医学受到青海、甘肃南部的塔尔寺、拉卜楞寺的影响比较大。很多有名的寺庙曾经举行讲经、论经活动，对藏医药的学术进行讲解和讨论，比如阿坝州的郎木寺、达扎寺、毛尔盖寺、查里寺等。甘孜州的德格印经院也对阿坝州的影响比较大。

美丽甘孜州

四川地区的藏族主要聚居在甘孜藏族自治州、阿坝藏族羌族自治州和凉山彝族自治州木里藏族自治县境内。南派藏医尤以甘孜藏族自治州为中心。

甘孜藏族自治州位于四川省西部、青藏高原东南部，俗称康，亦称康巴地区或康区。"甘孜"系藏语，原为寺庙名，古称"朵甘思"。甘孜，藏语意为洁白美丽。传说甘孜城的西北坡有一块形如绵羊的白玉，光泽洁白无瑕，阳光照射下闪闪发亮，光彩夺目，十分美丽。由此，人们就称这个地方为甘孜。甘孜地处东经98°～102°，北纬28°～34°，首府为康定。按地理特点，习惯上分为康东、康南、康北三路。东与阿坝藏族羌族自治州、雅安接壤；西与金沙江与西藏昌都地区接壤；北与青海省的玉树果洛藏族自治州相邻。甘孜藏族自治州特殊的地理位置，使其自古以来就是四川汉族地区和周边少数民族地区政治、经济、文化的交流纽带，为汉藏民族的发展起到了非常重要的桥梁作用。

全州多高山峻岭和深沟峡谷。地势特点是北高南低和西高东低，平均海拔3 500米左右。东西走向的巴颜喀拉山脉绵延于北部，海拔高度在4 000米以上，成为天然屏障。境内山脉属横断山系，大雪山和沙鲁里山纵贯全境。金沙江、雅砻江、大渡河三条大川，汇集冰川融雪和山溪，奔腾湍急。气候属大陆性季风高原型气候，干、雨季极为分明。北部有大塘坝、罗锅梁子、色达、石渠等大草原，南部有理塘毛垭坝草原等。牛羊均具有耐寒、耐粗饲料，肉奶（酥油）兼用、肉毛兼用的优点，其中九龙牦牛以体型大著称。农作物主要分布在大渡河、雅砻江、金沙江及其支流的两岸，海拔在1 300～1 800米。这里多样的地形、气候和复杂的地理环境共同造就了丰富多样的生态资源。目前，有药用记录的药用资源植物1 539种，其中有药用价值的1 137种，占四川省中藏药种类的40%以上。甘孜藏药品种丰富，蕴藏量大，并有大量的珍稀名贵药材品种。

源起美丽传说

甘孜州藏医药学起源有着美丽的传说。在甘孜州藏族中流传一个这样的故事：

在很早很早以前，有位神仙名叫夏加吐金，他最早知道人类的疾病是由于风、木、土、水以及四季时令不能协调所导致的。那时候，人民生活艰苦，以叶蔽体，依洞穴而居，以土为食，与各种野兽为邻，为了生存与大自然进行顽强的搏斗。夏加吐金了解到人类的疾苦之后，非常同情人类，于是将"天火"传给人类，以帮助人类同自然和野兽搏斗。当时人们因为缺乏食物而食用观音土充饥，后导致腹胀（也被称为消化病）。观音土又叫观音粉，也称"高岭土"，又名膨土岩、斑脱石、甘土、皂土、陶土、白泥，是以蒙脱石为主要成分的黏土矿物，少量吃不致命，过量食用后可造成胃下垂、腹胀、浮肿等症状。这种土可充饥，但不能被人体消化和吸收，吃了以后腹胀，大便困难；吃后尽管肚子不会感觉饿，却不能为人体提供所需要的能量，不能使人维持生命。清朝的戴名世在《孑遗录·附灾异记》中记载："崇祯十一年戊寅春，地产粉土，其色红白细腻，富人食之多死，贫人疗饥，时人谓之观音粉。"四川地区发生灾害时，常有食用观音土充饥的事情。四川羌族的歌谣《玉米苞嗨玉米苞》中就有："观音土换成玉米面，粗麻布换成布衣裳。"夏加吐金看到这种情况，心中十分难过，就教授人们用开水（藏民现在仍然将开水称为"药"）治疗这种腹胀病。

为了能帮助人们抵御疾病的侵袭，他又派了一个名叫冲巴冬强（也就是四脸神）的童子到"五色海"去拿取装着最好的药水（即"德芝"）的瓶子，想以"德芝"为人类防治各种各样的疾病，为人类免除痛苦。"五色海"藏名"纳卡措姆"，意为"山顶之海"，是位于康定南面海拔 4 100 米的拉姆兹山的高山湖泊，湖底有许多不规则的网状花纹，每年七八月，湖底各种植物茂盛，在阳光的照耀下会呈现不同颜色，也有人叫它"七色海"。冲巴冬强在经历了千辛万苦后，终于拿到了药水并返回德格，在途中遇到一个强盗扎金，扎金想方设法要盗取"德芝"，妄图自己一个人全部服用，成为神仙。冲巴冬强发现了扎金的邪恶企图，为保护"德芝"不被强盗夺走，与之展开了激烈的打斗。这场打斗中，两人都拼尽了全力，使出全身的功夫，刀光剑影间，两人杀得昏天黑地，飞沙走石。这场大战整整持续了七天七夜，仍然未能分出胜负，激烈的搏斗中，装着"德芝"的药瓶被打碎了。两人见药瓶已毁，宝贵的药水已经流走，两人斗志更猛，最终厮杀到死去。两人流出的鲜血和"德芝"撒满了整个草原。此后，二人的鲜血都长成了草。流淌过冲巴冬强的血和"德芝"的地方，长出的草具有解除疾病、消除痛苦的作用。而沾染着扎金鲜血的地方，长出来的草则会毒害人类和牲畜。人们于是将第一位医生的名字命名为冲巴，用来纪念冲巴冬强，以鲜血和生命为人类带来了可以治疗疾病、维护健康的药草。

南派藏医支脉

藏医药学从公元 12~15 世纪，产生了以向巴·郎加扎桑为代表的北派藏医药和以宿喀·娘尼多吉为代表的南派藏医药。宿喀·娘尼多吉被称为"南派藏医药"理论创始人，之后经过杰巴泽翁、释迦汪秋、宿喀·洛珠杰布（1509—1572）、五世达赖喇嘛（1617—1681）、达姆·门然巴洛桑曲批（1638—?）等一代又一代南派藏医药学家的继承和发展，一直到司都·确吉迥列（1700—1774），南北派藏医药学才得到真正意义上的统一。"南派藏医药"作为藏医药的重要组成部分，内容丰富，特色鲜明，在继承、发扬、提高以及丰富藏医药内容方面具有举足轻重的作用，为藏医药学的发展，发挥了极为重要的作用。

甘孜州地区的少数民族与汉族的交流，有文字记载的历史可以上推至汉代。西汉初年，汉武帝在现在的四川汉源、泸定一带设置沈黎郡，管理地方事务，汉藏民族之间多有交流。隋代，吐蕃兴起后逐渐向东发展，到唐贞观十二年（638），甘孜州大部分地区被吐蕃征服，成为藏区的康部。宋朝在甘孜境内推行土司政策，明清两代沿用元代土司制度，直至解放。自唐代以来，甘孜州地区尤其是现今的康定县是汉藏商人进行"茶马互市"贸易的中心，对加强汉藏民族之间的政治、经济、文化交流起到了非常重要的作用，甘孜州藏族也因此受到汉族影响。因此，甘孜州藏族在生活习俗、宗教信仰等方面与西藏一致，但又因与汉族往来较多，具有自身的特色。甘孜州藏医药学为藏医药学的一个分支，因其所处地理位置特殊性，在发展中受汉族中医药学的影响相对西藏的藏医药学较为明显，因此具有自身的特点。

四川的藏医药学属于南方学派，其特点是擅长治疗脾胃疾病、温热病。对高原性风湿病、水肿病、高血压病有一套独特的治疗方法，处方药味多喜用大方并用放血术配合治疗疾病。其中，德格是最具有代表性的。南派藏医药具有五大突出特色：

第一，擅长治疗脾胃（消化系统）疾病［藏医称为"培根病"，相当于中医的"水""土"，但其作用与含义更广。它的生理功能为消化食物，调节水液等维系人体生命的活动。发生病理变化后则成为危害人体的疾病，称为培根病。主要症状：体温低下，瘙痒，倦怠无力，肉核（淋巴结）肿大，脉络僵硬，疾液黏稠，口吐绿水，腹部胀满，眼睑肿胀，味觉不敏等］。

第二，对高原性风湿病、水肿病、高血压等疾病有一套独特而较完整的治疗方法。

第三，配方药味多，属大型、特大型方剂，一般在 20~25 味，多达 70 味，甚达 100 余味（如"甘孜丸""七十味珍珠丸"等）。

第四，擅长使用"放血疗法"配合药物治疗疾病。

第五，擅长使用"清热药物"治疗温热病。

四川藏医拥有具有特色的地方药物。其中扎花寺仅生产藏药制剂 1 种，药名"达西"，又称"甘孜丸"，其生产历史悠久，疗效享誉国内外。另外"七十味珍珠丸"对治疗脑梗死、癫痫、脑出血、脑震荡、冠心病、高血压等疾病也有良效。

在疾病预防方面，四川藏民采用餐具分别使用，不混用的制度，供客人使用或者借用给他人的餐具，会在使用前用水洗干净并擦干，并在火上烤以消毒后方外借。洗脸的时候不用盆子、毛巾，用勺子取水倒在手上洗，洗过的水不再使用；水缸、水桶装水，取用的时候有专用的取水勺，不乱用其他的器具取水。

生病以后，常常以隔离病人来预防疾病的传播。麻风病患者往往被安排到岩洞居住，患者食物由健康者以竹竿或木棍的一端挑上食物送给病人。家中若有人生病，在门上放一背篓或用白纸剪一些纸条做成旗帜，插在房背上做记号，表示禁生人。而松潘、若尔盖等地在门前插上松柏树枝以示禁生人。大金县则在门前放一捆柴火，在柴火上用木炭画上一些黑色条纹以禁生人。如有亲戚前往，事先在门上吃酒并在胸前挂上大蒜方可进门探望。有的地方在每年端午节到温泉洗澡以防止皮肤病，温泉水中的硫黄对疥疮等皮肤病有治疗作用。

助力《四部医典》

据传说，甘孜州的藏医学与藏医学的主要医典《居悉》（即《四部医典》）的成书有关。

相传著名的藏医学家玉妥宁玛·云丹贡布（即老玉妥）在公元 8 世纪的时候跋山涉水前往印度、尼泊尔、五台山等地研究医学理论、生理解剖、诊病方法、治疗原则、预防与治疗的关系、药物等知识。他深入实践和总结了藏医药的临床经验，并吸收了《医学大全》（藏名《门杰钦木》）、《无畏的武器》（藏名《敏吉村恰》）、《月王药诊》（藏名《索玛拉扎》）等著作的精髓，参考了中医药学、天竺和大食医药学的理论，用了近 20 年（748—765）的时间编著而成《四部医典》。这部书成书后，经过代代相传、充实及修订，流传至今。相传于 11 世纪时，云登贡布的后裔玉妥萨玛吸收《月王药珍》的精华，对《四部医典》的内容作了进一步充实。五世达赖喇嘛时期，著名学者第司、桑嘉措对《四部医典》进行了校对和修订；十三世达赖喇嘛时，又组织人员对《四部医典》的文字进行修订。《四部医典》分四部，共计 177 章。第一部《总则本》（藏名《扎据》）共 26 章，纲领性地论述人体生理、病理、诊断和治疗。第二部《论述本》（藏名《协据》）共 31 章，详细阐述了人体生理解剖、病理、病因、发病途径、卫生保健知识、药物性能、诊断方法和治疗原则。第三部《密诀本》（藏名《门阿据》）共 92 章，论述各种疾病的诊断和治疗。第四部《后序本》（藏名《其玛据》）共 28 章，论述了脉诊、尿诊、方剂药物的配伍、药物的炮制、功能和给药途径以及外治法（放血、艾灸、火灸、外敷、拔罐）等。

据传说，这部书在成书之初，老玉绥曾到康巴地区研究甘孜州的医学经验。后来，其后人玉绥撒玛·元旦贡布，人称新玉绥，为了校对《四部医典》，也到甘孜州康定等地实地研究和总结民间的藏医的经验和医术，对修订该书有一定的参考价值。这部书在四川甘孜州的流传历史确切可查的可以追溯到 17 世纪。此时《四部医典》的手抄本、注解本，以及与该书内容有关的一些医药学的彩色挂图、解剖挂图（达 79 幅）在康巴地区得到了广泛的流传。这些都说明，很早的时候，甘孜州就出现了一批医术比较高明且名声远扬的民间藏医药研究者，但是缺乏确切的文字记载，不能具体地考查和研究自 8 世纪《四部医典》诞生以来到 17 世纪的这段时间的康巴地区的医疗发展情况。

据传说，在公元 8 世纪，著名的藏医学家玉绥宁玛·云丹贡布完成《四部医典》初稿之后，曾经到甘孜研究当地医学经验。1696 年，第司·桑结嘉措为了重振中藏医药成立"药王山医学利众寺"，并在喇嘛的请求下派名医到四川大寺院建立"门巴扎仓"，意即医学部，对传播藏医药知识和促进当地藏医药学发展起到了重要的作用。八世达赖之后，四川藏区广泛流传着《四部医典》的注解本和手抄本，以及医药挂图。

康巴敦煌德格

康巴地区的藏医药在继承和发展藏医药学的基础上，在与汉族长期进行贸易及交流的过程中，结合该地区的自然环境与西藏地区的差异，慢慢地形成了具有自身特色的学术理论体系，与西藏的藏医药学具有一定的差异。德格地区宗教界学者较为系统地吸收了西藏地区的藏医药传统理论和成就，并注重吸纳中医药学和印度等外来医学的有益成份，涌现出了一批又一批在藏医药事业方面有重大影响和杰出贡献的藏医药学大师，极大地丰富和完善了德格藏医药学的理论体系。而康巴地区的德格，是整个藏区三大古文化的中心，被人们称之为康巴的敦煌、民族文化的走廊，是藏医药学体系中"南派藏医药"的主要发祥地。

藏医学从"口传声教"到"师徒传授"，有着悠久的历史，德格藏医药历史可以追溯到公元 3 世纪"有毒就有药"的传说。从公元 790 年左右起，德格医药界按照《四部医典》进行治疗诊断和药物配方，人才辈出。从公元 1450 年开始，更庆寺庙创办了一个僧侣医疗组，僧侣办医行诊。15 世纪中叶，僧人唐东杰布在德格首先配制出了主治胃病的"成道白色丸"（即德格藏医院生产的常用藏成药"白达黑"），并在宗教界广泛传播藏医药知识。

德格县分布的中藏药材中植物药材 1 200 余种，动物药材 300 余种，矿物药材 100 余种，共计 1 600 余种，可供种植的常用植物药达 600 余种，总贮量达 1 千多吨。德格八乌虫草、德格玉隆马蹄大黄、贝母、知母、红景天、雪莲花等药材因蕴藏量大、药用价值高而闻名中外。

德格藏医具有传统藏医特色，以藏医药辨证施治为医疗准绳。以藏医药配合推拿、按摩、发汗、藏灸、热敷、冷敷、温泉浴、放血、擦涂、火罐等方法进行综合治疗。特别对萎缩性胃炎、慢性胃病、胆结石、糖尿病等治疗效果非常显著。德格藏医院多年来在对《晶珠本草》《千万舍利》《诀窍秘籍》等医药经典巨著发扬光大的基础上，利用水银烁化技术和"八铁、八火质"药效配合研究，使藏药"佐塔""珍珠七十味""仁青梦觉"等珍奇名贵药品，在国内外享有盛名。

雪山下的宝库

德格印经院全名"西藏文化宝藏德格印经院大法库吉祥多门"，又称"德格吉祥聚慧院"。德格印经院刊刻、收藏有大量藏文典籍，被誉为"雪山下的宝库"。传说中其选址颇为神秘。据德格版《甘珠尔总目录》与《丹珠尔总目录》等藏文史料记载，却吉·登巴泽仁继任土司后，开始选择建印经院的土地，经多方勘察，认定更庆欧普河畔的伦珠顶的尼干普绒有祥瑞吉兆，便决定在那里建选印经院。一天，登巴泽仁思绪万千，闲庭信步，走出宫寨，只见耀眼的阳光照耀着一座座拔地而起的山体，空旷的山野上的植物，连同宫寨的金顶都被阳光燃烧成金黄色，那些通往河滩的裸露的砂石滚烫得如一颗颗朝圣的心灵，在阳光下发出光辉。寨前寨后的村庄和成片的树林，在阳光下堆砌成一片金色，灿烂辉煌如梦境一般。一曲曲经声如歌如唱，金顶、红墙、转经筒在眼前晃动，彩色的经幡在风中哗哗飘响，香雾缭绕的经堂里飘出颂经的真言。突然，发生了让他惊异的一幕：一位藏民赶着驮牛行至土司宫寨前，驮牛不知何故受惊撒蹄而奔，将货物抛撒满地。登巴泽仁大惊，上前询问，才知这位藏民是从金沙江对岸而来（今西藏江达）。他刻制了一部《称多》的经版，特来敬献土司。巴登泽仁眼见此地紧依宫寨，后靠大山，前临小河，经版满地，佛法无边。登巴泽仁闭目默念后，顷刻转怒为喜，连声称：好好好，印经院就修在此地。

据藏文《德格世德颂》记载，印经院系德格四十二世土司却吉·登巴泽仁（1689—1750）创建，始建于1729年，历经十二世（彭措登巴）、十三世（索朗贡布）、十四世（洛珠加措）德格土司的持续努力，前后耗时27年，终于形成了德格印经院后来的规模和建筑风格。印经院坐落在德格县城（更庆镇）文化街，总占地面积约 5 000 平方米，建筑占地面积近 3 000 平方米，总建筑面积 9 000 余平方米。印经院红墙高耸，靠大门一侧为一楼一底，正房则为二楼、三楼，参差有致，系典型的藏式建筑风格。院内分布着藏版库、纸库、晒经楼、洗版平台、裁纸齐书室等。

德格印经院最多时藏有 30 多万块经版，多年以来，以其藏书的兼容并蓄、版本良好、印刷考究闻名于世。印书专门用一种叫"阿交如交"的草根皮制成的印书纸，具有韧性强、虫不蛀、鼠不咬、久藏不坏的优点。它的藏书之丰在我国藏族地区各印经院中首屈一指，储存了藏族文化中 70% 的古籍，在国内外享有盛誉。除了佛学、文学方面的书籍外，医药学方面的书籍数量居第 3 位，共计 60 余部，1 200 多种，有些版本已经是独一无二的。德格印经院不断刻印并保存了大量藏文医籍，使其能够流传至今。该院刻印传世的医籍约有 60 余部，1 200 多种，成为四川藏医药学的重要学术中心，素有"藏文化大百科全书""藏族地区璀璨的文化明珠"的盛名。德格印经院兼收并蓄，刻制、收藏了大量的古藏医药典籍和清代著名藏医学者的著述，形成了具备较高水平、具有地区特色的藏医药文化，进一步发展了南派藏医药事业。

从 1729 年开始，来自四川成都、云南、甘肃、青海、西藏、北京以及印度、尼泊尔、不丹、锡金、日本及西欧的学者、研究机构、寺庙前往德格印经院预定、阅读、研究书籍。

南派藏医名宿

德玛·丹贞蓬卓

德玛·丹贞蓬卓是康巴地区在 17 世纪杰出的医药学家，生于康熙十一年，即公元 1672 年，卒年不详，为现今四川德格人。其学医师父不详，相传为新玉绥的间接弟子。德玛自幼跟师学医，12 岁就掌握了藏医药学的基本理论。从康熙二十三年开始，他一人游学至云南、青海及印度等地，拜师学医；后返回五台山采药，与该地的中医药家进行交流，用大约 2 年时间学习中医药理论；后又辗转至峨眉山认药、采药，深入了解了 500 余种药物的产地、种类、采收季节、入药部分、性味、用途。康熙二十九年，德玛回到德格，边行医边写医书。经过多年努力，终于完成了藏医药学历史上第一部较为完整的藏草药学著作《晶珠本草》（又名《细贡折》）的初稿。1705 年，德玛去印度讲学，传授医术，后至拉萨并在西藏各地行医，期间还曾讲学与教徒，晚年回到家乡德格校订《晶珠本草》。德玛·丹贞蓬卓对青藏高原（主要是青海东部、南部、四川西部、西藏东部）主产种和特有种药物资源进行实地了解调查，结合历代藏医药书籍记载，以近 20 年辛勤工作，在 1720 年左右完成该书的写作。

《晶珠本草》藏名音译为"齐美协称"或"协贡协称"，藏名又称"协称"或"资麦协称"，翻译后又被称为《药物学广论》《无垢晶串》，收药 2 294 种（除去重复后为 1 400 种），为藏医药书籍收载药物数量之最。该书分上、下两部，上部以偈颂体歌诀概述每种药的功效，下部以叙述文介绍药物的来源、生产环境、性味、功效。药物分类方法接近现代科学的分类方法，按来源、生长环境、质地、入药部位分为 13 类：珍宝类 166 种，石类药 594 种，土类药 31 种，汁液（精华）类药 150 种，树（茎、干、枝）类药 182 种，湿生草类药 142 种，旱生草类药 266 种，盐碱类药 59 种，动物类药 448 种，作物类药 42 种，水类药 121 种，火类药 11 种，膏汁类药 82 种。其中，旱生与湿生草类药物按根及根茎、茎、枝、叶、花、果实种子、全草、皮类进行分类，动物药按照分头、脑、角、眼、舌、齿、喉、心、肝、脾、肾、胃、肠、生殖器、骨、骨髓、脂肪、肉、血、皮、毛爪（蹄）、乳、便、昆虫等分类。每种药物分述味、性、效及其用药的注意事项。该书对每种药物的产地、性质、功用、临床应用分别论述，一些部分对前代藏医药典籍的相关记载进行了修订，集历代藏药本草类著作的大成，在药物学上有重要文献价值，被视为藏医药学的《本草纲目》。

另外，德玛·丹贞蓬卓还著有《医药异名释要》《针灸学》《实用制药程式选集·普照日轮》《丸药配方》《药方集要》等著作，在藏医学上具有重要地位。《晶珠本草》1732 年的木刻版现存在德格印经院。

色都·曲久

色都·曲久（1699—不详），属今四川德格县八帮乡人。色都幼年先后接受德格县寺院里的私人医生达理登巴和洛绒降措教育，后又拜贡泽吉巴（八帮寺活佛的私人医生）为师。八邦（意为吉祥之地）寺于1729年由大喇嘛司都却吉穹乃在德格土司曲加登巴泽仁邀请下创建，以学问、医学、绘画著称。色都十分好学，收集了很多临床病案，在总结老师的经验的同时，积极向汉族、西藏、印度学者交流，学习多种医学思想，将汉族医学的四诊和治法引入藏医中运用，对中医学的"四诊"和治则进行创造性运用。其著作有《恩翁》（上下册，约九百页，德格印经院有其木刻版）、《四部医典难理解》（约二十页，德格藏医药存有其手抄本）、《其麦洛称》（约五十页，德格的八帮寺存有木刻版）、《晶珠本草注解》（德格藏医药存有该书手抄本）等。

色都为穷困牧民免费诊病的事迹在康巴地区广为传颂。弟子则翁根秋著有《水银化学》，弟子古如培著《水银化学类补》。

贡珠·颜登降措

贡珠·颜登降措（又译为贡折·颜登嘉措）是德格绒加人，是噶举派第二祖寺德格八帮圣教法轮寺第二位寺主，是18世纪甘孜州十分有影响力的藏医药家，在藏医药学、天文历算、历史传记等方面有深入研究。他一生编撰了著名典籍50多部，其中《宝库藏》《密集藏》被视为杰作。他学医不拘一格，先后拜师达50余名，如席清久麦·土登郎加、斯德白马尼西、降拥青折翁布等，汲取了不少学派的思想。到了晚年，他集百家之所长，根据藏民生活于高原、风寒较盛的地区这一特点，在学术理论和药物组合方面进行了大胆改创，对后世藏医学影响很大。他的医学著作有名的有《拥顶》，即《配方法》，约70页，手抄本在德格印经院；《仁青居加如波儿麦榜》，即《丸药制作与炼丹术》约40页，手抄本在德格印经院。其弟子石渠人麦榜喇嘛编写《恶药》《仁青居加珠麦榜下通却是各巴》，记述丸药的制作和脉诊、看尿等诊断法。

吉·米旁嘉措

吉·米旁嘉措（也译为"久·米庞嘉措"）1846年生于石渠县吉地，幼年聪明好学，从12岁起就开始云游藏区，向多名学者学习，对大小五明有较为深入的研究，著述颇丰。米旁嘉措晚年回到德格，在协庆寺内对《丹珠尔》进行注释，并对藏医药的医学知识进行总结。他一生弟子众多，能独立诊病者21人，其中亚来五金贡布、格斯阿松、嘎马格例、贡嘎申根等是其中比较有名的弟子。

吉·米旁嘉措自幼跟从藏医药大师贡珠·颜登降措学习藏医药学知识，贡珠非常喜爱他，在晚年时将自己与老师合著的《对各类药物的认识》的原稿交给吉·米旁嘉措修改后定稿。吉·米旁嘉措医术高明，一生留下了多部医学著作，仅德格印经院藏的木刻本就有五部七十余种医学著作，较为著名的有《总则医典难注大解》（也称《扎据机嘎青》，二十五页）、《秘诀医典难注大解》（也称《民吉嘎青》，二十二页）、《识秘诀如金钥》（又称《欧折民昂色机青麦》，约六十六页）、《脉诊、尿诊的解释》（又称《扎曲折巴》，三十二页）、《配药甘露雨水》（即《民悉机德子提列》，十四页）、《甘露雨水》（即《德子切巴》，九十五页）。这些书的木刻版在德格印经院依然得到保存。吉·米旁嘉措因其突出的医学成就和对藏医药学发展的贡献，被藏医学界誉为甘孜州近代藏医药学的奠基人。

除了在医学方面具有非常高的造诣外，吉·米旁嘉措还在文学方面多有建树，他著有《国王修身法》《萨迦格言》《格登格言》《水水格言》等具有重要影响力和独具特色的藏族格言著作。《国王修身法》是藏族四部格言名著之一，内容涉及谨言慎行、修身养性、分辨是非、处理政务等。吉·米旁嘉措因其文学与医学的造诣，成为康区的"文豪"和"医圣"。

此外，甘孜州还有一些医药学家比较有名。比如：

贡嘎申根：是吉·米旁嘉措晚年的弟子，生于 1871 年，1951 年死于德格藏医院。

扎木拉吉：是吉·米旁嘉措的学生亚来五金贡布的学生，生于 1897 年，死于 1964 年，是甘孜州藏医药的主要传人，带徒几十人。

色都·倾贤良勒：德格人，曾前往内地学习医学，根据中医学理论与经验，对藏医学进行整理，修正了一些文献错误，著有《打多》《仁多》等医学著作，他的弟子著《几都溪汪里》内容多达 1 000 余页，内容十分丰富。

阿朵那得：生于 1908 年，1960 年去世，是颜登降措的学生。他从 18 岁就开始在义敦、理塘、康定等地行医，后成为理塘江根活佛的私人医生，著作有《甘露仓库》《经验总结·小儿项链》等，擅长小儿疾病。当时妇女大多在野外和牛圈生产，产后脐带多以破碗片、刀子割断，甚至以石头砸断，导致婴儿死亡率较高，产妇产后疾病较多。阿朵那得的医术使其在藏民中拥有崇高的声望。其妻子曲扎，出生于藏医世家，受教于其舅舅加绒扎西，对藏医药中的"血脉病"和"泌尿系统疾病"较为擅长。

此外，还有一些医家有藏医学著作流传于世。德格人业如·曲扎降措著有《几杜烹得若让错》一书，叙述配药方法。中萨寺的降央青哲曾作《厄要》，为《四部医典》的疑难病进行注解，又写了《所拢所哇烹得驼吓》，对心脏的生理病理以及病证进行论述。已登却加活佛著《几杜松登称哇》，对针灸以及取胎术进行叙述。德格人夏清·贡却阿热写的《几杜烹堆尼洛》，即《用药精华》，论述了药物的应用。

1949 年前，四川的藏医药学主要依附于宗教进行传播，其活动主要在寺庙中进行，医疗和制药也多由喇嘛承担。20 世纪早期，甘孜州地区社会不稳定，土司割据，军阀混战，卫生状况较为恶劣。当时，性病、天花、麻疹、伤寒、痢疾、回归热等传染病多年流行，政局不稳为藏医药学发展带来了一定的阻碍，群众治病主要依赖为数较少的藏医。1929 年，国民党政府提出《废除旧的传统医学》，影响了甘孜州藏医药学的发展。此期虽有著名的藏医药学学者出现，在政府禁止刻板印刷和发行传统医学著作的禁令下，不少著作散失。民众对藏医药学的信任没有因此而消亡，师带徒依然在民间得以继续，藏医药学在这种教学模式下传承不息。新中国成立后，藏医药学得到政府大力发展，名老藏医得到鼓励开办诊所，藏医药学堂也得以建立，藏医药学又在甘孜州美丽的高原上散发出新的活力。

彝族医学

彝族是中国最古老的民族之一。四川凉山彝族自治州是我国除贵州、云南外，彝族人口较多聚居的地方，是我国最大的彝族聚居区。彝族人民在生活中积累了大量的医学知识，但是没有形成完整的医药理论，医药文献存世不多，主要以经验医学的形式散落在民间，限制了其进一步发展。彝族医药的历史最早可以追溯到原始社会时期，在日常的生活中认识、总结了一些动植物、矿物的药物作用。南诏彝族奴隶制建立之前，彝汉医药进行了相互交流，彝族医学的一些药物被汉族医学所利用，并被汉医学记录。《名医别录》记录了彝族地区的牛黄、麝香、犀角、露蜂房及空青、曾青、肤青（推青）、朴硝（芒硝）、硝石、温泉（硫黄）、金屑、银屑、扁青、青碧、盐、琥珀等药物。清代著名医家赵学敏著的《本草纲目拾遗》中，也记录了一些彝族药物。到了近代，彝汉医药交流进一步增加，逐步摆脱了此前凭经验以单方单药进行治疗的状况，为后来的发展铺设了良好的基础。彝族充分利用丰富的药物资源，发展出了独具特色的医疗。

独具特色

凉山地区彝族常见疾病以胃病最多，与该地居民饮食不节，有时食用未完全煮熟的肉类，或早晚进食时间间隔太长，常空腹饮酒的习惯有关。沙眼也是常发病，并有多种合并症发生，如角膜炎、角膜溃疡等。这与他们的生活居住环境传统没有窗户与烟囱，生火后常常导致房间中烟雾缭绕，眼睛受刺激后又常常用手搓揉，进而增加了感染可能。同时，因生活习惯中少换衣与洗澡，故而导致疥疮与脓疱疮较多。此外，疟疾、伤寒、麻疹、天花、麻风、蛔虫病、霍乱等传染病亦常有发生。彝族人民常常成年后才感染麻疹，并合并肺炎。据传牛牛坝1940年曾经流行过一次，三四百人中死亡人数达到37人，红毛马姑区曾在1941年流行，患病人数七八十人，死亡17人。

彝族医药理论与其宇宙观有较深的渊源。《彝族源流》认为天地产生之前，宇宙处于混沌中，后来，其中清者上升为天，浊者下降为地，人体类似天地之体，以清浊二气演变而成，将人体外形名为"哎哺"，其中"哎"为阳、乾、男、父，"哺"为阴、坤、女、母，二者控制人体血气的运行。这种观点与中医的阴阳学说有相似之处。

彝医的医疗方法可以分为内治法和外治法两个大类。内治法涉及的药物剂型丰富，有汤剂、丸剂、散剂等；外治法有外敷、外包、烧火、熏蒸、洗浴、割治、放血、针刺、拔罐、推拿按摩。根据文献记载，彝族医学所治疗的疾病涉及内科、儿科、妇科、产科、外科、伤科、五官科等科别的多种疾病。

彝族医学以经验医学为主，包含采药、制药、治病、配方。配药时主要根据医生的经验，不用称量，药物配伍分量也没有统一规定。在药物命名上，以彝族语言命名，勒舍为麝香，峨节指熊胆，勒乌是大黄，吾莫迭补为车前草。以药物治病也体现出民族特色，用阿衣（冬葵）引产催生，用衣布阿节（多毛隐翅虫）治淋巴结核，都拉（毛茛科植物紫乌头）解乌头毒，拉莫各尔（菊科的三七）治风湿关节疼痛，以伊斯（贝母）止咳，猴骨治肺病，蛇胆消瘤，熊胆治肿块，野猪肾通尿结石等。在药物的命名方面，除了有本民族语言的命名，也会根据用药部位、生长环境、功用等不同，对药物进行命名。比如木吉（菖蒲）指的是地下根茎的意思；吾莫迭补是车前草，意思是母猪爱在田埂边吃的那种药草；而木堵来里此时石苇这种药物，指的是用来治疗火烧伤的意思；俗语"花开在头上，毒藏在根上"则说明了乌头属植物的根部是有毒的。

彝族用药喜欢采用鲜药、单方。他们采集新鲜的植物叶、根或根皮后，治疗时加少许水或盐舂烂、揉搓、捣绒，然后敷在患病处。如以斯赤列（忍冬科接骨木）舂烂的根皮加上其他药物治疗骨折，以揉搓出来的尔吾花（坝子花）汁液消除蜂类叮咬后的肿痛。

虽然彝族医学喜欢用单方、鲜药，但也有复方存在。治疗淋巴结核的药物以赫得布（地拢猪）为主，使用时配上以大豆、燕麦、猪油、清油调制的软膏敷于患处；治腹泻、消化不良，以吾莫迭补（车前草）、契厄（野蒿子）、厄什阿马（仙鹤草）、尼尼契（地蜂包）四种药物，加水熬制汤药饮用。

面对疾病的侵扰，彝族医学总结出了一些预防疾病的经验，采取隔离、深埋、火葬等方法降低传染，预防疾病。他们在避开疾病流行区和毒草丛生之地居住，迁移麻风患者，让他们单独居住，患者死后采用火葬或者以牛皮包裹后深埋，进行简单的防疫处理。染病而亡的牲畜也不再食用，将其深埋。甚至还会将整个家支（部落）搬离原患病住所，以躲避疾病。一旦发现传染病，就无人前往发病区域，或者将患者送到山里去隔离，由毕摩或曾患过此病的人去照顾患者。有的患者自己带上粮食，有的让家属送饭到隔离区附近的某个地点，再由患者自行前往取用。这些传染病中，麻风病是他们最为恐惧的疾病。如果一家人中有人发生麻风病，其他家族的人就不再与其家族来往，一旦有人患病，家族可能对其实施驱逐，任其流浪，自生自灭。或者逼迫患者自杀或直接处死，死后以牛皮袋装上尸体后深埋于地下。为阻止麻疹、伤寒、疟疾等传染病流行，他们用拉助（女贞）、格乌（野八角）、药果（岩擅香）等药物，点燃后对周围空气进行消毒，以此驱除带来疾病的魔鬼。此外，还以多种方法避鬼，如在有病的地方不能喊叫，以免招来能致病的鬼；有病死后火葬的人，也不能喊叫；疾病流行期，佩戴小布袋盛装的麝香避鬼。

彝药丰富

凉山彝族自治州位于四川省西南部。凉山地理气候条件独特，许多药用生物种群借此成功躲过了第四纪冰川的劫难。因此，该地拥有大量的药物资源，其中药用植物二千多种，药用动物近一百种。彝药主要包括植物药、动物药、矿物、化学、自然土及水几个类别。母系时代的凉山彝族地区，部落或部族的名字常常来自于某一种植物，甚至一些地名也源自某一植物。"达日波"指黑色的阙山草，而"舒祖波"则是生长杉树的山，"勒乌"为大黄，"尔吾"指土香薷。

根据史书记载，早在宋代，凉山的犀角、麝香就是当时的名贵进贡药材。此外，雷波的黄连、附子、贝母号称三宝。任映沧在《大小凉山开发概论》中指出："雷（波）马（边）峨（边）屏（山）大小凉山向以产药材著称。其见于志书者，雷波出贝母、附子、黄连，俗传之凉山彝界三宝山即以产以上三种药材命名。"

彝族还以有毒的植物性药物涂抹或熬炼在箭头，成为杀伤力较大的武器。清光绪十七年（1891）修订的《冕宁县志》记载当地的彝族人以毒箭为武器。该书《夷俗》中记载："弩箭以五十枚为一筒。筒有二枝傅以毒药，中人立死。然药极贵，甚珍惜，未肯辄用。"光绪十九年（1893）编修的《雷波厅志》在《夷俗》中记载彝族："能造刀、矛、枪、戟、柴弓、弩箭等器。逐兽以弓弩，技精而不能及远。适可而止，发无不中。镞以药制，中者立毙。"

凉山出产有名的植物药有玄参、薏苡仁、黄芩、大黄、茯苓、党参、天麻、厚朴、冬虫夏草、独活、当归、柴胡、玉竹、猪苓、沙参、黄檗皮、牛膝、吴茱萸、秦艽、余甘子、火棘；动物药如麝、牛黄、猪熊、狗熊、马熊、松鼠、鹿茸、穿山甲等。任映沧在其书中就曾经提到过天麻、冬虫夏草之类的药物："其见于今人之考察者，雷波大、小凉山之中山坪、烂坪子、大谷堆及罗鼓拉达等地出天麻。

三棱岗、马颈子、拉米等处出党参。滥池子、野猪荡等地出黄芩。马边出玄参、薏苡仁、黄连。峨边出大黄、虫草、独活、黄连。雷马峨屏大小凉山各地出当归、黄檗皮、牛膝、吴萸、柴胡、玉竹、秦艽及瓜蒌等药物。"

凉山州药材产量的丰富，在 1942 年的《西昌县志·产业志》中亦有记载。当时西昌附近的药材产量多达数万斤，并大量在四川、云南等地销售。根据记载，仅西昌周边的部分药材产量如下：

防风：产全县，年二万斤，运售云南。

贝母：产全县，年千余斤，运售云南。

秦艽：产全县，年三千斤，运售四川、云南。

猪苓：产大兴场，年三千斤，运售四川。

石斛：产大兴场，年五百斤。

茯苓：产县属松山，年三千斤。

沙参：产全县，年五千斤。

根据《雷波厅志》记载，当时大小凉山分界的黄茅岗成为采贝母的中心地区："黄茅岗山脚产贝母，形如鸡心，有两叶，小于钱，长出土外。寻其叶掘之，则得。唯相戒不敢出声。否则风雨骤至，有雷霆之应。"而雷波黄连的优质也被详细记录下来："今雷波产黄连，形同鸡爪，亦最上品。唯重二两者绝少。土人云黄连生深山溪涧中。其大者常有蛇物守之，不可得。"此外，凉山地区的螺髻山地区药材产量也非常丰富，产出大黄量多。《会理州志》载：

余甘子，解硫黄毒。州迤西山野遍生。

酸角，形如牙皂角，内肉味极酸，入凉水少许能解毒。

救兵粮，俗呼为豆兵粮。其树不高，多枝有刺。结实累累色如珊瑚，味甘可食。

除这些植物药物外，凉山地区还出产大量的动物药。1874 年的《会理州志》载：

熊，有数种。能立者曰人熊；不能立者曰狗熊、马熊、猪熊其毛黑色，目竖而小。

麝，其香在阴茎前皮内，别有膜皮包裹之。

貂鼠，一作貂，别名曰栗鼠，曰松狗，曰松鼠，似獭而小，如鼠，尾大，毛黄黑色，俗呼貂翎子。皮可为裘。

大凉疣螈又名羌活鱼、杉木鱼、雪血，栖息于四川大凉山地区的汉源、石棉、冕宁、美姑、昭觉、峨边等地海拔 1 390~2 650 米的山区，具有行气止痛的效用，用于治疗肝胃气痛、跌打损伤等疾病。该药物在《医算书》中有记载，在清代1891 年编撰的《冕宁县志》中记载："羌活鱼，出龙潭沟河中。"

大鲵也是彝族地区的常见药材。大鲵俗称为娃娃鱼，是从软体动物进化为脊椎动物的活化石，是我国珍稀的野生动物。该动物身体扁平但十分壮实，头部宽阔，呈扁圆形，嘴大，眼睛小，四肢短，尾巴长，背面多为棕褐色，上面有黑色的云斑。因其掌蹼形如婴儿的手掌，叫声也和婴儿哭泣很相似，因此也被称为娃娃鱼。在《山海经·北山经》里面记载这种动物"决决之水，其中多人鱼，其状如鱼，四足，其音如婴儿"。马边被称为大鲵之乡。该地地处群山，河水清凉，清澈见底，河边乱石交错，石缝岩间正是大鲵喜欢居住的地区。该县境内从苏坝河口到下溪区的荣丁乡是大鲵生长最多的地区，种类颇多，如淡黄、金黄、墨黑、血青、黑化等五种。大鲵肉具有很高的营养价值和药物价值。肉白且嫩，味道非常鲜美，营养价值不亚于海参。尾部的胶质重，与鳖的裙边相似。其肉和胆对贫血、胃病、霍乱、痢疾、癫痫、痔疮等有一定疗效。

丰盛的药材产量，催生了药材经营业的发展。从清末开始便有金银商人兼营药材，后来逐渐发展成为药材帮。《西昌县志》记载："此种商业（金银产销），兼办虫草、贝母等品，运滇销售。此则商业之较大者。""至光绪三十四年（1908），因设立商会，始就城区清理商号，大别之为十帮。"而其中的药材帮，是"买卖生熟药材者属之"。药材经营业的发展，促进了当地对药材的采集。

彝族医学充分利用这些宝贵资源，在药物的采收、入药部位、组方（药物间的相合、相排、相克关系）、用药味数等方面积累了丰富经验，形成了彝医药许多单方和验方，在治疗虫叮蛇咬、跌打损伤、痛风、咽喉炎、风湿关节炎等方面具有奇特的疗效。

古籍载医

古彝医籍中积累了本民族特有的医药经验，在我国民族医药的发展史上落下了灿烂的笔墨。明代《双柏彝医书》收集散录在民间的大量植物药材，记录了数百种植物的根、茎、叶、花、果、皮、全草、树脂及植物寄生的药材。15 世纪中叶，本草学家兰茂所著《滇南本草》载彝族药物鹅掌金星草、芸香草、韭叶芸香草、老鹳嘴等，并对其产地与用药经验予以记录。

成书于明代嘉靖年间的彝医著作《供牲献药经》，简称为《献药经》，是彝族古典文献《作祭经》的一个部分，本为祭奠死者时毕摩唱诵的经文，有十分浓厚的宗教色彩，曾经在云、贵、川三省彝族中广为流传。该书记载了彝族医学的理论知识，广泛涉及内科、妇科、儿科、外科、伤科诸科疾病、治法与药物，在胚胎、采药、药物加工与炮制知识方面也多有涉及。内科载落水得病、哮喘病、寒热往来病、冷病瘦病、瘅气病、眼花目眩病、中毒身体消瘦病、哼病、嚎病、呃逆病等 18 种，妇科载不孕证、性淡漠等疾病，外科载癫病、痒病、痈疽等疾病，伤科载跌打劳伤及犬咬伤的治疗。《献药经》对胎儿发育进行了详细描述："古时人兽不相同。一月如秋水，二月像尘草叶，三月似青蛙，四月像四脚蛇，五月如山壁虎，六月始具人形，七月随母体转动，八月会合母亲的气息，九月生下母亲怀中抱。"

《献药经》将生姜、胡椒、红果、草果等食物进行了药用功能的记载，并认为"植物皆配药，蔬菜皆配药"，药食同源的思想非常明显。此外，还提出以多种药物配合使用以提高药物疗效。将药用的植物、动物、家畜、五谷予以配合使用，表明彝族医学跨入了单方向复方药物使用的阶段。

《造药治病书》原名"比木都且"（音译），意为"造药治病解毒"。该书共 19 页，用凉山彝文自右向左横书书写，约有 6 000 个彝文字，分 278 个自然段落，其成书年代在 16 世纪末到 17 世纪初。内容以医药的叙述为主，夹有少量巫术咒语。载病 142 种，药物 201 种（植物药 127 种，动物药 60 种，矿物药和其他药物 14 种）。该书所载疾病与药物具有非常突出的地方特色，多为当时凉山彝族常见病和多发病，药物多为凉山出产。该书以"这是造药治病书"开篇，整书重医轻巫。

《医算书》发现于四川凉山，是以阴阳历推算禁日的著作，成书年代不详。医算，是古人将天文历法知识运用于生老病死方面的一种方法。它主要论述寿命的预测、疾病的预测以及生命周期性节律的计算。医算也是生命运动与天体运动的结合。彝族医算主要依据太阳历和阴阳历来推算病人的年龄、禁日、衰年。书中记录了若在禁日中施行针刺损伤身体后，如何进行应急治疗的药物治疗方法，药物多为动物药。

凉山州发现的另一本彝医书《斯色比特依》，全书用彝文书写。彝族认为"斯色"的疾病与汉医学的风湿一类疾病相似。"斯"是神灵，"色"是游荡。"斯色"即如神灵游荡不定之意，因此将天气、山气、地气、水气等所引起的疾病称为"斯色"病。该书详细地论述了"斯色"病的起源、传播及驱赶病邪的方法。

毕摩盛行

除了采用药物治疗外，鬼巫文化盛行的凉山彝族也常常接受巫师毕摩的治疗，借用占卜和巫术来消除疾病。毕摩是彝族神职人员，又有教师之意，具有一定的文化知识，同时兼通医药，长期从事献祭、祈愿、禳祓、诅咒、占卜、求育、述源、丧葬、指路、祭祖安灵、历算等活动，并对这些活动进行记录。经过代代毕摩的记录、保存，形成了丰富的彝族社会生活文献，被誉为"彝族的百科全书"。

毕摩行巫术治病的同时，也会以医药知识进行辅助治疗，如用艾蒿水驱疾。毕摩念经后，有的会给病人饮用以草药熬制的"神汤"，一些毕摩还采药、按摩，以洗、熏、蒸的外治法治疗瘫痪、风湿性关节炎、疟疾等疾病。这三种外治法根据病人具体情况，灵活运用，如熏发多用于病程短者，蒸法多用于慢性病。有的毕摩以酒吹法治疗疖肿、无名肿毒、淋巴结肿大、蛇咬伤等外科疾病。治疗时，毕摩口含白酒，将其喷吹至肿胀处，间隔半小时至两三小时1次，具有通气血、疏瘀血及消肿毒的效果。

口耳传承

彝医药的传承常常以家族为单位世代相传，一般在家族内部有选择性地进行口授，治疗对象也大多限于家族内部，很少对外人使用。这与彝族习俗有关系。彝医替人看病多分文不取，常常负担病人及其家属的食宿，并为治疗疾病寻找药物，容易导致医者的经济损失，医者不轻易为外来者看病，也不宣扬自己的技艺。因此，凉山彝族医学的传承和发展受到了一定的影响。在彝族民间，广泛存在一些擅长医药的普通群众，他们的医药经验来自家族内部口耳相传，主要在家族内部使用，往往不外泄他族。这种家族观念在一定程度上阻碍了其发展，加上环境等因素影响，凉山彝族医药在自生自灭的状态下缓慢发展，很多医药知识散落在民间，使得许多宝贵的医药知识失传。

羌族医学

羌族是一个有着悠久历史的民族，自称尔玛，是古代羌支中保留羌族族称与最传统的文化一支。羌民族是我国历史最悠久的民族之一。远古时期人口较多，战国时期有2 000余万人口，占了全国人口的1/5，广泛分布于国内和东南亚、西南亚诸国。后来，战争、民族交流引起人口的迁徙、融合等因素，使羌族人口急剧下降，居住的范围缩小，以四川省阿坝州茂县为中心，汶川、理县、松潘、黑水和绵阳地区的北川县、青海省、贵州、甘肃、宁夏等地有羌族居住，总人口约50万。

据云盘山文物考古发现表明，早在6 500年前就有羌民族在此地活动和用药的历史。3 000年前殷代甲骨文中有羌人活动的记载，"羌"是甲骨文中唯一一个关于民族称号的文字，是中国人类族号最早的记载。炎帝姜姓，姜、羌本一字之分化，是母系社会与父系社会的不同表达，甲骨文中亦常互用。姜、羌均像头戴羊角头饰之人，代表以羊为图腾、起源于我国西北的原始游牧部落。《晋语·国语》："昔少典娶有蟜氏，生黄帝、炎帝。黄帝以姬水成，炎帝以姜水成。成而异德，故黄帝为姬，炎帝为姜。"炎帝属古羌族部落，部落众多。

司马迁认为："大禹兴于西羌。"在《史记·五帝本纪》中记载："迁三苗于三危，以变西戎。"《后汉书》专为"羌"列传，《后汉书·西羌传》说："西羌之本出自三苗，姜姓之别也。其国近南岳。及舜流四凶，徙之三危，河关之西羌地是也。"

云朵中的民族

中国的羌族主要分布在四川，四川的羌族主要分布在四川省岷江上游的阿坝藏族羌族自治州的茂县、汶川、理县以及绵阳市北川羌族自治县、平武县，也散居在阿坝州松潘、黑水、九寨沟等县，甘孜藏族自治州的丹巴县、成都市都江堰地区、雅安地区等地。大多数居住在高山或者半高山地区，少数在城镇。居住地大多河流纵横，羌区境内有岷江、黑水河、杂谷脑河、青片河、白草河、湔江、清漪江等河流。这些河流水势湍急，自然落差大，水利资源非常丰富；地形复杂，海拔悬殊，海拔高度900~6 200米及以上，有着5 000米以上的落差，羌寨一般建在半高山，故而羌族被称为"云朵中的民族"；气候多变，羌区气候温差较大。初秋季节，当河谷地区紫罗兰盛开的时候，高山上却已白雪皑皑。全年平均气温为11℃，年降水量500毫米，无霜期180~220天，很适合农作物和树木的生长，是川西北主要的产粮区和经济林木基地。这种自然环境孕育出多种名贵的药材，植物药如冬虫夏草、贝母、羌活、独活、黄芪、天麻、当归，动物药如熊胆、鹿茸、麝香，矿物药如水晶石、水母石、石膏、雄黄等。羌族药（植物药、动物药、矿物药）共102种，其中植物药85种，动物药15种，矿物药2种。这些药物品种多、产量大、药效强，质量上乘。

悠久的羌医

羌族在医药方面同样有着悠久的历史。羌族医药没有文字记载，羌语支语言是我国汉藏语系藏缅语族内的一群语言。羌医药知识和技能靠着家传、师承的途径，以口授的方式继承流传。尝百草的神农就是羌人。《淮南子·修务训·尝水草》说："神农尝百草之滋味、水泉之甘苦，令民知所避就，一日而遇七十毒。"说明羌支姜姓炎帝神农氏已经认识了一些药用植物并用以治病。秦汉时期，居于今岷江上游地区的羌人冉、駹族群，已积累了较丰富的药理知识。《后汉书·西南夷传》："有灵羊可疗毒。又有食药鹿，鹿麚有胎者，其肠中粪亦疗毒疾。"有史以来，羌族故地川、甘、青等地区一直盛产药材，除自用外，还远销中土、入贡朝廷。早在2世纪初，羌族人民用羚羊、鹿胎、麝香、鹿粪、鸡胆等大批动物药治病。陶弘景注《本草经》，详细记述了近20种四川少数民族地区药物的产地和效用，如羌活、独活、大黄、当归、黄芪、戎盐、雪荷花、麝香等。唐中叶时，羌人进献贡品中就有麝香、羚羊角、大黄、当归等名贵药材。到西夏立国后，羌人医药学有了很大发展，吸收宋金医学知识，在国家机构中专设有"医人院"。西夏医学认为地、水、火、风是人身合成的四大基本元素，若"四大不合"则会导致人体生病。在病理方面，认为血脉通则身体健壮，血脉阻塞则引起疾病。在用药中也保留了羌药以粪入药的传统。麝脐、羚角、柴胡、苁蓉、红花、大黄、枸杞等羌族药材经常出现在当时的西夏与宋朝的经济交流中，其中大黄和枸杞尤负盛名。

羌族人民在几千年的生活中，不断与疾病做斗争，逐步摸索、积累、创造了羌医药体系，善用单方、验方、秘方和其他物理疗法治疗疾病，药物组合多为个人经验积累，就近取材，具有价廉、使用方便、疗效好、治疗范围广等特点。羌医药具有独特的羌民族文化风格，从古至今广泛流传于民间，为本民族预防治疗疾病、康复、保健和繁衍做出了贡献。

近代以来，羌族地区羌医、中医、西医并存。在农村、山寨，羌医最为活跃。羌医与中医关系密切，有许多共同点，但在采集、加工药物的方法和用药习惯等方面，羌医又有其特点。对金钱草的用法、主治、采集与加工方法与中医药相同，但车前草的药用部位则存在差别：中医药以全草及种子入药，而羌医药只用叶子，且以鲜叶外敷眼睛患处以清热消炎明目。

羌医中也有兼通巫的医者，以药物辅以心理和气功治疗。如以"气化水"治疗外伤出血；用"指划法"消除眼疾体表感染或良性包块；用吞服"化骨水"（又称骨水）消除食道异物梗阻；用"绊定法术"控制生物场，治疗精神疾患。因羌族对石的崇拜，曾经认为冒犯神灵就会被神灵在体内置石，使其痛苦，借以惩罚。此时通过请求神的使者"释比"，以祭神送鬼方式向神祷告，以解除神的惩罚，使身体恢复健康。

由于现在的羌族只有语言没有文字（据我国考古学家推论，现在的西夏文字应该是古羌族文字），所以羌民族医药的药物种类、炮制方法、主治疾病等均靠祖传、师承、口授等方式传承，造成一些药物和治法的失传及错误，十分可惜。

石水火风致病

杨福寿等经过对羌医药进行研究，认为羌民族将石、水、火、风视为导致人体产生疾病的主要病因。羌医认为，自然界的基本物质是石、水、火、风，这四类物质相互作用而构成世界，亦构成人体，化生气血精。

石病

羌人认为石是宇宙的本源，万物都是由石所化生，有着白石崇拜习俗。石是引起疾病的主要原因之一。病人出现阻塞、肿胀、僵硬、疼痛等症状，是其体内积聚了多余的石。石之所以会积聚，是因为水火风影响，导致机体功能失调。石常与其他的病因，水、风、土病夹杂出现，是贯穿羌医的其他类型疾病的致病因素。

石病从轻到重可分为四种。最轻是泥石，如泥土一般微细；其次是沙石，如沙子一样细小，为病稍重；第三为中石，可以有各种不同的形状，为病更重；最末为巨石，为病最重。这四种石可能积聚于体内各处。按部位可分为头石、颈石、肩石、胸背石、腰石、臀石、髋石、腿石、手石等。按触诊时的性状又可分为：雪石，病处如积雪一样冰冷松散；软石，病处较软，能够推动，可以揉散；硬石，病处坚硬，难以推动；火石，病处红肿热痛，甚至化脓溃烂。

雪石病是由于机体功能失调，偏于寒冷的石留著于关节、肌肤，患者感觉局部冷痛，痛处固定，或有肿胀，患处如积雪样冰冷松散。治疗以温散为主，或以用艾灸、烟熏；可用食盐炒烫小块鹅卵石，装入小布袋热熨患病部位；或也可以用手法揉搓，致发病部位发热，同时内服热药；或以铜钱、银圆、牛角片刮痧，以除去雪石。

软石病是因身体局部的通路不畅，导致血、水、气运行混乱而致。常有局部肿胀疼痛，皮肤如常，按之柔软。治疗以按、推、挤等手法使之消散，外敷"羌药绒塔尔王骨痛膏"，内服通透类药物，或用火罐大力拔除。

硬石病是由软石病病重而成。患处疼痛剧烈，按之坚硬不移。以药酒点燃火后以火焰在患处移动炙烤至局部发热，以药酒冷敷使局部收紧。反复多次，软化硬石，至消散为愈。

火石病是由于体身脉路闭阻，偏火热的石所致。患处如烧红的石块般红肿，烧灼感强，坚硬疼痛。病程快，治疗若不及时，可能化脓溃烂或坏死。治疗常以雪水清洗局部，外敷寒药，内服清凉退火药。

风病

风邪致病具有多动、游走的特点，表现出疼痛的游走、跳动、痉挛、抽搐、此起彼伏等特点。风邪侵袭人体，发病初期较轻微，多为局部肌肉跳痛、活动不利，以陈艾叶、鸡蛋共煮，蛋熟后剥去蛋壳，以棉布包裹除去蛋黄后的蛋白，热熨患处。较重风病疼痛更剧，此起彼伏，游走不定，甚或红肿烧灼，皮肤变黑。治疗多先以灶心土泡水，澄清后内服净水，再以灶心土加山泉水调糊，敷于肚脐和患处。也可用蜂蜜调大黄末敷患处。

水病

水作为病因，分为外水和内水。外水是自然界的水湿雨露侵袭人体后产生疾病，称为外水病。内水是由于脏腑器官的水液代谢失衡，导致多余的水停蓄于体内，称为内水病。主要表现为肿胀、分泌物增多等。

水病及治法：

1. 内水病

肺水：指水液停蓄于肺脏，表现为咳嗽喘促，胸满胀闷，不能平卧，痰多，或清稀，或浓稠等症状，以止咳平喘逐水方药内服。

胸水：多由于久咳、外伤等引起的水液停蓄于胸腔，表现为胸部逼胀，呼吸较难，不能做深呼吸。内服泻水逐瘀的方药。

腹水：多由忧思郁怒或长期嗜酒等引起水液停蓄于腹腔内，患者腹部膨胀，身体消瘦，神疲乏力，不欲饮食，多出现于其他疾病的后期。内服行气补虚逐水的方药治疗。

肾水：由"细泥石"壅滞于肾，影响了肾脏的泄水功能，使水液停蓄于肾脏。表现为腰部胀痛，小便不利或浑浊，面目浮肿等。以排石泄水、疏通水道法治疗。

2. 外水病

（1）肢体局部水肿：根据患病原因采用不同的治疗方法。若因外力撞击而致肢体局部或多部出现水肿、胀痛，以温热药物熏蒸、敷贴等方法治疗；因环境湿邪所致，多内服温热逐水药，外用药物熏蒸；因内脏功能受损所致，则调理内脏功能。

（2）摸古李西欮德：此病乃夜间长途跋涉河流或沼泽等地，回家后突发的疾病。治疗可用羌族平底锅烧红后离腹部 3~4 厘米的地方热疗；或者以小卵石炒烫后装布袋内热熨腹部；或将人身体下肢向上倒吊，牵引点穴；或以黑公鸡鲜血敷贴腹部；或以鼻吸入羌药"刷得本杯"的烟味。

火病

火由石所产生，体内的火热过盛表现为消瘦干枯等，体内的火不足表现为血脉瘀阻、肌肤紫斑等。外界的火热之邪侵袭人体，留于局部则表现为红肿热痛，侵于全身则表现为高热不退。

羌药有特色

羌医运用望、闻、问、切四诊，尤其擅长根据病人头颈部、耳后脉络粗细、走行方向以及指甲形状、颜色等方法来分析诊断疾病，擅长将药物煎、煮服用。使用的时候，或将药物捣成泥用，或制成膏剂、丹剂、丸剂、散剂、酒剂内服外敷，或将药物与动物肉炖后服用。此外，还会配合一系列外治方法进行治疗，如针灸、推拿、按摩、刮痧、放血、拔火罐、挑羊毛痔、打通杆等。有时还会用鲜活动物皮敷于人体表面，再配以烤熏、倒背抖动病人，以治疗不完全性肠梗阻；用葱管导尿等。羌医用药和药物用量没有固定模式，以个人经验为主，每个羌医用药剂量均不相同。

羌医用药种类丰富，羌族药物具有新鲜、味浓、效快的特点。羌族居住区可入药的动植物种类丰富，羌医可在羌寨附近随采随用。常用药物主要有羌活、独活、前胡、柴胡等 3 000 余种。药物采收讲究季节性，以便将药用部分的效果最好。用花的药物多在春夏采集，用根、种子的药物一般在秋季采收。一般红毛五加在农历四五月采收，冬虫夏草立夏挖，端午挖取贝母，大黄、羌活、秦艽等药物立秋后挖取。药物使用一般鲜用或晾干用，仅少量内服剧毒药物进行炮制加工。药物使用剂量没有统一标准，往往根据经验以一把、一握、一撮来计量。药物使用以外敷、内服、水煎、酒渍为主。

羌药分为木本、草本、动物、矿物四个大类，植物药最多，动物药次之，矿物药最少，仅云母石、硫黄、水晶石等，与该民族无炼丹术的历史有关系。使用时，多以散剂与煎剂为主，尤其喜爱使用单味药。根据原茂汶县卫生局卫生志办公室调查，主要用法有：

羌活（羌族称为"寺格"）：将羌活根部晒干后捣烂至粉末状，用纸卷成烟状，以抽烟的方式治疗风寒感冒、咳嗽、头痛、咽喉痛、四肢酸痛等疾病。

水煮大黄热敷：大黄被羌族称为"崇隔"。使用时取新鲜大黄的根，洗净后以水煎煮40~60分钟，取出切片，热敷患处，可治疗痈疽疮疡、无名肿毒、扭伤。

以贝母粉蒸蛋：贝母被羌族人称为"葛白"。使用时将挖出的贝母除去泥沙、晒干，磨成粉末，粉末用鸡蛋清（不要蛋黄）调匀后蒸，可以治疗久咳痰喘、咳嗽咳血、老年性慢性支气管炎、肺结核。

小叶杜鹃（羌语称"窝兰巴"）：将小叶杜鹃的鲜叶、花、枝条捣烂外敷，可以治疗多种化脓性恶疮、痈疽、疥疮，能解毒、消炎、止痛；也可以将其干燥后备用。

卷柏：卷白常常单方重剂使用，生用单味药可堕胎，与益母草、凤仙花子配用可以通经避孕，是羌族的妇科良药。

熊胆配青稞：用新鲜或者干燥的熊胆2~6克，配15~20克青稞，加水调匀，每次内服2~4粒青稞。可治小儿惊痫、疔疮、恶疮、风虫牙痛。

麝香壳（羌语称"约说叶别"）：将麝香壳4~5克，用酒浸泡后内服，可以治跌打损伤、痈疽肿痛，外敷可治疗疮痈、疔疮红肿等。也可用香仁2~3克，加藏红花1~2克，以黄酒浸泡后内服，可以催产下胎。

石膏（羌语称"啊哦兰巴赴蛇"）：将生石膏粉末与猪肝一片，每次同服3克，可治疗夜盲症、胃火牙痛等。

熊胆：将干燥或者新鲜的熊胆2~6克，与15~20克青稞配合，加入1~2毫升水调匀，用于治疗小儿惊厥、疔疮恶疮、风虫牙痛。

疗法多样

羌族医学的治疗方法和工具比较简单。羌族医药多以牛角罐、挑刺、针刺、放血、火灸、推拿、按摩、刮痧、拔火罐等进行治疗。除药物治疗外，羌医尚有一些特殊的物理疗法。如道光《茂州志》："炙薪于背，腹上以羊皮敷之能去诸病。"此外，用艾灸患者穴位、烤背以及"挑羊毛疗""按摩法""放血追风""打痧刮痧""提筋"和"打火罐"等疗法，也普遍使用。

根据四川省汶川县中医院余志俊的整理，羌族医药有许多独特的用药习惯、外用医疗技术和经验，主要有：

（1）羊皮疗法。施行羊皮疗法，要事先捉一只活羊备用。施行前先将病员的上衣脱掉，并让他围坐在火炉边保持温度，然后迅速将活羊杀死剥皮，趁热把羊皮披在病员身上并裹紧，再披上羊毛毡，坐在火炉旁，必须要大汗淋漓方可。汗多较为黏稠，奇臭无比。当汗擦干净后，患者往往会觉得非常轻松舒服、神清气爽。这种方法可以去除体内风寒湿气，治疗风湿骨节痛、腰痛、湿气肿痛等疾病。

（2）打通杆。其方法是到田间地里采取一截魔芋杆，长度为病人手肘到指尖，然后一头在火炉上微烤软，将软的一头从食道插入胃里，随即取出，使其呕吐出胃内容物。常用于小儿食积、胃胀等，通过呕吐排出胃内腐秽之物而起到立竿见影之效。

（3）艾灸。艾灸是用艾绒或药物点燃直接或间接在人体表某穴位进行烧灸。将艾揉成包谷籽大的圆形小体，根据病情艾团可大可小，在选好的穴位上将艾团旋转于上，以火烧艾尖端，边烧边吹，待艾绒将烧尽，医生即用拇指迅速压在烧尽之艾团上，稍压片刻即可；亦有羌族用一片薄姜片放在穴位上，将艾团置姜上烧；还有的用大蒜切成薄片，放在穴位上，置艾团于蒜上面烧。常用于慢性劳伤病、着凉、腰痛、骨节痛、湿气肿痛、昏倒等疾病。

（4）割痔。割痔是一种用小刀在人体的手掌食指底部割一小口，并挤出一点黄水后按入一点木炭粉，以治疗某些疾病的方法。此法主要针对长期消瘦、饮食差、身体不好的小儿，其机制待研究。

（5）驱风法。驱风法是先用一鲜鸡蛋放入加了陈艾、花椒、菖蒲及其他草药的水中煮熟（中途需把蛋壳敲破），取出剥壳后在蛋的中间开一小圆孔，在小孔中镶入一大小与蛋孔适宜的银戒指，另取一白绢布或绸布包着蛋，待温度适中时，熨擦小儿眼眶、鼻梁或紧紧贴敷于小儿肚脐上，凉后再煮，反复数次，1岁以上的小儿时间稍长些，取出银戒指见银戒指为红色，说明寒气或风气已提出。

此法是一种治疗小儿风寒、惊风以及伤寒等疾病的外治方法，主要治疗小儿因风寒而致的发烧、抽筋目眩或肚子胀、肚子痛及消化不良等症。

（6）刮痧。刮痧是选用边缘光滑的银圆或铜圆，寒症蘸热菜油或姜汁，热症用酒，在背部从上到下刮"介"字，直到发出许多乌色的紫块。刮痧一般常用于伤寒受凉、落枕、中暑、腹痛、呕吐、腹泻、头痛、鼻出血、发烧等病症。

阿坝州医药卫生志资料小组整理刮痧法与余氏方法不同。此法以麻线一根，两手绷紧，并用水湿润，在患者两上臂内侧，自上而下刮，直到出现红色颗粒或者乌黑色为止。

另外，羌族人民还常用提痧法治病。方法是医者右手拇、食二指挟住病者的某处皮肤用力向上提拿数次，使提拿处充血变紫。如受凉后咳、头痛、流清鼻涕，提喉结部、前额部、鼻根等处，可止痛祛寒气；肚子痛、小儿不消化，提背部两侧板筋、隔筋。

（7）放血法。放血法用瓷瓦针或麝针刺破人体某部位，致少量出血以治疗某些疾病。瓷瓦针是敲破后有锋利尖口的瓷片或烂瓦片。麝针是用獐子的獠牙制成，长约2寸，前端尖锐，挑出其中骨髓，从根部放入少许麝香，将根部塞紧，磨至尖锐。本法多用于急症、暴症，如霍乱症、小儿走胎、蛇咬伤、晕死等多种疾病。霍乱症、上呕下泻，在舌根正面将一绿筋刺破出血；小儿走胎刺四手指缝出血；蛇咬伤后将咬伤处刺出血，用力挤压，使毒气随血排出；有晕死患者刺食指尖出血。

本法在阿坝州医药卫生志资料小组整理的资料中有另一种操作方法：用线紧扎患者指头末节，使之充血，用针刺出血，刺二、三根指头即有呻吟声，重者可刺全部手指、脚趾。主要用于头痛、肚痛。

（8）熏蒸。熏蒸疗法根据病情，选用不同的药物放入大瓦罐中，瓦罐上搭上架子，病员站在架子上，周围用木制的甑子罩在人身上，人头露出，甑子顶端用毛巾或布盖好，然后用小火蒸，以药的蒸汽熏蒸人体。熏蒸时间随病员身体情况而定，熏蒸完毕后可用药水浸泡或擦洗身体。本法多用于治疗风湿骨节痛、肢体麻木、中风偏瘫、骨干肿大胀痛、肢体浮肿、坐骨神经痛、皮肤瘙痒症。

（9）提背法。提背法施行时让患者脱掉上衣，俯卧床上，施术者用双手食、拇二指，从患者脊梁骨尾骶骨处开始，逐步向上用力翻转皮肤，直至颈部为止。如此连续施行 3 遍，翻毕，再扪到脊骨凹陷处，由下到上逐节用力提起皮肤，每次提响方可。此法有消隔食、散气血、止痛之效。用于小儿疳积消瘦、隔食、肚子痛。若无病施行，有强身健体之功。

（10）烧灯火。施术者根据病情选一或多个穴位，用一段灯草蘸上菜油，点烧该穴位。烧时若发出像米粒烧炸的声音，效果最佳，这种方法被称为直接灯火。另有隔纸灯火，多用于治疗顽固性疾病。施行时用一张薄红纸抹上清油，贴在患处，用灯草蘸清油点燃后点在红纸上。烧灯法常常用于治疗惊风症、小儿走胎、腹泻、肚子痛、着凉、头疼、湿气麻木、扭伤等疾病。

（11）熨。施术者从灶中或火坑中盛一土碗柴灰末，温度约 60℃，再用一条红布盖在灰碗上面，将碗口倒扑过来，包好碗口，在红布上洒上自泡的药酒，令病员俯卧或仰卧，将碗置于病员背部或腹部，从上到下，从左到右来回抹动。灰冷或药酒干可再换，施行时间从几分钟到半小时不等。此法常用于伤寒而致的肚子痛、肚子胀、解稀大便、妇女小肚子痛、肢体冷痛等病症。

（12）贴、敷。将采集的新鲜草药放在石臼中捣烂，贴敷于患处。若是"释比"施术，还会边捣边吐口水。本疗法多用于跌打或摔伤、局部出现肿胀瘀血疼痛、疱疮、疔疖、癣疮等疾病。

（13）砭。取白石头一块或数块在灶中或火坑中烧烫放在铜盆中，将备好的草药液或药酒洒在上面，然后将患脚放在上面前后移动，或者以热石头熨关节疼痛之处。主要用于治疗脚痛。

（14）拔罐疗法。拔罐又叫打火罐或扯火罐，用时先烧去罐中的空气或将竹筒放在水中煮沸，借助热力，造成罐内负压而吸附于皮肤。是羌族民间最常用的一种简单易行的外治法。

本法可散寒消肿，一般用于急性扭伤、瘀肿、腰痛、骨节疼痛、寒咳、头痛等病症。

（15）酒火疗法。将浸泡好的药酒倒入碗中，用火点燃碗中药酒，施术者用右手伸入药碗中取出酒火，速将手中之火焰拍在患部及周围，然后摸、揉、拍、打，反复取火烫、摸、揉、拍、打数次。本疗法以治疗湿气病及扭伤为主，如风湿麻木、骨风、骨节风、寒气内停等，作用快，可见到明显效果，独具一格，深受羌族人民的欢迎。

此外，阿坝州医药卫生志资料小组还整理出以下方法：

（1）挑羊毛丁。此法以缝衣针在上腹部挑刺，以治疗心痛病兼背心痛，经挑刺可减轻疼痛。据说此法可在针刺处挑出羊毛样物体。

（2）滚蛋取风。用于治疗小儿发烧。将鸡蛋煮熟以后去壳，内部包一个银戒指，再用一层布包裹，从头到全身各个地方进行滚动，蛋冷后则用热水浸泡到热。滚后蛋若为黑色，则表明该病为风毒所致。

（3）烤背。用于治疗头痛、身痛或身体不适且感觉疲倦者，往往烤一两次即见效。施行时，在室内置火盆一个，患者裸背向火盆，胸前用衣物遮住，治疗者用一根钢线蘸上少许植物油，从胸椎两侧到两个肩胛之间的区域从上到下缓慢刮治，直至发红且出现颗粒。然后，患者卧床蒙被而睡，次日全身即感到轻快，大多一次即愈。

（4）按擦法。多用于治疗积食所致的心口痛。治疗时，患者平卧在床上，治疗者在床边以两手拇指蘸植物油少许，擦在患者上腹部，力道由轻缓而渐渐加重，两拇指重压，并向两侧腹下方滑行，直至腹内发出响声即停止。一般施行时间大约在一个小时。

外治手法二十式

学者将羌医丰富的外治手法归纳为二十种手法：推、捏、按、揉、摸、摇、空拳捶、刺、点、搓、叩击、钻、抓、提、揪、拔、拉、牵、背、抖等。

（1）推法。医生使用拇指、掌心、掌根，着力于患者软组织一定部位、血脉、穴位上，上下左右推。此法可疏通血脉，消化积滞，舒活壅塞，健脾胃、养肠道，用于头痛、胃痛、腹痛及关节痛。

（2）捏法。医生用双手拇指与食指夹住施治部位，把表皮和较深部的皮下组织捏起，随捏随放。随着向前捏起前进，这时皮肤一起一伏好像后浪推前浪一样，被着力的局部在手指的不断转动下捏起。再以手的自然转动，使皮肉肌筋自指腹中滑脱出来。如此反复交替捏动，使局部舒适并有温热感。使用本手法应刚柔相济，灵活自如。有皮损、破溃者禁用。多在背脊颈部施用，具有理气健脾、祛寒除湿、舒筋通脉的作用。用于小儿及成人消化功能差、肩背酸痛等。

（3）按法。医生用单掌或双掌重叠按，着力部位要紧贴体表皮肤，不可移动，用力要由轻而重，不能突施暴力或猛然按压。此法适用于全身各个部位，常用于背和腹部。具有松弛肌肉、开窍通脉、活血止痛的作用。常用于头痛、胃部痛，肢节酸痛麻木等病症。

（4）揉法。医生用手大鱼际或手指正面或掌根或小鱼际，不离揉按的部位，腕转回环地揉。揉时要轻柔缓和，有节律。适用于全身各部，具有调和气血、疏通管道、温里散寒、活血化瘀、消肿止痛、宽脾理气、消除宿食的作用。用于腹痛、胸肋胀痛、干便、肠泻及外力所伤的红肿疼痛等。

（5）摸法。医生用手指腹或掌心面或全指腹面放在一定位置，由浅入深，由表及里，由慢到快，和缓自如，有节律地旋转摸。是缓解胸腹胁肋的常用手法，具有理气和中、消积导滞、调节胃肠道功能等作用。

（6）摇法。医生使患者的某个关节作被动的旋转活动，具有通利关节、松弛肌筋、通畅管道、捺正复平的作用。用于四肢关节及颈部，治疗关节强硬、屈伸不利等病。

（7）空拳捶法。医生用双手握空拳，用拳背，掌根，掌鱼际在患者的疼痛部位有节律地、如击鼓一般打捶施治部位，用花椒木棒捶打。此法多用于青壮年。年老体弱、小孩、有心脏病者禁用。具有软坚散结，活血止痛，散寒除湿，疏通气血的作用。适用于胸腰及四肢湿硬板状、肢体麻木、隐隐作痛、腰腿酸痛等疾病。

（8）刺法。医生用大拇指指腹尖，着力于病痛部位或持定区域，用力从轻到重直刺。压力、频率要均匀，动作要灵活自如，以点带面，要有深度。用于全身各部位，具有止痛活脉、调和内外、开胃养肠、除湿通导的作用，适用于各种寒冷性疼痛病、阵痛。红肿烧灼禁用此法。

（9）点法。医生用手指屈指后的骨突出部或花椒棒、牛角棒着力于施治部位或疼痛区域进行点按，用力的大小根据病情需要而定。忌用粗暴力量损伤人体，而应逐渐用力，再逐渐减力，如此反复。具有疏通气血，软坚散结、止痛活脉，消宿食等作用。用于颈肩痛、腹部挛缩痛、腰腿痛、四肢痛等。

（10）搓法。医生用双拳内侧面挟住病痛部位，相对用力，用较快速度搓，搓的同时做上下往返的缓慢移动。具有舒筋活络、止痛活脉、松弛肌肉、温中散寒的作用。适用于四肢胀痛、腰胸痛、肩背痛、感冒头痛等。

（11）叩击法。医生用手指末端稍屈曲，作鹰爪式自然地有节奏地叩击病痛部位。具有祛风止痛、引病出表、活脉温筋、疏通气血、消除劳累的作用。适用于头痛、腰背酸痛、血脉瘀滞痛等。

（12）钻法。医生单指末端在病痛部位用手指钻，着力由轻到重，有节律地进行。用于全身各部位肌肉粘连、发硬麻木、冷痛等。具有破节消瘀，散寒除湿，活血止痛，活脉温筋的作用。适用于腰背胀痛，四肢及肩、颈硬结痛等。

（13）抓法。医生用单手或双手指稍屈曲，作钉耙样，在施治部位上下左右抓。具有催眠安神、松弛肌肉神经、养血补中、调和血脉的作用。适用于顽固性失眠和一般失眠、心情烦躁、头痛、胃腹不适等病。

（14）提法。医生用单手或双手的拇指、食指及其他指作钳形，以夹力提病痛部位，手指用力要对称，由轻而重，不能突施暴力。一边提，一边作连续的旋转或上下前后移动，动作要缓和而连贯。具有疏通胃肠道郁气，解四肢颈肩疼痛的作用。适用于落枕、颈椎病、肩周炎、腰背痛、胃痛、腹中不适等病。

（15）揪法。医生用单手拇指和食指作钳子形，着力在病痛部位用适度的力量揪，同时缓慢移动前进。用于颈项腰背腹部，具有活脉温筋、散寒除湿、除腹部肌挛缩的作用。适用于筋结不舒、颈项疼痛、腰痛等病。

（16）拨法。医生用拇指或其他四指指腹着力在病人的疼痛部位，拨动肌肉或肌腱，感觉有跳动感。用于颈胸腰背四肢部，具有软坚散结，止痛活脉，舒筋破血的作用。适用于颈椎病，胸背陈旧性压缩骨折后遗症、腰背板硬疼痛等病。

（17）拉法。医生用手握住对方的手或足，用适度的力量拉牵，来松弛被粘连的肌肉。具有接骨复位，肌筋复原，疏松肌肉，活血止痛，舒筋破血的作用。用于各种类型的骨折、伤筋、屈伸不利、肌肉疼痛等病。

（18）上牵法。医生用双手握住或屈肘环托住用力向上牵，或捏住局部上牵。用于颈肩胸腰部病，如落枕、颈肌挛缩病、肩关节周围炎引起的肌肉粘连病。具有拉开间隙，调整关节错位，修复软组织挛缩、疏松肌肉、舒筋活血的作用。

（19）背法。医生和病人背靠背把病人背起，医生两手反抱住病人腰部，然后弯腰屈膝挺臀，将病人反背起，使其悬空，以牵引病人腰脊。同时用臀部顶住患者腰部用力抖动和摇动，充分牵引腰部而使其放松。施行后慢慢缓立于地上，避免病人跌倒或扭伤。体弱患者禁用此法。具有舒展筋脉、活血化瘀、疏通血脉、消肿止痛、归位、活脉温筋等作用。适用于腰椎间盘突出症、膨隆症、腰扭伤疼痛、小关节错位、腰椎棘突脂肪疝等病。

（20）抖法。医生用掌或指大鱼际平贴患者病部或疼痛部位，做上下快速抖动，幅度小而频率快，力应稍重，使病人感到轻松舒适。具有疏通血脉，活血止痛，理气健胃，活脉温筋，消饮食宿滞的作用，适用于胃肠功能失调、腹泻肠鸣、颈部痛、各类肌粘连等病症。

在施行手法时，有如下注意事项：

1）均匀、柔和，深透有力。均匀，是指手法动作要有连续性和节律性，速度不要时快时慢，压力不要时轻时重。柔和，是指手法要轻而不浮，重而不滞，不可生硬粗暴或使"蛮劲"，深透，是指手法在均匀柔和的基础上，使手法力度透进内层肌肉。掌握力度要因人而异。

2）轻重适宜，以柔和为顺，切忌粗暴手法。手法轻重以病人不感到剧烈疼痛为度。如果手法治疗后引起伤部疼痛日益加重，甚至肿胀者，则可能是手法运用不当的缘故，要及时注意调整或暂停手法治疗。

3）新伤淤血、肿胀重及有筋肉断裂者，不主张在局部按摩，以免加重组织损伤内出血。若实施手法治疗，以远离损伤中心区为宜。可在伤部周围用摸揉、点穴、提弹、推肌腹等以达到消肿目的。

4）陈旧伤用顺筋、拔筋及推拉揉捏等手法，寒症应加强摩擦搓揉法。

5）骨和骨关节及软组织的各种感染，传染性皮肤病，外伤感染化脓，红肿热痛手法不宜。恶性肿瘤及严重心、肝、肺、肾疾病者，年老体弱，病情严重的病人，手法不宜。

骨伤科突出

羌族居住地多山高路陡，常易发生跌扑、骨折和皮肉损伤。他们在治疗骨伤方面积累了大量单验方和治法。这些治疗方法分为外治与内服两类，以外治为主。羌医治疗骨折、脱位和筋肉损伤时，先以手法复位固定，再敷上止血、消肿、散瘀、止痛的羌药。包希福等曾整理出羌族接骨法，发现雏鸡接骨法和羌活鱼、柳枝接骨法疗程短，愈合快，疗效显著，民族特色鲜明。

雏鸡接骨法：用于治疗骨折。以雏鸡和羌药粉（处方省略）制成的药泥敷于纱布垫上贴于经手法复位固定后骨折处，用小夹板包扎固定，配合内服羌药治疗骨折。此方法奇特、治疗骨折疗效显著，系羌医世家的祖传治法。

羌活鱼、柳枝接骨法：经手法复位后，将羌活鱼（娃娃鱼）贴敷于骨折处，外用柳树皮固定后包扎，或并用牵引方法。隔日调整夹板松紧度，半月换药及夹板一次。治疗期间注重关节活动和手法康复至痊愈。

敷洗用药

除具有特色的接骨方法，羌医还会综合利用膏、散、酒、水剂、浓缩膏羌药配合治疗，将其外贴患处，固定包扎，2~3 日换药 1 次。

常用方剂有：

1. 外敷方

（1）大酸酸草、接骨丹、鸡血藤、酸藤、酢浆草、见肿消叶各等量，捣烂敷于骨折或肌肤瘀血肿胀处，2 日换药 1 次。有促骨痂生成、止血、消肿、散瘀止痛的功效。

（2）鲜接骨丹（双花堇菜）适量，洗净捣烂调敷伤处，可治骨折和扭伤，2 日换药 1 次。

（3）胡椒 3 两，黄占 3 两，嫩公鸡 1 只。用法：将公鸡去毛，剖开去内脏，将上二药塞入鸡肚内，捣烂鸡内和药，外敷患处，纱布包扎，夹板固定，1日换药1次。

（4）蜈蚣草15克，筋骨草15克，臭加皮12克，九节风15克。主治四肢骨折。用法：上药捣泥外敷伤处，夹板包扎固定，2日换药1次。

（5）羌活鱼适量，用法：将鱼捣泥敷伤处，柳枝做小夹板固定，隔2日换药1次。主治：四肢骨折。

（6）透骨消15克，蜈蚣5条，川木通15克，接骨丹20克，主治：骨折、跌打损伤，局部疼痛，红肿或青紫。用法：捣碎调酒外敷，有骨折复位后用小夹板，2日换药1次。

2. 外洗方

（1）马尾松枝、当归、木香、木通、九牛超、铁棒锤各30克，煎水熏洗患处，2日1剂。有止血、消肿、散瘀、止痛功效。

（2）自然铜50克，伸筋草20克，舒筋草20克，乳香15克，没药15克，白芍15克，红毛三七20克，路路通18克，桃仁18克，土麻黄10克，羌活10克，独活10克，黄柏15克，主治：骨折康复，散瘀，通络，软坚。水煎熏洗患处，1日2次，2日1剂。

（3）大黄50克，土鳖虫25克，蜈蚣5条，玄参20克，红泽兰20克，酸浆草20克，红牛膝15克，五加皮18克，小血藤20克，主治：骨折愈合期，肌肉筋脉僵硬，关节不活动。煎水熏洗，1日2次，2日1剂。

骨科内治

羌医药也注重人体各器官的整体观念，提倡外病内治或内病外治。治疗骨伤病时也多用口服羌药来达到消肿、止痛、止血、活血、散瘀、补肾、壮骨的目的。羌药内服剂多以当地药材为主，具有便、廉、鲜等特点。

常用方：

（1）小偷草粉10克、童便冲服，1日2次。

功用：止痛止血，散瘀消肿，续筋接骨。

主治：骨折或跌打损伤。

（2）杉木鱼 10 条，驴骨髓 1 付，煎水服 1 次 20 毫升，1 日 3 次。

功用：续筋接骨，壮骨生髓，散瘀血。

主治：骨折，筋伤所致疼痛，肿胀。

（3）接骨丹 20 克、透骨消 15 克、蜈蚣 5 条、木通 12 克煎服。用水 1 次 150 毫升，1 日 2 次。

功用：活血散瘀，消肿止痛，续筋接骨。

主治：骨折，筋脉损伤，肌肤肿胀，疼痛。

（4）三颗针根 20 克、地龙 15 克、桃仁 20 克、赤芍 12 克、丹皮 15 克、木通 10 克、透骨消 18 克、红毛三七 20 克、杜仲 15 克，续断泡酒服，1 日 2 次，1 次 20 毫升。

功用：清热解毒，活血通络，补肾壮骨。

主治：骨折，肌肤经络损伤，患处有红肿发热。

（5）熊骨 500 克、豹骨 300 克、黄精 50 克、巴戟天 30 克、枸杞 50 克、杜仲 20 克，炖服。

功用：补肾健脾，壮骨续筋。

适用于：骨折康复期促进骨折愈合、筋脉恢复。

（6）大蓟 15 克、小血藤 20 克、乳香 15 克、没药 15 克、赤芍 12 克、丹皮 12 克、党参 15 克、当归 12 克、黄芪 18 克、自然铜 30 克、续断 15 克、桑葚 15 克，煎水服，1 日 3 次，1 日 1 剂。

功用：凉血止血，健脾补肾，接筋骨。

主治：骨折、筋伤、患处肿胀、气血不足、脾肾虚弱。

器皿外治

羌医根据骨折和跌打损伤情况的不同，单独使用或联合使用针灸、拔罐、放血、煨石头等器皿治疗，以达到止痛、止血、消肿、活络散瘀等作用，并能达到不用药或少用药，节约病人费用的目的。

（1）针灸外治。用于骨折引起的疼痛，筋脉瘀滞，皮肤红肿，青紫，肌肉、皮肤疼痛。适用方法：在骨折或损伤的肌肤、经络处，循经选穴 3~5 个、再选伤处"阿穴"用银针针刺手法治疗。也可以再加用火罐抽吸瘀血，达到止痛、散瘀血、通经络的目的。

（2）放血外治。用于骨折引起瘀血，跌打损伤的经脉，肌肤青紫，肿胀，疼痛。适用方法：在骨折处，皮肤经脉损伤处，及压痛点，各取 2~3 处，用消毒针具刺出血，视病情不同，放血 0.5~10 毫升后，伤口盖纱布包扎，3 日 1 次。功用：散瘀、通经止痛。

（3）拔火罐。用于治疗骨折引起瘀血，经络不通，皮肤瘀斑，肿胀及疼痛。分干火罐和湿火罐两种。

湿火罐是用艾叶 12 克，草乌药 15 克，铁棒七 10 克，桃仁 20 克，赤芍 15 克，土鳖虫 20 克，大黄 25 克，煎成浓缩液，加入麝香 1 克，将竹罐泡入药罐中，同时取出，并用小于罐口的纱布蘸药液贴于伤处，点燃草纸，放入竹罐中，并迅速将竹罐扣于贴有药布的伤处，10 分钟后起罐。适用于以疼痛为主的骨折和跌打损伤，1 日 1 次。

干火罐是用竹罐、土罐、玻璃罐等选一种，点燃草纸或酒精棉球放入罐中迅速将火罐扣于伤处，也可以先用针刺后，再拔火罐。

适用于以瘀血为主的骨折和跌打损伤，2 日 1 次。

（4）煨石头外治。选用白石头重约 1 000 克，在火坑中煨热后，用布包后在伤处肌肤熨推。用于温经活血，散瘀通络。适用于寒湿型骨折愈合期，肌肤经脉寒冷疼痛型的跌打损伤，1 日 2 次。

释比疗疾

羌医有较为浓厚的宗教色彩，存在巫医一体的行为，巫医合体者被称之为"释比"。"释比"即是巫师，他们是宗教代表，熟悉民族历史与神话传说。同时也是医师，具备一定医药知识。他们会以蚯蚓碾末外敷，治疗烫伤、烧伤；黑母鸡除内脏后，外贴患者胸部，治疗癫痫病；以青杠木炭灰止血；用花椒树根部泥土外敷，治疗腮腺炎；以干花椒内服，解胃疾，治疗胆虫症。他们对继承和传播羌族医药传统知识和经验起到了特殊的作用。随着近代逐步开始出现"巫""医"分离，羌族地区出现了专职的羌族医生及其独特的用药习惯、医疗技术和经验。

疫病横生伤人命

四川地区古代人口繁茂，经济繁荣，疫病横生，最早的记录可以追溯到晋代，明清时期更多，清代光是记录在文献中的就有近三百次疫病。有文献记载的历史中，从公元 280 年到新中国成立前，四川地区几乎历朝历代都有疫情发生的记录，发生时间主要集中在 16~19 世纪。

四川地区的疫病有以下特点：

一是各种疫病的发生，往往跟随自然灾害、社会动乱而发生，正是"大灾之后必有大疫"的应证。自然灾害引发的饥荒导致百姓食物短缺，民众饿不可忍，只好寻找粮食的替代品食用，在营养和卫生方面不能保障，导致人体免疫能力低下，不能抵御疾病的侵袭，疫病因此发生并流行。1840 年，《南部县志》记载了道光二十年因发生饥荒，百姓无粮食可以食用，于是"民食石面"，当年 4 月，当即发生疫病流行。1853 年，《筠连县志》记载当地因为当年发生旱灾，继而引发粮食减产，百姓陷入饥荒之中，接着瘟疫横行。1901 年，因大旱，导致民间闹起饥荒，接着就出现了瘟疫的大流行。1900 年，丰都地区河水暴涨，引发麻脚瘟流行。绵竹 1907 年，因大水泛滥，导致疫病发生。

兵乱往往带来疫病。兵荒马乱带来的不仅仅是人员的伤亡，社会正常秩序、社会生产、医疗卫生状况也会随之遭受重大变故，战乱导致的人、畜死亡处理不当或未及时处理也是引发疫病的因素，导致民众吃、穿、住、行乃至心理状况受到严重影响，引发抵抗力下降，引发疫病的爆发与流行。同时，战争必然会带来军队的调动，粮草的转移，疫情往往会随之传播。光绪年间的《东乡县志·历代兵事》就记载了明末张献忠军队进入四川后引发瘟疫，死亡惨重，人口锐减的情况："明季流贼屠川之惨毒也。……盖川南死于献贼者十三四，死于瘟虎者十二三，而遗民百不存一矣。川北死于献贼者十三四，死于瘟虎者十一二，而遗民千不存一矣。川东死于献者十二三，死于摇黄者十四五，死于瘟虎者十二三，而遗民万不存一矣。川西死于献者十七八，死于瘟虎者十一二，而遗民十万不存一矣。"民国时期也因战乱导致疫病发生，引发人员死亡者。民国《华阳县志》记载

"丁亥春，李国英入成都……成都空，残民无主……继以大疫，人又死，凡五六年乃定。"

二是四川地区的疫情发生时间主要集中在夏秋两季，春季次之，冬季很少。这与四川地区的气候、地理环境有关系。四川地区人口集中的地区多在四川盆地内的成都平原及其周边地区，这些地区本就位于卑下之地，又多河流，往往湿气较重。夏天及夏秋之际正是四川盆地内多雨之际，此期气候炎热，雨量充沛，加上盆地内云层厚实，利于致病细菌的生长与繁殖。一旦卫生条件不足，营养状况差，人体抵抗力下降，很容易造成疾病的发生。再加上这些地区大多是人口繁茂之地，容易引发大范围的流行。民国时期的《双流县志》就记载了发生在光绪壬辰年（1892）夏天爆发时疫，就与高温天气有关："是年夏暑间，酷热异常，华氏寒暑表达百度以上。"

三是四川地区的疫情主要发生在以成都平原为中心的地区，其他几个人口较为集中、经济较为发达的地区也易爆发流行性的疫病。从古代文献的记载来看，这些疫病主要发生在成都府、绵州、资州、重庆府、泸州等地区。成都平原自李冰父子兴建都江堰以来，千里沃野，水旱从人，气候温暖湿润，物产丰饶，人口众多，经济繁荣，文化先进，成都平原内部交通便利，一旦有传染性疾病发生，往往造成较大规模的流行，影响力较大。而盆地周边多为高原山地，自然条件恶劣，人口稀少，交通因山路阻隔，即使爆发疫病也不易传播，减少了疫病大范围传播并流行的可能。

四是传播面积较广，有时不限于某一个县市。1867~1868年的疫情就曾波及四川的8个府司、60来个区县。1868年成都府流行疫病之时，重庆、叙府等府也曾流行，波及20个区县。《德阳县志》记载该县1868年发生的麻脚瘟，由成都传染到德阳，境内几乎传遍，县内死亡大约两三千人。自贡1932年的痢疾、疟疾，1938年发生的麻疹、天花，1944年发生的脑膜炎等，都是流传非常广、影响严重的流行疾病。这些疾病的流传，因当时对生活垃圾未进行处理，导致垃圾遍地，滋生了大量苍蝇、蚊子，街道大多肮脏，从而导致疾病流传。

五是杀伤力较大，死亡人数较多。1853年筠连的瘟疫流行，死亡人数较多，县志记载"死者无数，县人于集阳山后掘万人坑以掩之。"1860年绵阳瘟疫流行，家家户户几乎都有得病者，有的一家人中好几个人都病得卧床不起，死亡率高达30%。

六是导致当地经济萧条。死亡减少了劳动力，大病不死者身体孱弱，影响了其参与劳动、促进经济的能力。1863年夏天叙永发生瘟疫后，死者众多，棺木绵延，方圆几百里之内连鸡鸣狗叫都十分稀少，此次疫病的发生对当时人口的消减力度，经济萧条之状足见一斑。1910年武胜流行疟疾，患者多为农民，劳动力损失严重，农业生产遭到打击，导致收成减产。

麻脚瘟神扰四川

霍乱是烈性的流行性传染病。这个病来势非常凶猛，疾病发展迅速，感染后往往会出现剧烈的呕吐和腹泻，多的一天可以达到一二十次呕吐或泄泻，病人腹痛如绞，双脚转筋，在短时间内出现腹部塌陷、虚脱、衰竭等症状，甚至陷入昏迷，最终死亡。民间根据这种疾病的发病病状，又称其为"麻脚瘟""时症"等，也有的医生称为"朱砂症""乌痧胀"。在《铜梁县志》里对此病发病病状有详细的描述："疫症四起，染者呕吐交作，腰疼如断，两脚麻木，逾二三时立毙，俗呼为麻脚瘟。"

此病是四川地区较为多发和高发的一种流行疾病，各县市几乎都曾有流行的历史，文献中多有记载。同治时期《彰明县志》记载"同治六年夏秋间，川东北陡发乌痧胀。病者双足麻木，倒地立毙，俗又名麻脚瘟，传染日甚。"而此次大规模霍乱流行中，彰明没有被扩散。据传说，当时的"邑侯"何公，梦见有个穿着古代衣服的人来访，并且告诉他时疫将要流行，会影响到彰明这里。何公醒来后，想起梦中情景，十分担心，恰逢官府发了治疗的医方，于是尊奉母亲大人的命令，照着方子配了不少药物，为此花费了很多钱财。同时，他还向神灵为民众祈求，请求神灵保佑民众免除时疫的伤害。过了不久，青莲渡的渡夫告诉别人说："昨天三更时分，东岸有人喊我去渡船，声音十分焦急。我撑着船过去迎接他们，将要到岸边的时候，借着月光看到五个人，他们长得十分吓人，我害怕得不得了，正想往回走。突然听到他们商量着说：'这个地方被仁孝感动了，我们就不去这里了，去其他地方吧。'这话刚说完，他们就消失不见了。"从此，与彰明相邻的地方流行乌痧胀，死亡无数，但彰明境内居然一个都没有。

1841 年，洪雅县麻脚瘟流行，死亡千余人。1892 年，德阳霍乱流行，因其猛烈，县里亲友之间相互不来往，连婚嫁之事都暂停，并为之改期。而路上可见患病死于路边的尸首。

自贡在 1892 年麻脚瘟流行的时候，持续时间超过 100 天，患者多发病半天就死去，每天出殡的多达 200 多具灵柩；1920 年霍乱流行的时候，病情发展极其迅速，病人往往早晨发病，晚上就死去了。当地的半边街的一家住户请道士开灵，刚开始的时候道士还念念有词，突然上吐下泻，倒在地上，不省人事。当地每天出丧的有 300 多具灵柩。

1945 年，眉山城区曾发生过比较严重的霍乱流行。次年秋天，白天酷热无比，夜间则降雨，造成眉山霍乱暴发。7 月 18 日小北街开始发现霍乱，从国民党十七师的教导营中开始流行。此次霍乱流行，几乎波及全城，偏僻街巷生病者尤其多。有的全家患病不起，有的一家人连着死去多人。当时棺材铺存的 350 多具棺材一时之间销售而空，因供不应求，甚至有前往邻近的彭山、新津采购棺木者。有的死后连棺材都没有，被抛弃到岷江中顺流而下，浮尸沿河。严重的疫病导致城区家家关门闭户，市场陷入萧条，行人稀少，平常繁华的城市变得死气沉沉。后来疫情从城区扩散至郊区，波及周围的乡镇，包括王家场、洪庙场等地均有染病者，其中千余人的张坝小镇有五十多人感染，死去十五人左右。一些从外地赶来治疗霍乱的医生在治疗中也被传染而去世。

认识到传播原因与卫生条件有很大关系。清末《眉山县志》认为此病发作与"人烟凑杂，秽浊堆积之所，死者独多云。"当时因西学东渐，民间也逐步接受西医学关于病菌致病的观点。《遂宁县志》记载，1893 年该地曾经暴发霍乱，提到麻脚瘟在七八月间大量流行，而在九月初终结的原因时，认为是"盖气候过热，传染甚速，秋凉之病菌失其传染力故也。"对夏季高温与霍乱细菌的传播关系关联起来，并明确指出了这种疾病的发生与传播与病菌有关。

在预防方面，邻近的人怕被传染，不敢进城；为了避免传染，出门的时候将脚裹起来。白天黑夜都有病人死去，市井间谈到霍乱人人变色。为了防止传染，人们对死亡者采取死后埋掉的处理方法，甚至有些士兵还没有断气就被活埋了，人们对该病的恐惧可见一斑。

治疗往往采用针刺手指为主，必须出黑血，同时配合芳香除湿、化痰开窍的药物进行治疗。多用白痧药、雷击散、时症药、避瘟丹等，也有用西医的皮内输液方法进行治疗。《眉山县志》记载清末时期，用针刺手指尖，或者针刺大拇指旁边，刺出黑血，可以救活的大约占患病的十分之一二。民国时期《犍为县志》也记载用"磁锋刺手足，出黑血者立愈，否则须臾毙矣。"民国《中江县志》记载道光年间治疗麻脚瘟，采用针刺十指到出黑血，方有可能救治；除了针刺外，也采用口服太乙紫金锭，或者用"黄荆、紫苏、薄荷、建石菖蒲、西砂仁研末"口服，也能治愈。如果连这些药物也没有的话，可以用葱汤灌入病人口中，并且用葱擦遍全身，也可以起到治疗的效果。

此外，还有一些民间偏方，如用藿香塞住鼻子呼吸，饮用雄黄酒杀毒，吃大蒜预防等。城区住户大多在门前烧柏丫熏香，以避邪气，祛除病邪。在政府倡导下，住户在门口点红灯，贴红十字，放鞭炮，玩耍狮子灯，以送瘟神。1893年遂宁霍乱大流行的时候，民间多在门口贴桃符，放鞭炮，以过年送岁的习俗，以求将导致霍乱的瘟神送走。还有的用澄清的地浆水治疗。地浆水性味甘寒，有清热、解毒、中和的效果，可以治疗伤食吐泻、痢疾、中暑烦渴、食物中毒等疾病。

1945年霍乱流行，岷江沿岸有民谣流传，记录这次霍乱流传的情况：

岷江河水清又清，国民党是吃人精。

人民生死全不管，只知派款抓壮丁。

疫病流行真凶险，七月在点过年灯。

但愿瘟神早离去，多留生命过几春。

天花流行种痘子

天花，古代也被称为"痘症"。据记载，天花发源于印度，约在公元476年传入我国，五代时期已经在长江以北流行，宋元后进一步传播，明清以后已经成为我国普遍流行的一种疾病。

有人以"十损二三，甚者不存五六"来形容天花流传之广，伤害之重。患这种疾病的男女老少都会发生水疱，继而变成脓疱，最后结成厚壳状痂，若溃烂则恶臭异常。一些病人在痘子尚未起浆就去世，小孩子患病者，大多在疾病发展的后期出现鼻翼煽动和痉挛（地方也称为"起痉疯"）的症状，最终导致死亡。而发展严重者被称为"黑痘"，是痘色瘀黑的天花凶证。光绪时期的《广安州志》记载"嘉庆三年八月疫疠大作，小儿黑痘，继之死者数万。"民国时期编著的《绵阳县志》记载咸丰十一年"男妇杂居，半染沴厉气，一时痘麻大作，小儿坐此，夭亡不下万余"。民国《中江县志》记载"清嘉庆五年庚申四月，教匪张子陪入县境，多所杀戮。先数日牛马鸡犬皆鸣号，时小儿患天行黑痘，殇者甚众。"1899年，天全县流行，小孩子患病率高，死亡颇多。清代甚至还利用痘症的传染性，将其运用到战争中，故意传染敌方，降低其战斗力，以获得战争胜利。

1942年春天，巫溪县发生了"烂痘子"病，中医诊断为"疫痘"。当年得病人数大约有300余人，流行1个月，大约有200余人去世。因其死亡率高，因此在民间有"病者十死七八"的说法，有的一家人死去几个孩子。在疾病肆虐时期，药店十分繁忙，以致一天到晚都忙不过来。街上到处都可以听到死人的消息，为亡人哭泣的声音此起彼伏。这种疾病患者多为贫穷人家，因无钱求医问药，有的听天由命，有的求神拜佛。有的病家昼夜不息地点着"七星灯"，供奉"三仙娘娘"以求痊愈，或者有的人家请端公前来送瘟神。

这种疾病病愈后有的有一些后遗症，有的在面部留下疤痕，成为"麻子"，不少人因此被人冠以"×麻子"的外号。有的病患会出现眼睛失明的后遗症。

据记载，四川地区在宋代就已经采用人痘接种法来预防天花。据说在宋真宗时期，四川峨眉山有个山人，曾经为当时丞相王旦的儿子成功种痘，后来种痘方法流传到后世。王旦虽身居高位，育有多个儿女，但多为痘疮所害，引得王旦焦虑异常。后王旦老年得子，十分高兴，取名王素。王旦十分喜爱此子，担心爱子再为痘症所伤，于是召集儿科医生，愿意每年予以重金，只求各位医生在王素出痘时，能前来共同诊治。若至结痂康复，另外再酬以重金。当时正好有一四川人在京城做官，得知此事后，主动求见王旦，告知：种痘本有神医，治痘原有妙方，十可十全，百不失一。王旦听后大喜，要求即可求医。该官员告知王旦：这位神医并不是男子，而是一名女子。传说出生在江苏的徐州，自幼吃斋念佛，终生未曾婚嫁，但也并未就此削发。后来因机缘巧合，云游到了四川峨眉山，在山顶居住。这个神人带领附近的妇女为人种痘，并传授方法。这些人按照神人教授，果然效果很好。消息传开后，峨眉山附近的人都来求她种痘，络绎不绝，称之为神医，种的痘也被称为神痘。王旦听闻此事后，急急忙忙派人前往峨眉山邀请神人到京城来种痘。不到两月，神医到得京师，诊视王素后，认为可以种痘。第二日即给王素种痘，第七日开始发热，后十二日痘子结痂，痊愈。王旦欣喜之至，想要赠予厚礼以示感谢。但神医固辞不受，并告知：我为丞相出力，是为了能使丞相安心治国，使百姓永享太平，这比任何酬谢都更珍贵。随即告辞，归隐峨眉山。

峨眉山人种痘法此后一直在民间流传，到后来编入《医宗金鉴》等医书中，并流传到了日本、韩国、俄国、土耳其、英国等地。公元1688年，俄国曾派留学生到我国专门学习种痘及检痘技术。1717年，英国外交大臣夫人在土耳其首都接受医生种痘，后来随即将这种方法带回英国，于是人痘法开始在欧洲流行。

牛痘法传入中国后，四川部分地区设有种痘局，为民众接种。咸丰年间举人张显现曾经在重庆建立牛痘局，请精通西方牛痘法的名医为贫困人家的婴儿种痘。同治年间，屏山县县衙开始设立种痘局，为民间小孩治疗、接种，凡到痘局治疗者，均不收费，只有出诊者方收取一定诊费。此后，夔州府、保宁府、南充、内江、洪雅等地先后设立痘局，为小儿接种痘种。

杨梅疮儿烂鼻子

此病又被称为杨梅疮。严重的患者面部溃烂，不像人形，鼻子烂成只有一个洞的样子，有的鼻梁低陷，形成"马鞍鼻"，上下唇烂了以后又结疤，嘴巴缩小。有的男性患者阴茎全部烂掉，对其日常生活影响严重。有的妇女因此流产、早产，儿童出现发育障碍，成人关节畸形等。这种疾病的传播，导致了当地人口的数量和质量降低，影响了人口增长，导致劳动力减少，对当地经济发展有一定影响。1919年左右，黔江三四十岁的青壮年得病者增多，乡镇赶场之时，往往能见到十个八个烂鼻子、烂嘴巴、身上破烂的病人。民间民谣流传，道出其中心酸：

糠菜当口粮，疾病常缠身。

染上梅毒症，贻害更无穷。

一般民众对此病得病原因多不了解，认为"前世作恶，今生受磨"。为了消业障，有的出钱修桥补路，有的打发叫花子，还有的认为是自己的祖坟埋得不好才导致自己患病，有的认为是自己得罪了菩萨，为了治病甚至请端公跳神，送冤枉，查前世冤孽，请道士诵经，到道佛名山名刹上香赎罪，请神水服用等。一般民众认识到这种疾病与嫖娼有关。得了这种疾病往往会将家人、邻居传染。曾有三兄弟患病的。患病后，健康人不会去患病的人家串门、行走，不坐患者家的凳子，不吃有梅毒人家的茶水，不和患梅毒病的人同铺睡觉。除了寄托鬼神治疗外，有的也会寻求中医治疗。有的用药捻子熏的方法进行治疗，有的采用中医外科丹药治疗。16世纪初，四川医学家韩懋写出了专治梅毒的《杨梅疮论治方》，书共一卷。这是我国最早的梅毒学专著，惜已佚失。

娼妓业导致了性疾病的传播。梅毒、淋病、下疳不断增多，流行全市。根据当时行医的老医生介绍，当时万州门诊中有7/10的病人属于花柳病类型。性传播疾病不仅影响普通人的日常生活，对当时军队的战斗力也有削弱。据说，当地军阀王方舟的幼兵大队1 000多人，但患淋病性眼病者多达95%以上，甚至有的发展成为失明。多数官兵患有不同程度的淋病、鱼口、下疳等性病，多为嫖妓所致。

此外，伤寒、痢疾、疟疾也是影响极大的一种疾病。涪陵境内的白涛、马鞍等乡镇在1884年伤寒流行，死亡人数占到患病人数的十分之三四。1902年，遂宁曾流行伤寒，传染面广，患病死亡的多达千余人。1938年，汉源流行伤寒，仅一个乡就死亡400余人。1942年，该地流行伤寒，传染万余人，死亡1 200多人。

巫溪县1933年七八月之间，下辖的白果乡发生了流行性痢疾，几乎家家户户都被传染，患病人数多达1 700人。患病者中，只有少数人有能力去求医治病，多数无钱医治者只好听天由命。因此，在流行的两个月里，死亡者有320人，有的人家死去人口超过一半。

温麻子来害娃子

麻疹是对儿童威胁性较大的一种传染病。1902~1903年，四川省广汉市麻疹流行。此次发病热毒特别严重，多数患儿夹杂有斑疹出现，当地称之为"温麻子"。该地下属的高骈尤其严重，遭受感染的大约有七成左右，死亡人数占患病人数的二成左右。此次流行持续了大约 100 天，因为与平常的症状有一定差异，因此医生大多用银翘、白虎之剂进行治疗。与此病同有斑疹的麻疹，在 1917 年再度流行。在第一次流行的基础上积累了治疗经验，医师多以温病方剂中的银翘、白虎之剂，加入斑竹的笋壳化为灰烬后做药引，治愈的患者较多。

1910 年麻疹在广汉再度流行，高骈与什邡城关等地为病人多发的地区，死亡率比 1902 年发病时低，大约为 10%。

1937 年什邡的云西、永新等地发生大量麻疹，死亡率较高。永新乡此次流行时间特别长，竟然持续了 3 年之久。患者死后未得到安全处理，有的不加掩埋，任意暴露，增加了传染可能。

1942 年农历 3 月，广汉城关及附近乡镇大量流行麻疹，持续了 2 个月左右，死亡者大约为发病人数的一半。此病因发在久未下雨的春季，气候干燥异常，多数病人除了发作麻疹外还并发春温，故而较为难治。

百年沉浮

洋医入川

看过电视剧《康熙王朝》的人应该都记得这样一幕：康熙帝亲征葛尔丹途中身患寒热重症，久治无效，病情危急之时，西洋传教士以洋药金鸡纳霜将康熙治好，从此西医西药在中国的生存发展得到了政府许可。

其实，早在唐代，西方医术便随着宗教的传入而进入我国。公元 781 年，大秦景教僧徒曾在西安为人治病。元代时法兰西斯派教徒芒得改维罗约翰到北京行医。明朝《人身概说》和《人身图说》两部西医解剖学著作传入中国。

西洋医药传入四川的最早时期是在明崇祯十三年（1640），天主教传教士利雷斯（葡萄牙人）、安文斯（意大利人）经广元入川，并到成都传教，随带金鸡纳霜等药为教徒治病。30 年后，天主教再次来成都传教施医。

清光绪三年（1877），基督教的一支内地会的嘉麦底牧师溯江而上，经重庆万县而至巴县传教，设诊所。不久法国天主教至成都金堂七堆瓦建教堂，设医馆；英教会牧师到南充小北街建立福音堂并附设医院。光绪九年（1883），美国美以会派医生来重庆宣传西医优点并免费诊病。光绪十四年（1888）英国伦敦会樊立得教士来巴县开设诊所。同年，英国传教士张悟道经阆中到广元传教，并带来西药金鸡纳霜、山道年（一种从茼蒿中提取的化学物质，最早的驱蛔药之一）。1891 年美国美以会再派医生来重庆，并建成"宽仁医院"。1892 年美道会启尔得医生来成都四圣祠建立"仁济医院"。1894 年，法国天主教在成都陕西街建立"存仁眼耳喉专科医院"。1895 年，英基督教徒盖利士从陕西汉中入川至阆中建立"仁济医院"。1900 年，天主教在重庆领事巷建立"仁爱堂医院"，等等。许多根本不是医生的传教士，也都凭着一知半解的医学知识进行治病活动，或用"九一四"（一种早期的抗生素）治疗梅毒，或用山道年治蛔虫病。

当时，出于对帝国主义侵略的仇恨和对本国几千年传统医学的信任，四川人民对这些西洋医药持不欢迎的态度。群众相约不去教会医院看病。于是传教士纷纷采取措施，施医施药以笼络人心。阆中人民拒服洋药，更无人入教受洗。"仁济医院"医生便到北门乞丐窟向乞丐们宣传，说：每天到诊所去，吃药不收费，有饭吃，同时还发给每人 30 个钱。三台县"仁慈医院"除了看病不收费外，还用挂一次号有效期半年等办法来引诱病者。传教士的这些宣传、治疗活动，逐步骗得了部分病人的好感，遂有被欺入教者，始仅 1 人，继而全家，西医西药成为传教士们进行宗教侵略的有力武器！特别是在《辛丑条约》签订以后，各国传教士竞相入川，他们利用中国的赔款做本钱，在各地修教堂、建医院、开诊所、设药局、办学校，并陆续带来西医书籍及诊疗器械，一方面大大扩展了帝国主义的文化侵略，一方面也使西洋医学在四川进一步传播。

近代四川中医药界反对"废止中医"的斗争

随着西方的政治、经济、文化、生活方式等进一步传入中国，西医西药也逐渐被国民所接受。而反动统治阶级则对中医持轻视、鄙弃态度，甚至发展到施行取消、废止中医的政策。特别是国民党政府一切投靠帝国主义，成为帝国主义和官僚买办阶级利益的代理人，对中医中药更是百般诋毁、摧残。大汉奸汪精卫、褚民谊都是反对中医中药最凶狠的打手，汪精卫曾公开说："国医主张阴阳五行，不懂解剖，在科学上实无根据。至于国药，全无分析，治疗效能殊为渺茫。本人主张根本废除国医国药，凡属中医不许执业，全国中药店限令歇业。"1929 年，国民党政府卫生部在南京召开的第一次中央卫生委员会议上，余云岫提出"废止旧医，以扫除医事卫生之障碍案"，并列举了四条中医必须废止的所谓理由和彻底消灭中医的两条共九项办法。

废止中医案的消息在报纸上披露后，上海中医协会首先在同年 2 月 27 日至 3 月 3 日的《申报》《国民日报》上刊出通告，表示坚决反对。3 月 4 日又通电全国各省市中医药团体，建议 3 月 17 日在上海举行联合大会，以便统一行动。

上海医药界的倡议，立即得到全国中医药团体的热烈响应。四川各地收到反对废止中医的通告、通电后，纷纷响应这一维护祖国医学的正当倡议。成都医民联合会、神州医学分会等中医团体召开大会，与会人员极为愤慨，一致表示全力支援，强烈抗议反动政府这一决议案。会后随即发出快邮代电表示声援，并纷驰各县医团，号召全省中医界人士共同反对。神州医学分会，一面通电联合全国医药界一起斗争，一面举派会员四处联系，宣传抗议。四川选派祝敬铭、梅少鹤、刘子沉、杨树祺为代表，参加全国会议。重庆得到通电后，立即成立全国医药总联合会重庆分会，选举陈士希为分会主席，代表重庆市中医药界参加南京请愿。名医吴棹仙亦为负责人之一，此时他创办了《商务日报·医药周刊》，撰写了《东方生风辩》《营养与卫生》《阴阳学说辩》等文，有力地驳斥了余云岫等人关于中医的谬论。部分杂志被分送全国，还特意邮寄余氏一份表示抗议。梁平县中医界极力拥护上海中医界反对废止中医的斗争，组织集会响应，向政府请愿，并订阅报刊，与上海、南京等地取得密切联系，注意事态的进展。隆昌县中医界除通电反对外，名医周禹锡、肖尚之等还在上海《医界春秋》刊物上发表文章，呼吁全国中医团结一致，力保国粹。绵阳中医界闻讯，写出集体抗议书，送交当地警察局表示抗议。富顺县中医闻讯，群情激昂，不久即组织"富顺县医学研究会"，成立会上一致提出抗议，并联名向南京政府控告余岩。此外，璧山、铜梁、屏山、合川、广元、射洪等地，都先后发出快邮代电或电报表示声援和抗议，仅广元一地就向外发出快邮代电 500 份，其他一些边远市县得到消息后也进行了不同形式的抗议。在中医界的强烈抗议和社会舆论抨击之下，国民政府终于被迫取消了实施废止中医的议案。

废止中医提案虽然被迫取消，但中医受歧视、排斥的境地仍然没能改变。1949 年以前，四川从未建立过正规的中医研究机构，少数私立的中医学校及中医院也因缺乏资金、政府歧视以及社会动乱等多种因素，不仅设备简陋、规模极小，设置时间也很短暂。比如 1936 年在成都建立的私立四川国医学院，已算是当时四川中医学校中影响最大的了，但每届招生人数也不过数十人，历届承办者无不为筹集资金和争取学校合法地位而奔走呼号。在全省中医界的支持下，艰难地维持到新中国成立前夕。抗日战争后期，国民政府卫生署中医委员会主持过唯一的"官办"性质的中医医院——重庆"陪都中医院"，院址为租赁的不到 50 平方米的 5 间破旧楼房，院内一无病房二无药房，30 多个医护职工仅有办公桌 10 余张，半数职工站着上班。而政府在医院成立后不久便不管不问，不拨经费了。所以下午病人少时，医生和护士都会到外面去兼职以便养家糊口。这样的生活又怎么会有心思去搞好业务呢，医院自然也无法持久。1940 年，成都顺城街设立了一所私立中医医院，有病房近 50 间。赵源章医师任院长，并聘请当时成都名医前来出诊，故业务甚为繁忙，日日号满，开业一年就有较多盈利。但是当时国民政府不但不给予支持，反而借故进行捣乱、勒索和压榨，甚至放纵帝国主义兵痞蹂躏医院，加之医院董事会内部存在矛盾，而且物价飞涨，故医院也只维持数年即告结束。

附：成都市中医界反抗取缔中医药宣言

缅惟祖国医药，虽曰肇其轩岐，此盖仅指文字之记于竹帛者而言。究之实际，远自邃古，自有生民以来，历自渔猎，畜牧，以及农植诸时代，人们在与疾病做斗争的实践经验中，即累积有砭刺、针灸、按摩、导引、药物等治疗之法，即创造发现野兽、家畜之皮肉筋骨，草木之花果根叶，鱼介昆虫，均可以做治疗药物。其治疗方法，诊断方法，简捷易行，累用不爽，而所需药品，随地可得，价值低廉，是以迄今数千年来，人民健康，赖以保障，民族生衍，赖以繁荣。虽历专制时代之暴君，亦莫不重视此卫民之术。

不料国民政府行政院院长汪精卫竟至倒行逆施，凭据余云岫之妄论，借口中医不科学，发布取缔之令，不准中医列入教育系统，荒谬绝伦，莫此为甚。兹略举其乖谬之点如后：

夫所谓科学者，真理也。造福于人民，为广大人民实际体验而不爽者，是方为真正科学矣。若徒少数自称学者如余云岫之流，固封于实验室中，仅以试管之实验，猴犬死尸之解剖为根据，即曰已得科学真理，推广宣传，强求普施于人类，以管窥天，此乃少数人之科学，不知宇宙之广大，人类生息于其间，外受风寒暑热之侵袭，内伤七情六欲而致病，变化万般，实不能与坐井观天者同日而语。

其错误之危害，例如陕西街存仁医院，强为病人施行手术，割治疗疮白喉，糜不毒溃而死，究竟此科学真理何在？是徒为外人作文化侵略宣传之工具，真谓人为刀俎，我为鱼肉也，实令人不寒而栗。

至于使用药物，多为外国工业制品，装潢美观，服食便利，更加以资本家之营业竞争，夸大宣传，誉为神效，究其目的，实为施展经济侵略之企图。至于长期之治疗后果，其副作用如何，吾人不作评论，拭目以待，让病者之亲身体验。

所谓科学医学，实乃毒害于人民，并非真实之科学医学也。

至于我祖国医药学术，药物治疗效果，有长期经验之累积，累用之而不爽，为历代广大人民所创造发明，扎根于广大群众之中。治疗药物，价廉效确，取给便利，素为群众所爱戴，绝非政府一纸公文命令，所能强迫变更，遂致消灭者，徒为蚍虫撼柱，固不能有损于祖国医药也。

吾人之所以宣言呼吁者，实冀秉政当局，应以民族健康为重，勿自撤藩篱，导致外人作文化侵略，经济侵略之契机。故请迅速收回取缔中医不准列入教育系统之成命。古人有言："得民者昌，失民者亡"。又曰："民由水也，载舟亦能覆舟"。希冀三复斯言。

四川省医民工会

成都市国医公会

四川医药改进社

1935 年 8 月

四川近代的中医办学情况

在清末以前，四川的医学传承主要以民间教育为主，其形式多为收带徒弟、家传世业和自己学习等方式。从 1905 年重庆开办巴县医学堂算起，到 1949 年，成都、重庆、铜梁、永川、射洪、德阳、泸州、宜宾、大竹等市县先后开办不同类型和规模的中医学校 60 余所。由于当时政府的不重视，歧视、排斥，甚至妄图消灭中医，除少数学校是公立或医药团体举办的外，大部分为私人集资办学。而且很多学校没有固定校址和专职教师，无正规的教学章程和规划，在办学经费的巨大压力下，学校设备简陋，学生人数不多，只做一些短期的培训和补习。其中稍具规模的学校如四川国医学院、巴县医学堂等有 20 余所。其学制一般为 3 年，也有 4 年或者 5 年长学制。教学内容主要采用中医经典著作，较系统地讲授中医学理论、临床技术，配合讲授病理、解剖等现代医学知识。学校教材、讲义一般都是任课老师自己编写，或者直接以经典著作为课本。

虽然当时政府对中医办学有很多限制，而且物资条件十分困难，但正是这些热爱中医的坚强斗士立志中医传承，以培养中医后学为乐。与传统师带徒的形式相比，在40多年里，全省的中医学校共培养出上千名中医人员，分布各地，服务社会，粉碎了国民政府废止中医的企图，使得中医学在斗争中得以发展，为新中国成立后的中医办学提供了宝贵经验。

中医办学的先驱：邓月坪和何仲皋

近百年来在四川首先开创中医办学者，当属邓月坪，始于清光绪年间（1901）。当时科举制度还比较流行，每逢大比之年，各州县文人学子都会齐聚成都以求科考上榜，但因录取名额有限，很多人均遭落榜，这时就有部分人放弃仕途而另谋生路。邓月坪就看准时机，专门主办一所中医校，自编讲稿，专门招收那些科考落第者，故而学员众多。学校一直办到1905年科举制度被废后才被迫停办。四川名医文琢之教授曾收藏有当时该校的木刻讲义，后捐给政府。

光绪二十八年（1902），清政府废除了施行一千多年的科举制度，并制定"兴学育才"的政略，一时间全国兴起办学高潮。这深深触动了正在成都行医的何仲皋。何仲皋生于1861年，满清秀才，四川简阳人。因感于"人心背离，苍生遭劫"于是弃文习医。他勤奋过人，精研古籍，见解独到，曾以《西江月》词调编成《脏腑通》一书，约2 000字，该书结合易理，阐明内、难、金、伤等经典医籍精髓，揭示了人体脏脏相通、腑腑相通和脏腑相通的生理病理机制，及其治疗原则，很受习医者喜爱，如后来著名医易学家邹学熹教授就对它推崇备至。

当时，何仲皋首先约集名医刘熙然、张之初等奏请成立国医学堂。第二年，提学使司以"国医系卫民强国之学，该堂所有讲录繁简分合，颇得治医之术，以此教授生徒，定能引人入胜"等批语上奏朝廷，并更名为仁术学堂。何仲皋受维新思想的影响，授课除中医而外，又增设生理学、解剖学等科目。慈禧太后闻此，下谕："中西医宜划分二科，不得同堂讲授"，并令更名为中医学堂。1911年，清帝退位，时局动荡，师生流散，中医学堂不得已暂停。后何氏上奏请文，学堂恢复。当时新学盛行，习

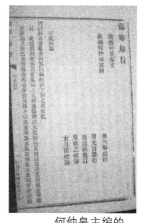

何仲皋主编的
《伤寒原旨》

国医者少，学堂收入不足。他就宣传新法种痘，创办三月一期的种痘班，招生集资办学。1917年，川内内战开始，学堂人员、物资均有毁损，何仲皋顿足失声，从此卧病不起，次年病故。后来其子何龙举选择其主编的医书和授课讲义10种（如《脏腑通》《医经方义》《伤寒原旨》等），整理编印成"何氏医学丛书"，流传省内。

何仲皋殁后，其子何龙举继承父志，继续办学。何龙举1910年毕业于其父开办的中医学堂第一期五年制学员班，而后游学各地。父死后，在众人的帮助下创办四川国医学会，并继续艰难维持中医学堂的日常工作。学堂逐渐恢复往日声誉，后来又吸收四川中医学院（吴学海创办）解散的部分师生，定名为"四川国医专科学校"。由于得到教育部、中央国医馆、省政府的准许，学校进行了一系列的改革，呈现出兴旺之象，培养出了如薛崇成、徐庶遥等一些名医。抗日战争期间，学校数次被毁，最后连作为临时学校和附属医院的自家私宅也悉数被毁。抗战结束时，何龙举贫病交加，再也无力办学，于1949年潦倒而殁。何氏父子一生，专心中医办学，为四川中医教育和人才培养做出了巨大贡献。

中医切实学校和四川中医学院

民国成立后，晚清儒生冯尚忠（字荫棠）于民国十三年（1924）在成都创办"中医切实学校"，地点在桂王桥西街冯家祠，共办四年，后因冯氏年迈回家休养而停办。冯尚忠遗留著作有《脉理纲要》《脉理真传》《六经证治》等。

"中医切实学校"第一班毕业生吴学海等，于1926年开办"益中医学讲习所"，地址在梨花街，分日夜二班学习，一年毕业，也办了四年。因苦于经费无着，乃找当时西川道尹黄仲权资助，并借校址改名为"四川中医学院"。后来又

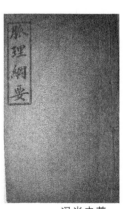

冯尚忠著
《脉理纲要》

因经费微薄难支，求助于中央国医馆四川分馆，再改名为"国医学院"。1933年，吴学海病故，学校解散，大部分师生后来归入四川国医学院。

国医讲习所

1932 年，成都当局考试中医，未中者乃委托国医公会办一"国医讲习所"，收录未考中者进修以备将来行医。讲习所由名医沈绍九任所长，陆景廷任副所长，廖蓂阶任教务长，教员有乔君实、余律笙、吴介诚等。学生为一年制，经费大部由政府支出，肄业后再经考试合格方能行医。其主要课程有内经、伤寒、金匮、本草、妇儿科、种痘学等。讲习所系培训性质，只办一年后即停办，共计毕业 60 余人。之后慈惠堂主持人倡议，再办国医讲习班一班，让市内医术较差的医生再做一次进修。由吴介诚、廖蓂阶任正副所长，各科教员仍由以前名医担任，一年后，因经费困难而停办。直到抗战时期成都空袭频繁，难以正常开学才被迫停办，先后培养学员 200 余人。

沈、陆二人均为四川名医，下文有详细介绍。这里简单说一下廖蓂阶先生。他生于 1889 年，成都人，从小聪颖勤奋，儒家经典、诗文书法俱佳。光绪年间参加成都"新学"考试，名列第三。后拜于名医史松樵门下，跟师十年，乃悬壶于成都城中巷，由于疗效斐然，到中年时已经是享誉蜀中的名医了。1931 年任成都市中医考试委员会委员，次年任教于成都"国医讲习所"，自编讲义授课。1955 年与四川名老中医蒲辅周、王朴诚、杜自明等人，同时被推荐去北京中医研究院工作，廖因觉年事已高，远行不便而婉言谢绝。1956 年受聘于西南铁路工程局基地医院任一等二级中医师，享受专家待遇，1958 年任该院副院长。在这期间，他多次为成都市卫生系统组织的中医进修班、西学中班等授课，一生桃李满天下，培养了很多中医人才，可惜其著作《新编杂病论》《时病纲要》等后来多遭遗失而未能付梓。

四川国医学院

要想了解四川国医学院，首先得知道四川国医馆的来历。"废止中医案"不了了之之后，中医仍受到各种势力的排斥、打击和摧残。于是，中医药界在全国医药团体总联合会的领导下，组织赴京请愿，散发传单，在各种医药杂志上发表维护中医的文章，积极团结抗争，而国民政府仍然一意孤行，使得全国反抗之声越演越烈。民众和中医界都深感需要成立一个全国性的中医组织。终于在 1930 年 5

月召开了中央国医馆筹备会议。1931 年 3 月 17 日，中央国医馆在南京正式成立，焦易堂任馆长，陈郁、施今墨任副馆长。紧接着，四川国医分馆也成立了，馆址设在成都市正府街万国储蓄会附近，馆长刘子沉为绵竹士绅，并非医者，因特殊身份地位而任职，故当时很多老中医都不愿与其合作。四川国医馆相继又成立了华阳县国医支馆和成都县国医支馆，由易尚达的两个徒弟陈凤悟和张鹏程分任馆长。重庆也设立了分馆，由名医张乐天任馆长。

1936 年，曹叔实任国医馆馆长，当时吴学海创办的"四川中医学院"无法维持，正面临解散危险，曹便吸收改名为"四川国医学院"，全名是中央国医馆四川省分馆国医学院。院址最初设在成都何公巷省国医馆内，1937 年迁往城北兴禅寺街，后因日军轰炸成都，又曾几次搬迁。

由于政府拨款极少，学院办学经费十分紧张，为扩大影响和争取经费，学院曾先后聘选一些初通中医或支持中医事业的社会知名人士担任学院名义负责人，如林梅坡为国民党某师退役师长，曹叔实、公孙长子为同盟会资深会员，其他还有曾旭初、李肇甫等都对学院发展起了较大作用。

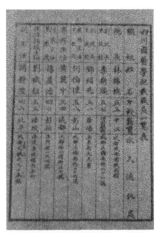

四川国医学院教职员一览表

学院实际负责人是热心中医教育事业的中医人士。简阳名医赖华锋任首任院长，其学生曾舜泰任副院长，著名中医李斯炽任教务主任（后又任教务长、副院长、院长）他们与名医邓绍先（后任教务长、副院长）、何伯勋等多方奔走，筹集资金，聘请名师，使学院得以正常运转。一时间，学院聚集了大量名医，各以所长分科教学，最初几年先后有李斯炽讲《金匮》（兼授生理、诊断、传染病学），邓绍先讲《内经》《伤寒》，何伯勋讲《温病》，易尚达讲《伤寒》，杨伯鹿讲妇科，肖达因讲国文，王杏楼讲中药、方剂。同时还特约西医西药教师叶成之、姚秀峰等讲授西医药常识、急救、法医等课程。由于缺乏经费，任课教师实行钟点制，按授课时数付给微薄报酬，但老师们从不计较利益多少，积极为中医人才培养做贡献。

另外，学院在当时还有三个主要困难：

首先，在当时条件下不可能组织专门人员编写统一教材，各科讲义均由任课教师自行编写，一旦中途易人便失去连贯性，加之不同教师学术见解的差异，这对教学双方均有不良影响。为解决这一问题，学院采取专科专人负责办法，保证教学工作正常运行。

其次，为解决学生们的实习问题，学院从 1937 年起设置了一所简陋免费门诊部，派出专人指导学生实习。1938 年，名医赵沅章在成都皮坊街兴办一所综合门诊部，李斯炽应邀任医务长，该院也解决了部分学生的实习困难，使大家不但将所学中医理论运用于实践，还基本掌握了清洁消毒、注射输液、测血压、量体温等许多西医的常规诊疗手段。

再有，当时政府不承认四川国医学院，不发给学生毕业文凭，李斯炽代表学院曾多次向当局交涉，甚至请律师、上法庭，往来奔走，据理力争，劳心劳力，终于国医学院制定证书，加盖国医馆印鉴发给学生毕业文凭。而且，为维持学院教学，李斯炽除将自己的行医收入大部分投入办学外，还不得不向他人借债，甚至时遭债主逼债之苦。

1944 年夏秋，四川国医学院改名为"私立中国医药专科学校"，由省国医馆长曹叔实兼该校负责人。国医教育计划员孔健民拟定课程纲领，并任教务主任，主讲中国医学史、国文、伦理学、中医内科等，各科教师除学院原有李斯炽、何伯勋、邓绍先、熊宝珊及稍后到校的谢铨镕、苏友农等人外，孔健民又聘来汲古医校名医张先识，华西医大教授李兴隆（讲西药），针灸传习班承淡安（江苏人，时在成都），申止固（原东北大学教授），陈礼辉（西医博士）诸人。省国医馆又在剑阁、荣昌两地邀请到罗品三、周叔阜两位名医任教。院中暂不招生，先续办原国医学院未毕业班次。

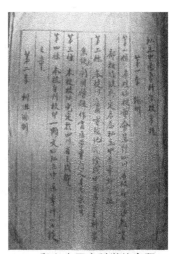

私立中医专科学校章程

不久，孔健民根据课程纲领提出各科设备预计表，请校长曹叔实提送董事会，曹搁置不肯，只图因陋就简，催促办理招生，遭到孔健民和部分教师反对，于是孔辞去教务主任职，部分教师也纷纷离去。1945 年 1 月，曹叔实病故，蒋肇成接任校长，学校因师资不足、设备缺乏而陷入混乱，至夏季期考时，仅剩学生六人。教育部乃下令停办"私立中医专科学校"。国医馆又及时召集相关人士会商，提出恢复以前学院制，改组董事会。于是，由熊锦帆、刘明杨、李肇甫、黄季陆、徐可亭、唐德安、林梅坡、孔健民、李斯炽、陈本吾以及省国医馆正副馆长蒋肇成、刘子沉、邝鹤雷等 32 人组成的新四川国医学院董事会成立，李肇甫任董事长，重新订立各项章程。同时，由学院教育长兼教务主任拟定四川国医学院各项规章和教育进度表，招生办班。离校教师也纷纷返校任教，学院呈现出新的发展景象。

1945 年底，蒋肇成辞职，林梅坡继任院长，孔健民、李斯炽为副院长。学院聘张先识、林季祐、邓绍先、苏友农、谢铨镕为院务委员协理院务，聘何伯勋筹备出版事宜，陈本吾筹备附属医院。院中除接受中医专科学校未毕业的旧生外，又逐期招收新生，至 1946 年秋季学生已增至 80 人。然此时内战已开始，物价飞涨，学院只能靠少量学费和部分医界捐赠勉力维持。三年后，国民政府垮台，新中国成立，成都也于 1949 年 12 月解放，四川国医学院遂告结束。

四川国医学院办学十余年，为四川中医保留了中医火种，培养出了近千人的中医人才，这批人在新中国成立后多成为中医院校和医疗、科研部门的骨干力量。如 1956 年成都中医学院建立时，原国医学院教师李斯炽、邓绍先、孔健民和毕业学生陈摇鲲、刘述机、曾敬光、顾大德、戴佛延、余仲权、陆干甫、王祚久、彭履祥、李范中、凌一揆、李介明、郑登高、余俊常、彭宪彰、杨宜等均先后成为全国知名专家教授。

四川国医学院开办于 1936 年，在当时的历史条件下能够坚持十余年，一直办学到成都解放，从全国范围看也是不多见的。这固然有地处西南抗战后方相对安定之有利因素，而四川中医界献身中医教育事业的奋斗精神实属更为重要的原因。

附：四川国医学院 1946 年春开办四年制本科之课程（共 4 698 学时，体育课除外）：

第一学年：伦理学、国文、物理学、普通化学、分析有机化学、生理解剖学、病理学、药理学、灵素生理论、本草经。

第二学年：中国医学史、灵素生理论、灵素病理论、灵素方药论、诊断论、方剂学、灵素气运论、难经、伤寒论、杂病论、针灸学。

第三学年：湿热病论、传染病论、儿科学、妇科学、外科学、花柳病论、眼喉科论、隋唐医学名著、内科诊断。

第四学年：妇科学、产科学、个人卫生学、公共卫生学、金元医学名著、名家医案、法医学、临床诊疗。

除以上中医办学外，成都名医张先识在1934年也组织了一个医校，命名为"汲古医塾"，多讲考据之学，仿古时讲学形式，收费名为"贽敬""束脩"，虽然挂牌招生，但性质不同于学校。张先识，名骥，生于1874年，清末拔贡。曾任成都地方法院负责人和成都府秘书，后在西北为官。因其妻患产褥热病故，遂弃官归家，专研医学。张氏有深厚的传统文化修养，所以在古医籍的考订、校勘方面取得了巨大成就，其著作如《内经药论》《医古微》《三世脉法》《黄帝八十一难经正本》《伤寒论脉证式校补》《千金妇人方注》《小儿药证直诀集注》等几十种之多，后来合命名为《汲古堂医学丛书》。1944年起，任教于四川国医学院。此外，承淡安组织针灸学校，传授针灸技艺，在成都周边影响也较大。

以上说了成都地区中医学校的情况，下面再介绍重庆地区的两所中医学校。

重庆巴县医学堂

重庆巴县医学堂成立于1905年，初由巴县名医刘焕彩主持，遂宁唐德府任监学，长寿陈蔚然任主考。首期招生80名，多为周边州县"童生"，科举被废而未入学者。学制三年，两年学理论课，一年实习，其中王恭甫讲《内经》《难经》，唐德府讲《金匮》《伤寒》，刘焕彩讲《本经》《诊断》。三年后共有70余人参加结业考试，重庆知府奥芳非常重视，亲阅试卷，又为学堂拨发奖金嘉奖办学成绩，学堂因此改名为"重庆官立医学校"，校址迁至学院街之侧。学校得官拨经费和民间捐赠等多方资助，资金充裕，遂开办"师范班"，培养"高级中国医士"，为以后能在其中遴选优秀人才充任教师做准备。学制五年，以招收原"巴县中医学堂"毕业生为主，另外还有部分临床医生和高中毕业生。师资基本不变，正在教学计划紧密实施之际，辛亥革命爆发，学校暂时停课。

1912年，原学校董事会决议，将"重庆官立医学校"委托"重庆医学研究会"领导，改称"重庆医学研究会公立学校"，聘唐德府负责领导，原教职工继任原职，相关教学计划、课程设置、各科教师等一例照旧。但因无公费资助，故董事会和医学研究会商定，共捐钱三百元，以作学校日常开支。不久，唐德府患病归家，医学研究会与医校分立，遂重新改组校董事会，仍聘刘焕彩做校长，王恭甫任监学，新聘曾铁琴、雷海清任教，原"师范班"教学计划依旧进行。由于经费紧张，遂增办"速成师范班""完全讲习班"，各班招生80名，每人交学费4元。1913年，"二次革命"爆发，熊克武（时任川军师长，驻扎重庆）被公推为四川讨袁（世凯）总司令，战争迫使学校再次停课。

就在时局动荡、经费困难之际，恰逢监学王恭甫治愈内江大盐商李某温热重证，李为谢救命之恩，遂慷慨解囊，捐资办学。学校也决定改名为"重庆商办医学校"。后来，战争结束，重庆恢复平静。学校认为"商办医学校"名称不当，而"医学研究会公立学校"也早已名存实亡，乃遵儒医"仁者爱人"之训，更校名为"重庆存仁医学校"，其行政领导、教职员工、教学计划等皆照旧，加上盐商之捐赠，学校又办了几年，直到民国五年（1916）才停办。重庆巴县医学堂五易校名，三次停课，在艰难环境中坚持中医办学10年之久，先后培养合格中医师280名左右，确属难能可贵。巴县医学堂的兴办，在四川中医教育史上写下了光辉的一页。

重庆市中医训练所

重庆市中医训练所于民国三十三年（1944）在重庆大阳沟学校成立（后迁夫子池上课），由张简斋（南京名医，时在重庆）、李复光、张锡君、胡光慈等多位名医发起，张简斋任名誉理事长，李复光任所长。虽经国民党高教部、考试院、市教育局批准，但却要求不能称医学院校，只能叫训练所，毕业后可取得医师资格考试，入学要求高中学历或行医五年以上，经考试合格者，限期两年毕业。抗日战争胜利后，训练所由重庆名医吴棹仙接办。第一届师资是：陈逊斋讲伤寒；沈仲圭、潘国贤、沈寿晋、郑艺文、沈炎南、右以立讲内科；胡光慈讲儿科；李复光讲妇科；李泌鹏讲外科；曾天治讲针灸；刘郁周讲方剂；陈睡友、刘宝善、汪殿华、周复生讲中药；曾义讲生理；李倩侠讲病理；康昭瑾讲诊断。可见，任课教师都是当时有名的老中医、学者，所以在第一届学生中培养出了方药中、王福明、钟益生、黄家琪、邱鸿儒、余德渊、杨守义等中医优秀人才。

以上说了新中国成立前四川中医学校的基本情况，下面简单介绍新中国成立后成都的两所中医学校：成都中医进修学校和成都中医学院。

1949 年，中华人民共和国成立，中国共产党和人民政府非常重视和关怀中医事业的发展。就在国民经济恢复之际，四川省委、省政府于 1954 年在成都外东锦官驿建立 "四川省成都中医进修学校"，开展中医药学人才的培养和中医药学术的研究、整理。该校首任校长由省卫生厅副厅长杨朝宗兼任。1955 年，学校迁入市内四道街校址办学。1956 年，学校由在抗日战争时期即在人民军队中负责医药卫生工作的张华任校长，红军时期即在革命军队中从事医药卫生工作的许允安、龚锦文任副校长。

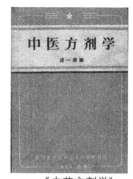

《中药方剂学》

1956 年，周恩来总理亲自批示，决定在北京、成都、上海、广州建立四所中医学院。6 月，成都中医学院建院委员会成立。四川省卫生厅厅长潘阳泰任主任委员，副厅长周绪德、成都中医进修学校校长张华、著名中医教育家李斯炽任副主任委员，委员有柳泉、唐伯渊、罗辅基、邓绍先、曹钟梁等，拟在四道街成都中医进修学校（占地面积 21.8 亩，建筑面积 7 000 平方米）的校址、师资、人员和物资设备基础上进行筹建。首先从省内陆续访聘调集了一批省内外知名的中医药专家来院悬壶、执教和从事科学研究工作，同时新购置了一批教学、医疗器材和设备，并从重庆康复医院调集了一部分行政和医务人员来院工作。为了保证开学有大纲和讲义，7 月又成立了 "教学大纲和讲义编辑室"。

1956 年 9 月，成都中医学院正式成立，任命李斯炽为院长，张华任党委书记，首届招收川、陕、云、贵等省 125 名五年制（1957 年改为六年制）中医学专业本科生。另有高级西医离职学习中医研究班学生 39 人，中医进修班学生 49 人，中医函授学生 490 人，总计在校学生 703 人，教职工 105 人，教师 40 名。1957 年 3 月，在四道街建立成都中医学院附属医院，地址与学院毗邻，设有中医内、外、妇、儿、正骨、痔漏、眼针灸等科。1958年2月，成都中医学院迁校于成都市通惠门外新罗路13号原成都医士学校旧址（占地面积约70亩，建筑面积14 080平方米）。原四道街旧址交与附属医院使用。此后又陆续从省内调进一批师资、干部，增加了医疗教学设备和经费，扩大了招生人数，开设了针灸专业和中药专业。学校走上了崭新的发展道路。

1978年以后，学院实行多层次、多渠道、多结构办学，实行部分定向招生、定向分配和经国家、用人单位委托培养的办法，招收部分走读生，对部分毕业生实行"供需见面"的分配办法。为了培养高层次的医疗、科研人才，自1978年起，首次招收硕士研究生和博士研究生。1983年，为适应中外学术交流需要，举办国际教育，先后为美国、法国、意大利等国举办国际针灸、中药、护理等短期学习班4期，结业83人，接收外籍实习进修人员12人。

到1985年时，学院面积扩大为149亩，新型建筑面积5 394平方米。专业增加到7个（五年制中医学和针灸专业，四年制药学专业，三年制中医、中药专业，二年制"西学中"班，四年制中医函授班），招收研究生的学科达13个（其中有博士学位授予权学科4个）。在校学生4 524人（函授生2 345人），研究生总数96人。教职工由初建时的105人增加到1 003人。教学实验室41个，馆藏图书23万余册，共为国家培养中医药本科生、研究生和其他类型、班次学生9 241人，其中数十人已成为教授、副教授和厅、局干部。获奖科研成果69项，编著和出版专著100多部。学院在全国中医教育、科研、医疗和对外文化交流中，发挥着越来越重要的作用。

近代四川的中医药报刊

清宣统三年（1911），何仲皋在成都创办《中医杂志》，是为四川中医界办刊之始。至新中国成立的30多年间，四川陆续出现《医学旬刊》《医药特刊》等20多种中医药刊物，其中大部分都集中在成都、重庆两地。这些刊物在一定程度上反映了当时的医事制度、学术水平、卫生面貌、医团活动等情况，介绍如下：

《中医杂志》：1911 年由何仲皋、刘熙然创办，用四号铅字排印的折叠式小册子，社址设在何仲皋创办的中医学堂内。但不久清政府垮台，时局动荡，杂志只出一期就停办。

《医学旬刊》：1925 年由乔君实、蒋志成、黄凤人、丁泽民等老中医集资创办，并在肖植筠大力资助下，以大可楼作坊（今成都市文化宫）为社址。该刊每 10 日出 1 期，先为折叠式 32 开小册子，后改为中张单张式，四号铅字排印，前后共出 14 期，内容多为理论探讨和经验介绍。后因几位老中医相继去世，经费困难而停刊。

《四川医药特刊》：1929 年 3 月由李用宾、黄凤人、曹兰矶、文琢之等利用原《医学旬刊》旧址创立，创刊目的就是以此为舆论工具，声援在上海召开的"3·17"全国医药团体代表大会，反对国民党政府消灭中医的荒谬政策，初为不定期出版，所选文章为中医药界救亡图存斗争情况及中医药学术专论。后为成都市国医公会会刊，并不断发展壮大，开辟有新闻、通讯、专著、选论、医案、医话、杏林人语、医药问答、广告等十多个专栏，发表了不少高水平文章，受到省内外甚至港澳、东南亚医界好评。抗日战争爆发后，经济紧张，一度停刊，但在名医余律笙、徐梓柏、薛仲云、廖冀阶、文琢之等的积极资助下得以复刊，发表抗日救国文章。直到日军轰炸成都，纸价飞涨，市区骚乱，出版才被迫停止。《四川医药特刊》是四川中医为求生存而鸣不平的最早刊物，是成都中医药界之喉舌。在当时极其困难的情况下，赖众人支持，顽强生存近十年，故倍受医界喜爱。

《医声通讯》：1945 年由余律笙、廖冀阶、文琢之、陈升之、张觉人等创办，每半月出版一小张，内容主要报道中医药界动态和医药团体活动情况。并在全国许多大城市及港、澳、东南亚设有分社，一些分社也办有中医刊物，如香港分社朱活民办有《医药之声》。此刊物通讯员遍布各地，消息敏捷而翔实，故颇受欢迎。后因胡宗南入川，下令查禁刊物而被迫停刊。

《新中华医药月刊》：1945 年 2 月在重庆创刊，由高德明、胡光慈任主编，沈炎南任社长兼发行人。其宗旨是使中华医药学术贡献于世界，开展新中华医药活动，完成中华医药学术的革新任务。该刊设论述、研究、专著、介绍与批判等栏目，至 1948 年 5 月停刊，共发行 3 卷 27 期，是民国时期办刊较长的期刊之一，对中医药学术交流、革新起到一定的推动作用。

《华西医药杂志》：1946 年由任应秋、周复生、姜春华等创办于重庆。任为主编，周为社长，特约撰稿人有陆渊雷、谭次仲、章次公、陈邦贤、吴汉仙等 80 余位全国一流中西医学者。又专门聘请医界泰斗焦易堂、施今墨、丁仲英、秦伯未、张赞臣、张乐天、吴棹仙等以及政界要人陈果夫、陈立夫为杂志社顾问。所选文章既有普及中医药知识、倡导科学卫生的科普文章，也有探讨医理医论、深究灵素原旨的学术文章，还有介绍老中医经验，公开家传秘方的实用文章，故该刊自发刊起便受到全国中医界的特别关注，声名煊赫于海外。《华西医药杂志》历时 4 年多，于 1950 年 9 月后才停刊。该刊阵容强大，学术氛围较浓，给抗日战争以来中医图书刊物日渐销声匿迹的沉闷局面注入了新鲜空气，使四川中医界重新活跃起来。

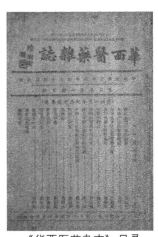

《华西医药杂志》目录

《四川医药学术研究会特刊》：1947 年由余律笙、文琢之等主办，内容为医药学术研究专论和介绍四川医药学术研究会活动情况的专刊，后改为四川省医药学术研究会丛书，分专题出版过多册丛书，如《霍乱集萃》（余律笙、周叔阜、文琢之主编），《外科十三方考》（张觉人著），《医林人物剪影》（文琢之撰），《中医药治愈脑瘤经过》（余律笙、程天灵撰）等书。

《卫生新闻周报》：1949 年由四川国医学院部分学员创办，为中张，社址在兴禅寺街，内容以介绍中西医药常识、报道卫生新闻为主，主张中西汇通，提倡医学教育，出版几期后即终刊。

《强健报》：1949 年由文琢之主办，每月出版一中张的小报，内容以通俗易懂的中医小品、医药学简述为主，主张发皇古义，融汇新知，出版三期后便被四川省图书馆刊物审查处查禁。

其他还有赵沅章、赵耘农主办的《医汇》，张觉人、文琢之创办的《医光周刊》，陈升之主办的《医灯周报》，张觉人、程天灵主办的《医钟周报》等。在那个风云变幻的时代，祖国医学屡遭摧残，创办中医刊物，不但得不到政府资助，反而面临随时被查封的危险，为了中医的生存和发展，中医前辈历尽艰辛，竟然在四川创办了如此丰富的中医药刊物，这对四川地区中医学术的发展产生了较大影响。

四川的国医团体

四川医民工会

四川医民工会为四川地区成立较早的国医组织。该会由刘子沉、张鹏程、陈凤悟等以原有三皇会中之帐篷杆杆帮为基础，向各县串联，发展壮大而成。这批会员的特点是：流动行业，卖药不卖方，斗争性比较强烈，在省内各县大都设有分会，在成都成立"四川医民总工会"，会员 1 000 余人，但后来国民党认为此为非法组织加以解散。

四川医药改进会

四川医药改进会是由中医界学术界人士赖华锋、李斯炽、蔡品三、罗春舫、廖宾甫、李用宾、陈孔昭等组织的学术团体，提倡以自然科学为基础，独立自主，自力更生，设办学校，作中医学术上的改进，并出版了四期《医药改进月刊》，后来又创建了"四川国医学院"。

成都国医公会

成都国医公会成立于1932年，初由在成都开业行医的谢铨镕、薛仲云、徐梓柏、曹南矶、吴克诚、童辉之等组织领导，联合在家开业和在药铺坐堂的国医组织而成。这类会员的特点是：开处方，收脉礼钱，卖方不卖药（外科不在此例），有固定的行医地点。国民党政府承认此为法定职业团体，允许存在，但派有特务邱某到公会任秘书进行监视。1937年6月，国医公会进行改组并召开第一次执监联席会，参会者31人，薛仲云任临时主席，文琢之任会议记录，会议推举薛仲云、谢铨镕、乔君实、曹南矶、童辉之为执行部常务委员，谢跃衢、敖文伯、徐梓柏为监察部常务委员。常务委员八人负责推进全会事务，全市分东南西北及外东五区，每区分设主任、副主任各1人，协助一切会务工作。

半月后又召开第二次执监联席会，会议决定定期开征年捐和组织调查全市中医情况，公推文琢之负责调查全市中医情况。调查项目有：医师姓名、年龄、籍贯、住址、经历等，调查工作历时一月余，记录汇编成六巨册，几十万字，题名为《成都市国医调查录》。调查显示各区国医人数是：东区299人，南区203人，西区165人，北区234人，外东区84人。至1937年9月1日止，成都市共有中医985人，参加国医公会者725人，未入会的260人中，有19人自命清高不愿参加，20多人因领导有其他学术团体不便加入，其余则为贫困无法缴纳入会基金，调查事情呈报公会后曾对贫困者设法救济。此时的国医公会组织有序，规模较大，所以后来四川医民工会的部分会员，亦加入到国医公会。

此外，成都国医公会还做了很多有益群众和医界的事情。一是利用会刊《医药特刊》交流中医学术经验，争取中医的合法地位和权力，抗日战争时还为宣传抗日救国做了大量工作。二是办过《防痨会》等中医科普读物，宣传基本卫生常识。三是抗日战争时，大量难民逃入四川避难，该会乃建立贫民诊所20多处，救济流亡的难民和本地贫民。四是1945年成都霍乱大流行时，又开设义诊，除送医施药外，并印发传单介绍防治霍乱的经验；等等。但1945年以后，由于时局政治的纷繁复杂，公会内部分歧日渐突出，甚至发展到骂架斗殴、对簿公堂的严重程度，公会几乎处于瘫痪状态。

中医师公会

就在成都国医公会瘫痪之际，四川省中医师公会（全国中医师公会联合会于1945年在重庆成立，各省、市、县都有分会）成立，故国医公会交由中医师公会维持代管。四川省中医师公会曾由政府拨款，并指令开办国医讲习所和国医学校预科班。中医师公会的宗旨是"研究中医药，增进公共福利，发展中医药事业"。其主要任务是：加强中医中药的研究改进，增进国民健康及医药常识之指导，进行会员执行业务之调查、统计及指导；进行社会医药救济之设计及协助；组织各种中医中药研究会、讲演会；举办中医补习学校及与中医药有关的公共事业等。

中医师公会采用委员制，由会员大会无记名投票产生理事、监事，组成理事会、监事会，再产生常务理事、理事长。会员大会每年召开1~2次，并明确规定：

"凡在该区域内之中医师，有《医师法》规定之资历，经本会会员两人以上介绍，填具志愿书，缴纳会费，由理事会认可者，得为本会会员。"在这种良好的制度和氛围下，各地的中医师公会，一般都能定期召开座谈会，讨论研究古典医籍，继承前辈医术，鉴别医疗事故，调解医疗纠纷，总结带徒经验，推进医药学术交流，组织会员举办慈善事业，对贫病者施舍医药，进行义诊，等等。但有的医师公会，由于会首不公，或拉帮结派，或操纵财权，而政府又未加管理，致使中医界内门户派系之争时有发生。四川省中医师公会一直延续到1949年底才最终解散。

四川省医药学术研究会

四川省医药学术研究会于1944年在成都成立，于右任为名誉理事长。该会以研究医药学术、发皇古义、融汇新知、促进新中国医学之发展为宗旨。其主要任务是：①调查本省药材之产销及种类数量；②整理中国医药学术，作为系统之改进；③研究现代医药学术，作沟通之介绍；④征集本省医药文献及著作；⑤征求经验良方；⑥研究有效药物；⑦设立医学座谈会；⑧医学刊物之编辑与出版；⑨其他有关医药学术教育事业之举办。该会分别组成理事、监事会。每年举办会员大会1次。会员需缴纳一定的会费，加上部分社会捐赠，以作为平时的活动经费。该会成立一直延续到1949年，规模较大，附近县城都设有分会。并召集相关人员办有《医声通讯》《医灯》《医光》等医药副刊，登在成都6家报纸上。该会经费较为充裕，人员广泛，在社会上颇有声誉。

新中华医药学会

新中华医药学会于1946年1月在重庆临江路成立，胡光慈、李复光、高德明、沈炎南、周复生等9人被选为常务理事。新中华医药学会以"应用时代知识，革新中华医药学术，发扬固有文化，增进民族健康"为宗旨。其主要任务是：编印中华医药实用之通俗读物（如《中医进修手册》六期，包括首刊、传染病专辑、诊疗技术专辑、药物专辑、方剂专辑、针灸专辑）及医药期刊（即《新中华医药月刊》）；改进中药之培植储藏及调制方法，辅助政府医药卫生事业之实施，协助推广卫生法令；办理中医图书审核、成药检验及方剂鉴定，研究设计中华医药教育事宜；办理医疗救济事业；筹建中医学校、训练所、中医院及制药厂，促进中华医药学术界之合作及互助等。新中华医药学会是由医界名流发起筹备的国内唯一的中西医药综合性学术团体，在全国医药界较有名气。

官药药王会

官药是相对草药而言的，官药是历代本草书籍记载详细、源流有序的中药材，未被列入者概称"草药"。草药是田间山野随处可见之花草树木，但被部分医生承认是有确切疗效的中药材。官药多为全国通用性药物，草药具有较突出的地方性药物特征，而且草药医多为民间医生，身份地位不高，这是与官药的主要区别。

药王会始于康熙年间，时间在每年阴历 4 月 28 日，因为据说这一天是药王孙思邈的生日，地点多在当地药王庙。药王孙思邈信仰在四川地区由来已久，川人尊佩孙氏不慕名利、不辞辛劳、不分贫穷一视同仁的高尚医德，故在这一天聚集庆祀，有地方也叫药王庙会。会期一般 1~7 天不等。是时，本地名医纷纷云集，按规定缴纳香火钱和聚餐费，首先举行祀祭礼仪式：焚香揖拜，跪读药王文，念经演戏，酬神宴会等一套程式性习俗。有的地方还要推举会首，会首一年一换，主要负责本会的组织和联络任务。仪式结束，会进行各种活动。首先是效法药王为民除疾，免费义诊，施医施药。其次是行会活动。习医者在一起交流治病经验，探讨疑难病例，其他如诸子百家、诗词书画等也可以畅所欲言。药材同仁也会借此机会交流行情，了解和总结药材购销炮制加工等情况。然后是病家活动。在这天，不少病家都会前往曾经为他们治好疾病的医家那里庆祀药王盛会，并根据医家的特点及其医绩，赠以匾额或彩帐，常用的匾额内容为：指下生春、和缓高风、金鉴遗风、医法长沙、外科圣手、如保赤子、妇科独步、瞀目重明、万病一针等。有些病家还会特地撰文感谢医生，并对药王会表示祝贺。很多地方还会组织"放生"会，以示药王惜生济世之德。

草药神农会

草药神农会创办于道光元年（1821）。会员入会必须缴纳一定的会金。每年阴历 5 月 10 日，借成都川主庙、东岳庙或者惜字宫办会，不仅祀神农，而且也敬药王等财神，敬神农时要读祝文，内容为：大卦神农，创作医药，普天同欣，咸食厥福，思源崇功、祀祭诚笃，亿兆思年，如冈如阜。大都是歌颂神农对于人民的医药贡献。成都神农会到宣统年间，已有会员 350 人。神农会采取值年首事制，议定会规十条，于每年办会时张贴于成都四门，作为草药业者的行规，相互遵守，其内容如下：

草药业条规（原名神农药王财神盛会公议条规）：

（1）开铺招徒者，实收师米一石；担子招徒者，实收师米五斗；挖药招徒者，实收帮师钱 2 000 文。

（2）铺户担子挖药共招徒者，徒弟名下，献上神会钱 1 000 文，值年首事承收，3 年未满，行单底钱俱无。

（3）外行开铺者，上底钱 2 000 文；如担子上街卖药者，上底钱 1 000 文。

（4）我行开铺，当隔五十家远，方准开设，若不遵守，凭众公罚神彩一道。

（5）背篓挖药者，若当铺户低卖，若贱卖，罚神彩一道。

（6）城乡内外上街卖药者，不得在铺户门前喊叫，若不遵守，罚神彩一道。

（7）山药客进城卖药与铺户者，帮香钱 500 文，每年照此。若另卖者，每年帮香钱三千文。

（8）同会人等赴席者，份金钱 320 文。

（9）行内出香钱者，铺户出香钱 160 文，担子出香钱 120 文；挖药者出香钱 120 文。

（10）我行人等教门者，每年帮纸板资钱 200 文。

但愿人人同遵以昭我行之规。

宣统三年四月二十一日药行神农会首事等公文

新中国成立初期四川中医事业的临床、教学和科研情况

1950 年，全国第一届卫生工作会议在北京举行，会议确定以"面向工农兵，预防为主，团结中西医"作为发展我国卫生事业的指导方针。据此，四川各级人民政府和卫生部门，组织中医药界积极参加普种牛痘、防治抢救回归热病人和农村土地改革卫生工作；参加兴建成渝铁路的工人医疗和农村巡回医疗工作；组建联合诊所，组织老中医带徒、传授经验。统计显示，1950 年，全省中医人员 7 万

多人，为当时卫生工作中人数最多、力量最大的一支队伍。与此同时，1951 年，政府在成都、重庆两市建立了中医进修学校。1953 年，四川省卫生厅设置中医科，四川中医有了专门的行政管理机构。但是，在很多地方，也普遍存在对中医使用多，照顾少；批评多，鼓励少；干涉多，限制多等情况，对中医的发展产生了不利影响。

1954 年 2 月，四川省第一次中医代表会议在成都召开，出席会议的有中医代表 882 人，西医 61 人，药业 39 人，卫生行政人员 187 人，共计 1 169 人。期间代表们就新旧医名称、中医科学化、中医教育、中医带徒、联合诊所、中医著作及验方收集等方面展开了热烈讨论，在 90 高龄的痔瘘专家黄济川的鼓励和带领下，48 位代表献出了秘方验方和著述 104 件。会后，卫生厅取消了禁止中医使用白纸处方的不合理规定，成都、重庆等地开始吸收或特约中医参加医院工作，设立中医科或门诊部，组织中医进修班、预防医学训练班。许多老中医也纷纷公开秘方验方，接收徒弟。

1954 年 10 月，省卫生厅和市卫生局联合召开中西医座谈会，会议决定"组织全省卫生干部学习中央关于中医政策和中医学术经验，进一步批判轻视中医的错误思想，树立正确对待中医和中医学术的观点，为发扬祖国医学遗产奠定思想基础。"会议及时纠正了当时对中医的偏见和不公，很多对中医发展不利的政策被废除，并开展一些推进中医发展的措施。

1955 年 4 月，四川省卫生厅向卫生部呈报了四川 47 位著名中医情况。该年卫生部筹建中医研究院，派中医司科长、重庆名医龚志贤来四川调选人员，上调的著名中医有蒲辅周、杜自明、王文鼎、王朴诚、任应秋、李重人、叶心清、冉雪峰、沈仲圭、王伯岳等人。1956 年，卫生部订出《全国西医学习中医的规划》，在通过四川医学院附属医院、省人民医院和成都、重庆其他指定医院试点后，全川指派了部分高级西医学习中医，接着又在各西医院校普遍开设中医药课程。"西学中"的开展对于增进中西医互相了解，推进卫生事业的发展都有巨大好处。中西医结合治疗部分疑难病症收到显著效果，培养了一批系统掌握中医理论的高级西医学习中医人才。

1956 年开始，四川中医工作进入了迅速发展的新阶段。当年，省卫生厅公布《四川省中医带徒暂行办法》，召开全省第二次中医代表会议。经国务院批准创办的成都中医学院于同年 9 月正式成立，为全国首批 4 所中医高等学府之一。高等中医教育从此纳入国家教育轨道。1956 年，以中医为主的联合诊所已发展到 5 000 余所，中医从业人数较上年翻了一倍，已有 28 000 余人，到 1959 年猛增至 6 万余人。

为更好地发掘祖国医药学遗产，四川省 1958 ～ 1959 年开展了声势浩大的群众性采风运动，由各级卫生行政部门、卫生协会组织动员中医药人员贡献单方、验方、秘方。据 140 个县、市统计，共采集单、验、秘方 666 000 多个。各地根据边挖掘、边整理、边应用、边推广原则，将采风成果陆续编印成册。省卫生厅通过筛选汇编各地报送的材料，编辑出版了《四川省医方采风录》《中医秘方验方》《中医治疗内外各科经验》等书。还举办了"四川中医中药展览"，影响甚大。同时，对中医学术经验的整理工作也开始进行，一方面是针对各地老中医，组织学术抢救小组，用短期突击方法学习总结老中医经验。另一方面是在医学院校和医疗机构中，对中医治病经验进行临床科学研究，推广应用中医药治疗十多种多发病、疑难病的经验，撰著了大量论文和专著。

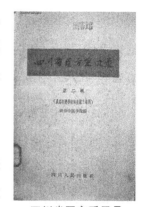

四川省医方采风录

然而，这种良好的发展趋势并没有持续几年，随着"文革"的爆发，大批中医受到打击，中医学校停止招生，中医带徒一度中断，中医队伍趋于萎缩。到 1974 年，全省中医人员仅剩 3 万余人。1978 年，四川执行中共中央批转卫生部《关于认真贯彻党的中医政策，解决中医后继乏人问题的报告》，陆续调整、新建一批中医机构；从全省集体所有制和流散的中医药人员中，考试选拔 800 名（也称"八百壮士"），充实到国家医药机构；中医药院校恢复并扩大招生；鼓励中医带徒并在政策上给予保证。到 1982 年，全省中医回升到 4.1 万多人，县以上中医院 100 多所，中医学校 7 所，中医药研究所 3 所。先后成立省中医学会、中西医结合研究会、针灸学会，创办《四川中医》杂志。1983 年，成都中医学院著名教授李仲愚写信给全国人大常委会彭真委员长，反映中医问题，提出发展中医事业的建议。随后，经四川省委同意，成立四川中医药研究院，组织"四川振兴中医领导小组"，由副省长康振黄任组长，并召开"四川省振兴中医工作会议"，着重解决中医在认识、领导、队伍、阵地等方面的问题。自此，四川中医的发展走上了一个全新而快速的阶段。

1. 著名中医教育家李斯炽

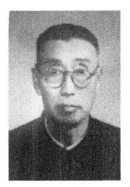

李斯炽，名焕，祖籍河南，1892 年生于成都，自幼从其父好友董稚庵学习中医。1912 年入成都高等师范学校（川大前身）学习，毕业后留校作理化助手。但依然把大部分精力放在中医事业上。1929 年，国民政府决定"废止中医"，李斯炽怀着悲愤的心情辞去所有教务，投身于拯救中医的活动之中。1932 年，成都霍乱流行，李斯炽约集同道蔡品三、罗春舫等 27 人，组成"壬申防疫队"，积极救治病人。

李斯炽

1934 年，李斯炽正式开业行医。1936 年，为反抗汪精卫等人妄图消灭中医的图谋，他同医界同仁组成"四川医药改进会"，创办《医药改进月刊》。随后，又与赖华锋、杨伯鹿等创办了"四川国医学院"，为了学校的合法地位和学生们的行医资格，他四处奔走，积极活动。为了学校的正常运转，他负债累累却无半点怨言。

1950 年，李斯炽赴北京参加第一届全国卫生会议，得到毛泽东主席和其他领导同志的接见。接着，政府为他还清了新中国成立前办学所欠下的债务。1951～1954 年，李斯炽担任成都市卫生工作协会宣传部长，并任成都中医进修学校一、二、三、四班班主任。后又任成都中医学院院长。1958 年，成都会议期间，李斯炽曾为毛主席诊病。1959 年，李斯炽获卫生部金质奖章和奖状，并先后当选全国第二、三届人大代表，第五届全国政协委员，并任中华医学会医学顾问，中华医学会四川分会副理事长等职务。1978 年，李斯炽获得我国中医第一批教授职称。

李斯炽对《内经》等中医经典著作的研究精深，临床经验丰富，尤以善治内科杂病名噪全川。其主要著作有《实用内科选》《中医内科杂病讲义》《医学三字经浅释》《金匮要略新论》等。1979 年，李斯炽病逝，享年 88 岁，其丰富的医疗经验由其子整理成《李斯炽医案》（共一、二两辑）公开出版。

2. 经方大家吴棹仙

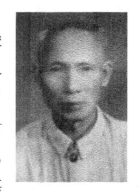

吴棹仙，名显宗，1892 年生于重庆巴县。自幼随父吴俊生学习中医，背诵内、难、本经、仲景之书。1905 年考入"重庆巴县医学堂"，名列第一。1908 年毕业后转入"师范"班深造。期间，吴棹仙在唐德府、王恭甫等名师指导下，对中医经典研究颇有心得。其后数十年中不曾间断，自成一家。临证则继承师传，善用经方、小方而奏奇效，故任应秋将其与曹颖甫并称为"近代经方两大家"。

经方大家吴棹仙

吴棹仙在 30 岁左右时，又向针灸大师许直礽学习"子午""灵龟"针法，获得秘传。因他娴熟《灵枢》，故能极《灵枢》补泻迎随之妙。根据患者病情轻重、体质、寒热等，分别采用时辰进针和不同手法治疗，如烧山火、透天凉、龙虎斗、补泻八法等。他善用长 1.5~2.5 寸的粗针、金针或银针，针四肢手或足腿等穴位，进针的深度、进退、左右捻转、提插，男、女午前与午后，以及用咳嗽一声进针，用口鼻呼吸的次数来协调治疗手法，均有一定规律和独到之处，使不少病员得针而愈。当时疟疾流行，各种药物及奎宁皆无效，经吴棹仙一针即愈，故又有"神针"之誉。

吴棹仙先后开业于重庆"国医药馆""光华国药公司""永生堂"等处，医德高尚，有口皆碑。曾被公推为"重庆市中医师公会"负责人之一，积极参加拯救中医事业的活动，名望颇高。为培植中医人才，吴棹仙先后创办"重庆市国医传习所""山洞中医院""巴县国医学校""中华医学科学讲习所"等。

新中国成立后，吴棹仙先后担任重庆市第一中医院、第二中医院院长，并兼任西南卫生部中医进修学校教务工作。1957 年秋，调成都中医学院任医经教研室主任。1955 年冬，吴棹仙应邀进京参加政协会议，他将自己多年教学与临床心得绘成的"子午流注环周图"敬献给毛泽东主席，受到毛主席的嘉勉。1962 年夏，应卫生部邀请，吴棹仙作为特邀顾问参加了全国中医学院教材编审会议。并先后当选四川省政协第二届委员，四川省第三届人大代表。

1976 年，吴棹仙赴云南探亲，不幸病逝，享年 85 岁。其著作有《子午流注说难》《医经生理学》《医经病理学》《灵枢浅注》《温病方歌》等数种。吴棹仙一生学生弟子众多，如刘尚信、李辉祥、邓宏芬、刁泰芬、卢亚新、郭文友、唐玉枢等，后来皆成长为一代名医。其子吴叔亮、其孙吴传先皆继承家学，显于医名。

3. 卓氏妇科"卓半城"

在旧时的成都，有一条著名的湖广馆街，因街北有湖广（清代将湖南、湖北统称湖广，设湖广总督）官绅商贾所建的湖广会馆而得名。街东端就是"陈同仁堂"药铺，为江西人陈发光于乾隆时期创设，以精工制作膏丹丸散而著称于世。街西段有一相府，是清代武英殿大学士卓秉恬（1782—1855）之故居。清代无丞相一职，而殿阁大学士为正一品，其职责类于丞相，故可称卓宅为相府。卓氏为书香门第，以诗书传家，擅长书画。后来，由于官场昏暗，卓氏后人便弃官习文，间或读岐黄之书。到卓翰屏这一代时，已是成都有名的医生了。卓翰屏继承家学，长于内、妇、儿诸科，尤以妇科见长。卓翰屏有子卓雨农，为著名妇科专家。

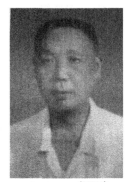

卓雨农

卓雨农生于 1906 年。从小随父学医，长进甚快，17 岁开始行医，悬壶乡梓，尤精妇科。1924 年，参加四川省中医资格考试，名列第一，医名始起，未及而立之年便小有名气，后来蓉城之女性有一半皆到他处就诊，故乃得"卓半城"之美誉。

卓雨农家资颇丰，新中国成立前积极参与中医界的活动，曾捐助"四川国医学院"，为中医事业出钱出力。1951 年，卓雨农参加成都市第一人民医院中医门诊部工作，1956 年任该院副院长。1957 年调至成都中医学院附属医院任副院长兼妇科教研组主任。1954 年当选为四川省第一届人大代表。1961 年被评为全国文教、卫生先进工作者，出席了全国群英会。

卓雨农医术高明，医理精深。他主持编写的《中医妇科临床手册》是新中国成立后第一本中医妇科专著，其中的证类方药，大多是他的经验心得。他原著的

《中医妇科治疗学》，从病种到证型、自制方、习用方，都是他毕生经验的总结，是一部很有临床价值的专著。

卓雨农关心学生，爱护病人，尊重同事，乐于与西医合作。为了搞好妇科教学，他经常备课到深夜。他主编的全国中医学院试用教材《中医妇科学讲义》（一、二版），为中医院校中医妇科学教材建设奠定了基础。卓雨农组方严谨，药味精当，一处方一般不超过十味药，似平淡而疗效卓著。陈毅曾称赞他说："你的中药，贫下中农都医得起。"卓雨农行医教学 30 余年，活人甚众，桃李成林，有口皆碑。惜辛劳成疾，于 1963 年 4 月病逝于成都，享年 57 岁。追悼会由四川省委书记赵苍璧主持，前往哀悼者甚众。继承其学者，如其子卓启墀、学生曾敬光等，皆以妇科著称。

4. 痔瘘专家黄济川

黄济川，1861 年生于四川内江。少时因家贫而识字不多。27 岁时患痔疮，四处求医均未治愈。后遇富顺民间医生钟心裕，经钟用挂线疗法而痊愈。黄感其技艺精湛，乃拜钟为师，学习医术。在最初的 5 年里，钟只让黄做一些杂事。等时间长了，钟见他学医之心坚决，人又忠厚朴实，才开始慢慢教其肛瘘技术以及枯痔散、挂线疗法等秘传心法和秘方。黄得师传之精髓，乃在内江、泸州、资中、重庆一带不计名利地为广大病员治病，赢得很高的声誉。

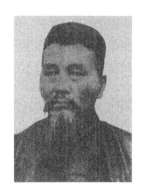

痔瘘专家黄济川

清代末年，黄济川定居成都，开设了痔漏专科诊所，这是国内肛肠科最早的医疗机构之一。1955 年，在该诊所的基础上又扩建并取名"黄济川痔漏医院"，每日就诊者数百人之多。

黄济川虽得师传枯痔散及挂线疗法，但他在临床中发现其仍有不足之处，容易引起毒药中毒等反应。于是，他曾多次到重庆、泸州等地拜师访友，虚心学习，终于找到了解决办法。他借用水晶丹和连梅药水的制作工艺，改进了枯痔散的制作过程和使用方法，并在用药早期给患者饮黄豆绿豆水，使枯痔散在应用时既能腐蚀痔核，又不致引起砷中毒。他又通过细心观察蚯蚓弯曲钻地的现象，悟出曲行的原理，将之移用于挂线疗法，使药线准确深入瘘管，这些经验至今仍被肛肠科普遍采用。

1954年，黄济川在全省中医代表大会上，带头公开了秘方"枯痔散"和"挂线疗法"药方，随后其他老中医也纷纷公开家传秘方。会上，他被政府赠予"痔瘘专家"的荣誉称号。1956年，黄济川进京参加第一届中华医学会全国代表大会，受到周总理亲切接见，总理鼓励他说："老中医经验丰富，要多带徒弟。"生命的最后几年，他一方面诲人不倦地教授学生，传授技艺，一方面奔走各地，宣传讲学，为继承和发扬祖国医学遗产做出了贡献。1960年，黄济川在成都逝世，享年99岁。其毕生医疗经验大部分已写入其著作《痔漏治疗法》一书中。

近现代四川的名医

成都四大名医

1. 沈绍九

沈绍九，名湘，成都四大名医之首。清同治四年（1865）生于浙江绍兴。光绪年间，随祖父入川，遂定居成都。青年时沈继承祖业，学习"刑名"之学，还曾任彭县、金堂等县衙幕客。清朝末年，时局不稳，加之沈从小对医学很感兴趣，遂在30岁以后研究医学。沈绍九最初学医只局限清代名医陈修园一家之说，疗效不显。后经同乡敬云樵指点，遍读中医经典及历代名家著作，舍短取长，灵活运用，初显医名。后遇成都名医范静涛，十分钦佩范之学识。但范不肯轻易收徒，经数次考察，范才答应收其为徒，从此沈氏医术大进。

1903年夏秋，成都瘟疫流行，沈绍九认为是暑热内陷，重用石膏，而活人无数。1912年，中华民国成立，改行阳历，沈绍九首先响应，故四川中医处方改用阳历，乃由沈氏开始。1932年，成都霍乱流行，沈以理中汤、乌梅丸加减，又使很多病人生还。自此，沈绍九之名在川内如雷贯耳。沈绍九认为：临床疾病虽然复杂多端，但须知其要有六：一证候、二病因、三辨似、四治法、五救逆、六善后。明此六者，据理用药，自有疗效。沈绍九对《叶子雨脉学》十分推崇，故也长于脉学，时人传言"能断生死"，但他还是常说："诊病不可拘执于脉象，而置望、闻、问于不顾。"

沈绍九气高自负而慷慨好义，看重旧交而济人之困。平时对官宦商贾，诊金必较，而对于贫病者，则施医送药，并称曰"千家吃药，一家还钱"。1936年，沈绍九病逝于成都锣锅巷，终年71岁。其门人弟子众多，如唐伯渊、曾彦适、张澄庵、杨莹洁等，皆为蜀中名医。现存《沈绍九医话》即由唐伯渊、杨莹洁整理出版。

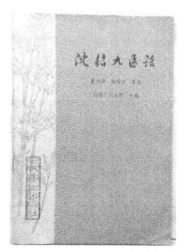

《沈绍九医话》

2. 陆景庭

陆景庭，字守文，生于1876年，"陆氏温病"创始人。原籍江苏，因父早年入川，故落籍成都。陆之母亲是一位在文学和医学上都深有造诣的知识女性，这使得陆景庭从小就聪明过人，16岁考上秀才，23岁中举人，随即调任山西候补地方官。其间因曾治愈臬台母亲的湿温病而医名大噪，求诊者络绎不绝。后任浑源州知州时亦常为人诊病。清帝退位后，陆乃携家归故里，定居成都，住忠烈祠东街口，用壶隐的笺名，挂牌行医。

陆景庭学识深厚，医术超群，以善治温病而闻名，也长于内、妇疾病。陆氏深得"轻可去实"之意，临证善用四两拨千斤之法，其处方看似轻描淡写，寥寥数味，平淡无奇，但往往疗效极高。如一人患湿郁不化之证，头痛疲乏，低烧不退，前服五苓、木通等淡渗利湿之药皆不效，陆氏认为是中焦脾家湿郁，以大剂豆卷，少佐通草、蚕砂，数剂而愈。其思路之巧可见一斑。

陆景庭性格豪爽，善饮健谈，颇有风趣，终日笑容满面，平易近人。他常说："一生的职责，在于治病救人，收入够养家就行了，不能把医道看成是买卖性的职业。"因此，他对贫困之人，总是尽力救治，不收诊费。陆氏曾有《四时温病条论》一书传世，系自己治疗温病经验心得，曾作为成都"国医讲习所"讲义，惜未能正式出版。1934年，陆景庭病逝，终年58岁。"陆氏温病"由次子陆仲鹤和仲鹤长子陆干甫等加以继承并发扬。

3. 王朴诚

王朴诚，原名王联福，1877 年生于四川中江县，少时家贫，随父逃荒到成都。初随余养泉学习四书五经和《内经》《伤寒》。15 岁时经余先生介绍，到丰都县"福源堂"药店当学徒，又从当地名医陈焕卿学习医学。由于勤奋刻苦，数年时间，他掌握了饮片炮制、丸散制作、胶膏熬炼、参茸鉴别以及看病开方等许多知识。23 岁时，王朴诚回到成都，正式在上西顺城街开业行医。

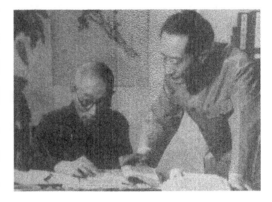

名中医王朴诚

王朴诚医德十分高尚，以善治小儿传染病和胃肠疾病而誉满成都，时人呼为"王小儿"。王朴诚诊病从不规定时间，病人随到随看。他常说，小儿起病急，变化快，必须尽快诊治处理，不可延误。他十分反对"文人相轻"和"保守秘方"等陋习，凡是自己之验方，皆可免费传抄。民国初，牛痘接种在国内不甚普遍，王朴诚乃让妻子肖约素去学种牛痘的方法，然后广泛为孩子们接种，保全了很多幼小生命，甚得群众称赞。

1955 年，王朴诚当选成都市人大代表。1956 年，王朴诚应聘前往北京中医研究院担任儿科临床工作。后来，又受到毛主席的亲切接见。激动之余，他决定把毕生所学全部贡献给国家，积极参加临床诊疗和带徒工作，并总结经验，北京人称赞他为"小儿王"。1961 年，王朴诚病逝，享年 83 岁，北京中医界为他举行了隆重的追悼会，卫生部长李德全亲自主祭。王朴诚逝后，其子王伯岳完全继承了它的衣钵，继续从事中医儿科的临床和研究工作，对现代中医儿科学的创建和发展做出了巨大贡献。

4. 顾燮卿

顾燮卿，名仕敩，1884 年生于四川成都。其先祖本是江苏吴县人，后游宦入蜀，遂定居成都。顾幼年丧父，家贫无力读书，初在钟表铺当学徒，后从乐山一名医学岐黄之术。初学时，师只让他随诊写处方，但顾燮卿天资聪颖，敏而好学，故渐得老师喜爱，便不时教他相关医理方药。三年后，因母病返家，便在成都正式开业行医。

开业初，间有识医药者，议论其处方用药，虽有见解，但尚非炉火纯青。顾闻之，乃奋发图强，对其母说："从今日起，我在楼上读书，除诊病外，绝不下楼。"闭门三年，他博览古今医籍，探求临床思路，于是技艺大增，求诊者日渐增多。时有成都文殊院一方丈患温病缠绵数月，十分危重，经顾燮卿一治而愈。文殊院每年夏秋间，有施医施药的义举，是年方丈即委托顾燮卿主持其事。患者十愈八九，由此威望愈高，声名大振，每日诊病逾百人，经常出诊到深夜方才回家，当时人们便称他"顾半夜"。顾燮卿论病不求高远之论，用药不尚峻烈之品，而君臣佐使之配伍，则务求与病情丝丝入扣，故药简而效宏。他对内、妇、儿科疾病都有研究，而尤擅治湿温。他认为"湿性重浊胶滞，为病缠绵难愈，最忌发汗太过和重药泻下"，而应以辛凉透表，甘淡渗湿之法，使温邪从上而透，湿邪从下而渗，以达到分消湿邪和温邪的治疗效果。

顾燮卿相貌修伟，记忆力特强，其病人姓名大多过目不忘。又侍母至孝，每日诊金，悉交其母支配，而他自己布衣粗食，简朴如寒士。1943 年，顾燮卿去世，享年 59 岁。惜其丰富经验未能及时整理，传之后世。其弟子如王文雄等亦是成都名医。

成都骨伤四大流派

1. 杜自明

杜自明，满族人，1877 年生于四川成都，其祖上皆以武术和正骨医技而闻名。6 岁入私塾，10 岁左右随父亲学武术和医学。杜自明少年时尤爱习武，能练十八般兵器，宗少林武功，以拳击、刀剑、猴拳见长，还曾做过镖客。1902 年，杜自明正式开始行医，由于他得到一些家传秘方，加上自己的武术造诣，所以善治跌打损伤等外伤疾病，疗效明显。但当时清政府政治腐败，排斥轻视中医，却迟迟不发给他开业执照。民国期间，杜自明以诊病、授徒为主，医治伤痛无数，并培养了大批"杜氏骨科"传人。新中国成立后，杜自明被市卫生局特聘为骨伤科专家，随后调往成都铁路医院工作，被选为市人大代表。1956 年，杜自明奉调入京，被卫生部命为"骨科专家"，将其技术摄制成影片以供研究学习。

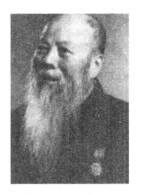

骨伤名医杜自明

杜自明从医 60 年，对理筋、正骨、整复脱臼、矫正畸形等，都有丰富的实践经验。而他最擅长手法治疗筋伤，无论全身各个关节附近由跌打而引起的筋伤，还是职业性劳损，均有良效。其治伤手法大致可分为分筋理筋、弹筋拨络、滚摇升降、一指点压等数种，其中一指点压法以意念运气，贯力于病位，为杜氏骨科之精髓。他认为：中医骨伤是以手法治疗为主，配合药物及功能锻炼为辅。所以，他主张中医骨伤医生必须练功，使身体强健、手臂有力。他自己也是坚持每日练功，从不间断。而他常用治伤药也十分简约，外用仅活血散，内服只红（内伤丸）、黑（活伤丸）两种。

1961 年，杜自明病逝，享年 84 岁。其正骨经验由弟子整理成《正骨经验概说》并正式出版。杜自明弟子众多，如洪范武、曹德华、杜琼书、蓝绍卿等皆能继承其学。

2. 何仁甫

何仁甫，字同良，号白玉山人，蒙古族，1895 年生于四川成都，何氏骨科第四代传人。何仁甫祖辈皆以武功、医术著名，清初入川。何仁甫从小就在父亲何兴仁的指导下学习医学和武术。民国初，就读于成都储才中学，开始接触西医骨科书籍。接着，他又拜精通骨科的满族拳师春三爷和回族拳师马镇江为师，学成后又师从外科圣手徐寿仙，徐师人称徐神仙，善治骨结核、骨髓炎等骨外科重证。

何仁甫认为，武术与医术是不可分割的，许多武术名家都有独到的医术。恰逢民国初期，熊克武主持川政，于成都青羊宫花会设"金章擂台赛"，吸引了川内外武林高手前来打擂。何仁甫便利用此机会，虚心向各派武林前辈学习骨科绝技。由于他既得家传，又集各家之长，逐渐在成都地区自成一派，成为一方名医。此外，为了准确掌握人体骨骼结构，他经常出入山间坟地，观察裸露的白骨；为了治愈复杂的骨病，他奔走于田间山头，寻找价廉效高的民间草药。何氏骨科的主要特色是把骨伤和骨病分类治疗，对骨伤不仅重视骨折的复位和早期愈合，而且特别重视骨折愈后功能恢复的综合性治疗。对骨病则善于辨证施治，在按摩手法上采用循经按摩、穴位指针按摩等多种手法。何仁甫临证采用不同的正骨或按摩手法，用药精巧，善治关节骨折和疑难骨病，尤其对演员、运动员和体力劳动者的骨伤病有丰富的经验。

何仁甫人称"布衣郎中"，一生淡泊名利，注重医德，不附权贵，救济贫弱。闲时喜诗酒书画，忙时常年不理，武功上长于单刀和气功。1969 年何仁甫离世。逝世前，何仁甫让三个儿子（何天祥、何天佐、何天琪）将何氏秘方一张张背熟，然后将其化为灰烬。三子不负厚望，勤学苦练，均成为成都名医，人称"何氏三兄弟"。

3. 郑怀贤

郑怀贤，又名郑德顺，1897 年生于河北安新县一个贫苦农民家中。少读私塾，11 岁时随当地李洱庆学习飞叉。几年后赴京，随"铁臂"魏金山、"赛活猴"孙禄堂学习武术、骨伤医技和制药方法。在师傅们的精心教授下，郑怀贤不仅在武功上突飞猛进，在医术上也日臻成熟。1928 年，郑怀贤南下上海，开业行医，并经孙禄堂介绍，在上海中华体育会、两江女子师范、上海交通大学任武术教员。同时向师兄孙存周学习孙氏八卦掌。1936 年，郑怀贤选入中国武术代表队参加柏林第十一届奥林匹克运动会。他表演的单练、对打，特别是飞叉中的怀中抱月、苏秦背剑等令在场观众拍手叫绝，掌声雷动。回国后，郑怀贤名声大振，被聘为南京国民党军校（国术馆）武术教官。抗战爆发后，郑随军校内迁至成都，后又到成都体育专科学校教授武术。1948 年，军校撤离成都，郑怀贤决定留在成都继续行医，传授武术，同时还扶危济困，惩治恶霸，深得群众赞扬。

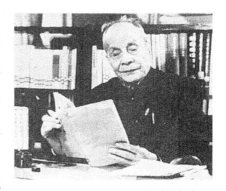

神手郑怀贤

新中国成立后，郑怀贤续任成都体专（成都体育学院前身）武术教师，指导创编了猴拳、八卦散手刀、空手夺枪、双擒拿、三节棍、双剑等武术套路。1958年，郑怀贤出任新成立的成都体育学院附属医院院长，开始整理自己的骨伤诊疗经验。他创制的舒活酒、木瓜酒、活络药膏等，疗效确切。1960年，郑怀贤主持创办了运动保健系，筹建了运动医学研究室，致力研究和传授骨伤科临床经验。郑怀贤有"神手"之称，急性腰扭伤病人，背着进出，走着出来。再如痛风，他运用加味舒活酒，外敷二妙散，内服三妙丸，患者恢复很快。1957年，他曾为贺龙元帅治疗右手拇指损伤，1964年，又为周恩来总理治疗右手陈旧损伤。有鉴于此，他还担任中华全国体育总会常务委员、中华医学会四川分会外科学会主任委员、中国运动医学会委员、中国武术学会主席等职。

1981年，郑怀贤因冠心病医治无效逝世，终年84岁。其主要著作有《正骨学》《伤科诊疗》《伤科按摩术》《运动创伤学》《实用伤科中药与方剂》等。其弟子如李毅立、吴兴与、冉德洲、常振湘、张世明等皆传其武学或医学之经验。

4. 杨天鹏

杨天鹏，汉族，1902年生于四川省安岳县。杨自幼习医，1922年和1926年先后拜名师周云武和刘元福，兼攻中医骨科及少林武术，同时随师上山采药，为群众治病。1930年，杨天鹏正式出师，开始行医，其足迹遍布四川，救死扶伤无数，深得病员欢迎。1940年，杨天鹏在自贡开设"天元堂"诊所，三年后迁往成都。1956年，杨天鹏参加"成都卫生工作协会"，并将扩建后的"天元堂"诊所无私地奉献给政府，更名为"成都市东城区骨科联合诊所"，并担任所长。1964年该诊所发展为"成都市东城区骨科医院"，1982年更名为"成都骨科医院"。

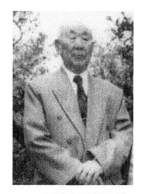

百岁名医杨天鹏

杨天鹏广学博采，勇于探索。他每到一处，必拜访当地名医，虚心求教。他先后拜师20余人，从中汲取各家之长，他常说："井淘三遍出好水，人投九师技艺高"，只有这样，才能达到"精研博究，不谋得失"。在骨伤治疗上，他不拘泥于骨折的初、中、后三期的治疗常规，强调"治损重在固肾""温养方能通痹"

"通窍当从风治""活血尤重行气"等观点。杨天鹏认为内外兼治是加速生理功能迅速改善和调节生长的必要手段，是促进骨折愈合的重要条件，所以他一方面极其重视补肝肾与培补脾土，另一方面又创造了"八安分折法""近节牵抖法""四指拨络法"等独特的理筋手法。杨天鹏对老年性关节病证颇有研究，他常说："人老先从关节老，无事蹬脚三百腿"，又说"男子以精为贵，女子以血为主"。这都是他半个多世纪的实践经验总结。

杨天鹏曾多次被评为四川省、成都市先进卫生工作者，还被选为成都市第四、第五届人大代表，中国中医药学会骨伤科分会第一届、第二届理事会顾问。1985年5月，成都市卫生局授予他"成都市名老中医"称号。1989年晋升为中医主任医师，还被聘为成都中医药大学教授。2005年，杨天鹏以103岁高龄辞世，其弟子如周太安、曾一林、张继祥、杨文忠等皆以骨科闻名蓉城。

古方医派

据成都名医廖蓂阶介绍，清朝中、后期至民国时，四川之医学以古方医派最为盛行。古方医派者，专攻内、难、伤寒之学，遵守张仲景之遗训，善用经方。古方医派的很多医生都是初学儒业，但屡应科考不中，遂弃儒学医。因为有了一定的文化功底，所以对于仲景、灵素之学，皆能细细体会，有所领悟，很多人还有相关著作问世。

道光末年中江儒医廖云溪采集群书，撰为《医学五则》五卷，分为医门初步、药性简要、汤头歌括、切总伤寒、增补脉决五大类，各篇皆有歌诀，便于记诵，为当时周边地区教授学徒之首选。同时代什邡名医罗绍芳，详查医籍，选其精要，辅以歌韵，著《医学考辨》十二卷，颇有启发。同治末年，双流名医刘清臣辑《医学集成》一书。刘氏对伤寒和瘟疫都有较高造诣，所以此书在清末民国影响甚大，曾多次刻板印刷。当时又有名医郑钦安，学医于成都名儒刘止唐，对仲景原文多有发明，著《伤寒恒论》《医法圆通》等书，为"火神鼻祖"。再有如成都名医邓月坪、何仲皋辈，重庆名医吴棹仙，遂宁名医陈结清，皆是祖述仲景，殊途同归，为古方学派之继承与发扬者。

1. 邹趾痕

邹趾痕，名代权，字子衡，1851 年生于重庆巴县。1919 年因观灯会踢伤足趾，愈而留痕，故改名以作纪念。邹幼学科举，屡试不中，遂改习医。学术上，他专攻岐黄，不读三代以下的医书，以《素问》《灵枢》《伤寒》《金匮》四书为宗。他认为：古之为医，其道有二，一针灸，一汤液。《灵枢》《素问》，轩岐医圣垂世之针灸经也；《伤寒》《金匮》，仲景医圣垂世之汤液经也。中医药之真义尽蕴其中，可任百世专研，探求无穷。他六十年如一日，潜心研究轩岐、仲景之学，医术十分高明。他善用经方，长于治疗气化疾病（如骨蒸痨病、咳喘痰血、吐血衄血、怔忡健忘、妇女崩带、干血虚劳、肺痿肺痈、肝痈肠痈等）和气化兼形质病（如手瘘脚瘫、偏枯拘挛、中风历节、骨痹死肌、身黄鼓胀、偏正头风、口眼歪斜等证）。他特别对"医圣六气汤方"心领神会，运用自如。

邹趾痕曾在重庆培德堂内创设"中华天年医社"，并撰写《天年医社日记》，对中医经典中的疑问进行研究和阐发。张锡纯在读此书后，盛赞曰："诚能深得古圣心传，在医林中可谓独具慧眼矣。"鉴于当时国民政府对中医之不公正待遇，他曾奋起反抗，号召成立"中医御敌团"，发起"华夏医学会"。邹趾痕晚年寓居北京，潜心著述，著有《素问微言详解》《灵枢微言详解》《伤寒论详解》《金匮要略详解》等数种，但因抗战爆发未能刊行。其《上古天真论详解》《圣方治验录》均有刊行传世。1938 年，邹趾痕逝世，享年 87 岁。

2. 邓绍先

邓绍先，名续成，1898 年生于四川华阳县一个教师之家。他是全国著名的伤寒论专家，人称"邓伤寒"。邓绍先幼年家贫，靠母舅救济为生。在读完私塾后，满怀自主自强和科学救国之理想的他考入四川省立第一甲种工业学校，专攻化学。三年毕业后到四川实业制革厂任技师。1929 年，又任峨眉女师校教务主任兼理化教员。由于自幼体弱，邓绍先在求学时便开始自学中

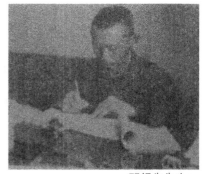

邓绍先先生

医。后受名医谢勋吾先生指教，对中医愈加产生兴趣。后其次子患惊风为庸医所误而夭折，遂下定决心，认真学医。

邓绍先学医之初，便致力于经典医籍，内难伤寒的研究，特别对于《伤寒论》，可以全书背诵。由于他扎实的经史和理化知识，使得他的研究入手点与别人不同，而对经典理论有较多发挥。1936年起，邓绍先担任四川国医学院教务长、副院长，并讲授《内经》《伤寒》等课程。1942年，邓绍先结合临床实践，集20年研究心血，编著《伤寒论释义》一书，并正式出版。此书标志着他学术思想的日渐成熟，同时也奠定了他在伤寒研究方面独树一帜的学术地位，"邓伤寒"之誉由此开始。新中国成立后，邓绍先先后在成都中医进修学校和成都市第一人民医院工作。1956年，调任成都中医学院副教务长，主讲《伤寒论》，并主持全国中医学院伤寒论教材的编写工作。1960~1969年，邓绍先通过总结自己的教学和临床实践经验，带病编成《伤寒论要义总述》，可惜此书至今尚未出版。邓绍先对中医教育事业满怀热忱，培养学生，诲人不倦，废寝忘食，并精编教材，将理论联系实际，形象生动，很受学生欢迎。1971年，邓绍先病逝，享年73岁。他所藏珍贵医书全部捐给成都中医学院图书馆。

除此之外，有乐山名医陈鼎三（1875—1960）亦为伤寒名家。陈之父为外科医生，初由其父指导学医，后受业于内科医生陈颖川之门。23岁时，正式行医。陈鼎三擅长脉学，以善用经方治伤寒坏证、逆证著称，被时人传为能"预人生死"。陈鼎三献身于医学，行医60余年，常年应聘出诊外乡，有求必应，不计报酬多寡。每至贫苦人家常不收诊金，有时还以药物相赠。撰有《医学探源》（取"由博返约，见病知源"意）六卷、《中国医学常识》《柴胡集解》等书。又有成都著名民间医生田济泰、田鹤鸣（1883—1980）叔侄，谨遵仲景之法，善用大小青龙汤、大小柴胡汤、大小陷胸汤、五泻心汤等经方，用药精而少，一般不超过八味，疗效却很卓著，乡人美之"田八味"。

温病学派

从清光绪中后期开始，四川气候逐渐变化。一年之中，温热气候较多而寒凉气候变少，所以，患温病者多而患伤寒者少。然此时，温病学说刚传入四川，学之者甚少。一般医生仍祖守旧规，不知变通，对于四时温病，仍以伤寒理法治之。间有明白其中道理者，往往以苦寒清凉之剂，挽回误投温补之病。渐渐地，温病之学日益昌明，伤寒之书多束之高阁，鲜有问津。其时擅长温病之学者，如成都名医杨栗山著《寒温条辨》。是书辨别寒、温二证之异同，条理清晰，实开成都温病学派之先河。宣统年间，新都人周云章仿陈修园三字经之义著成《简易医诀》四卷，内附温病三字诀一卷，其思想源自《温病条辨》，但更为简要详明，方便读者。再如民国时"成都四大名医"多以温病而闻名，陆景庭开创"陆氏温病"，顾燮卿善治湿温，王朴诚治小儿多用银翘散。其后如蒲辅周、廖蓂阶等人也都善治温病。

1. 何伯勋

何伯勋，名昭文，1892 年生于四川彭山县青龙场。何家祖辈多务农而兼行医，故何伯勋在读私塾同时，也广泛阅览《本经》《汤头歌诀》《医学三字经》等书，但无心深入，一心想应科举。但后来科举被废，乃通过艰苦努力免费就读于四川公立法政专门学校，1921 年毕业，但工作不顺利，遂致悲愤气郁，头晕目眩，肝大疼痛，虽请多位名医治疗但终不能治疗彻底，病中的何伯勋于是重新拾起医业，并拜何锡三、王兰庭、周耿光为师。由于基本功较好，加上何伯勋勤学肯钻，几年时间，他便能独立应诊，且疗效明显。何伯勋与名医沈绍九交好，曾得沈悉心指点。

1932 年，受吴学海之邀，何伯勋到何公巷"国医学院"教授温病。后来又在四川国医学院讲授温病。期间，他以《温病条辨》为蓝本，编成《温病学》作为讲义，自此便有"何温症"之称。当时，何伯勋、李斯炽、西医喻信芳都在相距不远的一个地区坐诊，因此，"河里鱼"便在成都传开。

何伯勋治学严谨，学识渊博，长于温病，旁及各家，尤其推崇《温病条辨》。在温病中，尤重湿温，因四川盆地湿气较重，湿热为病最多。所以，他认为，掌握了湿温，其余温病皆可迎刃而解，并立银翘蚕矢汤治疗湿温初起。新中国成立后，何伯勋调成都市第一人民医院，后任教于成都中医学校，兼教务处副主任。1977 年病逝，享年 85 岁，遗稿有《治疗湿温经验录》《临证经验辨证录》《四家医案分析》等。

2. 宋鹭冰

宋鹭冰，字从彬，1905 年生于四川省三台县。宋家世代以经营药材为业，1924 年，宋鹭冰从四川公立外国语专门学校毕业后，一方面帮助家里经营生意，一方面也开始留心医学。此后 7 年里，他醉心于医学和经史，博闻强记，勤奋钻研，又向老中医敬国阳、王化一诚恳请教，于是学识日长，医术精进。1934 年，宋氏全家迁往重庆，正式挂牌行医。1939 年，日军轰炸重庆，宋鹭冰遂搬回三台，并于次年与林寿廷、赖胡刚等创办三台中西医内科医院。1949 ~

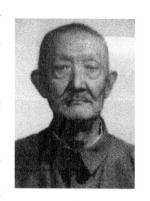

宋鹭冰

1953 年，宋鹭冰又先后创办了韩康市药房和三台实验联合诊所（三台中医院前身），被选为三台县卫生工作协会主席。

1956 年，宋鹭冰调往成都中医进修学校，1958 年调成都中医学院，主讲《温病学》和《各家学说》。他在温病学上造诣很深，对伤寒学说也有研究，极力主张和倡导融伤寒、温病于一炉，形成统一的中医热病学。临床方面，多取张景岳、张石顽、张聿青和王孟英之法，擅长内科杂病如脾肾疾病、心脏病、老年病的治疗。他曾说：如本三张一王，兼取各家之长以治诸病，必能左右逢源，应付裕如。

20 世纪 50 年代末 60 年代初，宋鹭冰多次参加钩端螺旋体病的现场防治与指导，撰写了《钩端螺旋体病治疗的中医理论与方法》《中医治疗瘟疫（钩体病）的临床总结》，在中医药治疗钩体病上有开创性研究成就。晚年，他还主编《中医病因病机学》，指导《景岳全书》的点校工作。此外，宋鹭冰还广泛涉猎经史、文学，工格律诗词，一生佳作甚多，惜大多"文革"时被毁。1985 年，宋鹭冰病逝，享年 80 岁，其温病学术思想和临证经验由学生整理成《宋鹭冰温病论述及疑难杂证经验集》，并正式出版。

汇通医派

戊戌变法前后，中医界一些有识之士，受康有为、梁启超等改良主义思潮的影响，开始探讨沟通中西医学的道路和方法，形成了中西医汇通派。四川地区受西方思想影响较早，早期的民主革命战士邹容，"戊戌六君子"中的杨锐、刘光第等都是四川人。而四川名医唐容川与杨锐等人交好，故在全国率先举起中西汇通的旗帜，从1884～1893年撰成《中西汇通医书五种》：一曰《中西汇通医经精义》，其书摘《灵》《素》之要义兼中西医之说来解释人体生理，以西医之实验证明内经理论之虚玄，实为沟通中西医学之先导；其余四书《本草问答》《伤寒论浅注补正》《金匮要略浅注补正》《血证论》，皆能融贯中西，多有发明，蜀医之风，为之一变，于是渐有讲述现代之医学者。如奉节名医李重人在万县创办"起华中医院"，在开展中医治疗的同时，对某些疾病则采取中西药并用，从临床实践上进行中西医汇通的尝试。此外，当时很多中医学校如何氏中医学堂、巴县医学堂等都为学生开设了西医基础课程。四川国医学院还列出三条关于中西医汇通的办法和意义：①就中西医学科类别，分别比较以指辨相互之差别异同；②就试验经验中，以鉴别为相互差异之真理性及应用之效用价值性；③就应用差异之点，分别增列删减，以为统一之医学，避免矛盾争论之弊。可见，中西医汇通的思想在四川有着较为广泛且深远的影响。

周禹锡

周禹锡，自号蘧隐闲人，原籍四川内江，后迁居隆昌，是民国时期一位著述宏丰、兼精中西医学的著名医家。周氏自小随父学医，后又拜同乡刘汉庵、余瑞灵为师，学成后再随当时名医天津张锡纯、重庆邹趾痕等继续深入研究医学。另外，他还跟从西医学大家丁福保先生学习西方医学，博览古今中外医书2 600种之多。1918～1924年，周禹锡青年时代曾在万县行医，发起创设"万县中西医药研究会"，主张"中参西理，西抉中精"，这是他中西汇通思想的开端。然1924年底，其未婚妻病逝，悲痛不已，乃返回隆昌行医，壶号"拯瘼轩蘧隐耕医处"，同时，他将自己所治之疑难病案，整理为《拯瘼轩医案笔记》，发表于杭州《三三医报》上。由于名声日显，他被聘为中央国医馆名誉理事、南阳医圣祠董事等许多社会头衔。1927年，何廉臣第一次编撰《全国名医验案类编》，其名字就在其列。

周禹锡一贯提倡整理国医古籍、奖励学术研究、普及国医教育三大主张。1938年，他历时五年，编成《中国医学约编十种》（即《生理约编》《病理约编》《诊断约编》《药物约编》《处方约编》《瘟疫约编》《内科约编》《妇科约编》《儿科约编》《医剩约编》），并在 1941 年由天津中西汇通医社铅印出版。该书一出，业内好评不断，施今墨盛赞曰："禹锡先生名著，萃中西之精华，正科学之道路。"该书被认为是堪与曹炳章《中国医学大成》并称的重大成果，是我国近代有代表性的中医简明教材与通俗读物。1942 年，周禹锡赴成都讲学，他把四川作为医学改进与发展之根据地，积极献计献策，在教材编写、医史整理等许多方面做出了巨大贡献。但时局动荡，他的很多愿望未能实现，1944 年，他满怀失望回到隆昌，继续从事他喜爱的中医事业，为中医的生存和发展劳心劳神、奋斗终生。

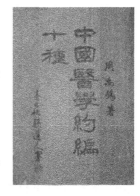

周禹锡著《中国医学约编十种》

丹道医派

道教是中国的本土宗教，同传统医学一样，都根源于中国传统文化。二者在发展过程中，渐渐融合产生出了一种新的医学流派，丹道医派，简称丹医。丹医多是道教弟子，他们专用秘传丹药为人治病，有钱人随便给予报酬，贫穷人则分文不取，这称为"布外功"，与修内功相应。这派人规矩极其严格，每一代人只传授一名弟子，而且他们大多隐名埋姓浪迹江湖，行踪不定，故少有人知晓。丹医素有南、北派之分，到清朝末年，南派丹医只存廖复阳一人了。

张觉人

张觉人，字梦禅，自号觉困老人，1890 年生于四川广安。张觉人 13 岁时父亲因患痨病去世，随后三个弟弟也因患天花而病死。张觉人乃经人介绍到精于外科的倪静庵老师处学习中医。倪师便是丹医传人，经常用自炼"丹药"为人治病，其效如神。3 年后，张觉人又拜师学习内科。又复 3 年，才同一位同乡到重庆开业行医。但他醉心于炼丹术，遂于 1911 年春，只身前往贵州平越福泉山高真观，向著名丹医廖复阳学习。廖时年已 96 岁，早已不收弟子，但念张之诚意，遂收其为徒。廖师遂将其精髓——玄门四大丹（即乾坤一气丹、金龟下海丹、混元丹和毒龙丹四个丹药秘方，亦称四大金刚）传于张觉人，临别时还将自己珍藏多年的《青囊秘诀》赠送于他。张觉人回到重庆，在熊克武部队当军医。后熊讨袁失败，张觉人乃往峨眉山落发，借机又对《道藏》中的炼丹内容，进行了潜心研究。后思佛家渡人，不如医药救人实在，乃毅然下山，先后在重庆、上海等地悬壶济世，以善治肺痨和瘰疬著称，被誉为"虚劳专家"。

1931 年，张觉人开始在成都行医。期间，他联合许多有志之士，为中医的生存和发展做出了巨大贡献，比如参加上海"全国医药团体代表大会"，组织参加"全国中医师公会联合会"，协助创办《华西医药杂志》《医声通讯》等多种中医刊物。1946 年 8 月起，张觉人将长期研究与实践的硕果《外科十三方考》连载于《华西医药杂志》，后又专册刊行。外科十三方是中医外科著名方剂，历来秘而不传，张经过自己的长期实践加以验证整理，并刊行于世，引起了中医界的广泛关注与轰动。

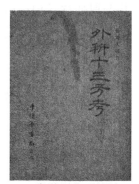

张觉人著《外科十三方考》

新中国成立后，张觉人先后在成都市卫生局中医科、成都市中医医院工作，1959 年调成都中医学校任教，亲自编写讲义讲授外科、中药、方剂等课程。1972 年，张觉人退休，用十年时间撰著了他的代表著作《中国炼丹术与丹药》，书中所载之方有师授的，有自创的，有书载的，还有重金购得的，包括他秘守一生的"玄门四大丹"。正如他在书中前言写道："我要像春蚕一样，把最后一根丝都吐出来献给人民。"1981 年 11 月，本书出版数月之后，张觉人逝世，享年 91 岁。

除张觉人之外，三台名医胥紫来也为丹医一派。胥紫来（1851—1931），名敦义，字宜之，自号明善钰阳子，清末民初著名中医学家、道教学家。相传其母因梦紫气而怀胎，故称紫来，出生时其母室中现青烟一道，故又传紫来为紫微星下凡。胥紫来除继承祖辈医业外，又对儒释道诸学及三家丹道研究颇多，于三教经义也多有发明，著有《仙鉴续编》一书流传至日本、朝鲜等地，又著《医门八阵图》运用八卦与阴阳表里寒热虚实相配，示人以用药法则。另外，其著作尚有《续编医学三字经》《医门真钵》《外科金鉴》等，多在民间流传。

草药医派

草药医主要用草药治病，在四川地区，草药医生的历史十分久远。草药医生的特点是医药合一，以对症治疗为主。草药医善用单方、验方治病，有丰富的临证实践经验，而在系统的学术理论上相对欠缺。草药医使用的药物多是本地土产野生药材，干鲜并用，多不经过炮制而直接运用。由于草药产量丰富、采集方便、使用简单、配伍灵活、价格低廉，故城乡居民乐于接受草药治病。以前四川城乡各地均有专门采集草药出售者，常见方式是挑担推车，沿街叫卖，俗称"草药夫子"。而稍有名气的草药医大多自己开有药铺，行医兼售草药，草药则主要从"草药夫子"处购买。草药医也会使用一些"官药"，如当归之类，但很少会用甘草，他们认为甘草能解诸药药性。

草药医的传授方式多为师傅口传心授，也有家传数代以此为业者。学草药者多从实践中逐步认识草药，熟悉药性，掌握一套有关草药生长地点、采集季节、简单加工技术和内外治病方法等实际经验，使医药合一的草药医在民间时代承袭和发展。草药医有着丰富的治病经验和简便廉验的单、验方，在缺医少药的农村和贫苦群众中间十分受欢迎，这是草药医的优势和特长，也是他们发展的群众基础。

草药医多出身贫寒，缺少文化，以致长期以来在医疗理论和技术上得不到发展提高，缺乏完整资料。只有为数不多的专述草药药性的书籍，保留下他们的宝贵经验，这类书籍也非一般草药医所编，而多为懂得草药的知识分子辑纂而成，如乾隆年间有《草药验方》，后刘善述、刘尚骢父子合著之《草木便方》，光绪年间有《农草合编》《草药性》等，民国时周复生著《药业指南》，记载了中草药的炮制、加工、制剂及真伪鉴别等内容。其中以《草木便方》影响最大。

刘善述　刘尚骢

刘善述，名兴，字行州，1785 年生于四川省合川县。刘早年丧父，其母含辛茹苦，抚养成人，故刘从小便勤奋好学，聪明过人。刘善述青年时醉心科举，但当时科举已逐渐流于形式，徇私舞弊之风盛行，刘一身才气，却久考不中。而立之年，刘遵古训"不为良相，则为良医"，遂改弦易辙，弃儒习医，潜心自学，以至睡梦中也在议论病情。三年之后，挂牌行医，一鸣惊人，医名日显。

刘善述生于贫寒之家，又受母亲教诲，对待病人十分仔细，认真分析，从不草率应付。同时，他也发现，当时一些药铺为牟取暴利，常常以次充好，以贱充贵，甚至以伪品代替真品，这样使病人既花了钱财，又没治好病，对贫穷人家更是雪上加霜。刘善述由于时常到乡下出诊，发现民间老百姓多能随地采挖一些草药来治病，并且留下了丰富的治病经验。"风湿麻木老鹳草，今天吃了明天好""周身打起包，离不得地胡椒""辰砂草、五皮风，咳嗽吃了马上松"。于是，他处处留神，广泛收集民间单方、验方，深入认真考察当地野生药材资源，并一一记录下来，在自己的诊疗中加以验证和推广。就这样日复一日，年复一

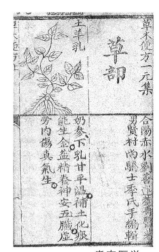

毫寿医学

年，刘善述的医术日渐成熟，而且随手就地采药为人治病的名声也在周边县份逐渐传开。刘善述晚年将行医心得，撰成《毫寿医学》一书，并令其子尚骊习医，把自己平生从民间搜集的全部医药知识经验，特别是有关本地土产药物的知识，一一传授给儿子，又嘱咐儿子继续深入研究，继承未尽之业。1873 年，刘善述以88 岁寿终。

刘尚骊沿着父亲就地取材治病的方向，行医辨药 30 余年。他结合历代医家本草，把两代人之药物研究心得，按其自然形态，分成草、木、根、花、实、金石、水、土等22 类，著成《草木便方》一书。上篇列药物并注图，使读者见图识药；下篇列内、外、妇、幼等医方，其组成药物皆随地可得。《草木便方》是一部颇具四川乡土特色的本草著作，对研究川东药物贡献尤大，是编写《四川中药志》《中药大辞典》的重要参考书之一。

川中善用草药者，还有中江名医罗明山。罗明山生于 1867 年，家甚贫寒，以前打过草鞋、做过零工，学习武术、丹药，后来又做药材生意，由于长期生活在民间，罗明山更擅长用各类民间草药治疗疾病。他治病不分贵贱，常有贫苦病人借宿治病，他不但分文不取，还送药管饭，资以路费，被当地群众尊称为"罗善人"。又由于他善于养生，医德高尚，入过道门，所以又被尊为"罗神仙"。1983年，罗神仙羽化升天，终年 116 岁。后又有成都市中草药医院陈福春医师，生于

1911 年，善用中草药治疗肝胆、脾胃疾患以及虫蛇咬伤等，撰有《治疗毒蛇咬伤验方》《中草药治疗慢性肾炎的体会》《草药治疗急性黄疸型肝炎的经验》等文章，并为《四川中药志》的编写提供了大量的资料。

又有成都刘吉明，生于 1929 年，为成都"刘氏草药"第 14 代传人。他一方面继承家学，经常随父、叔上山采药，熟悉药性；一方面又随杨歌乔、曾彦适等学医。他曾为陈毅、杨尚昆等中央领导治病，但更多的是为成都的农民、工人看病，上门服务，深受百姓欢迎。刘吉明对肝、脾、肾疾病多有研究，尤其以草药见长，精研各地中草药，深知药性，善用硬九子连环草、一支箭、无花果等草药大剂重方治疗肿瘤，多获效验，撰有《肝癌 30 例》《小儿白血病》及《草药随录》等。

"金针"流派

"金针"是中医针灸中一个独特流派，其流传已有 100 多年了。相传清代末年，山东泰山有一僧人法号圆觉。一次当地一位豪绅霸占其寺院庙产，圆觉与其争论不下，遂到县衙请县令大人做主。县令姓黄，名良楷，江西清江人，向有廉名，乃将庙产判还于圆觉禅师。圆觉感其公正，而黄县令亦好武术，两人遂礼尚往来，渐成莫逆之交。黄县令后来辞去官职，定居上海，但突然得一重病，性命垂危。而圆觉身怀"金针"活人之术，闻此讯息，急往救治，施以续命三针，挽救了黄县令的性命。然后，圆觉又将其医术和武术传于黄县令之子黄灿。

黄灿（1850—1917），号石屏，蒙先人余荫，30 岁时，在淮阴富安任盐务官 10 年，后得圆觉等传授医术，遂弃官从医，是一位驰名海内外的"金针大师"。他先后在上海、扬州、南通一带挂牌："江右金针黄石屏"。他不用药石，只以针灸治疗内外科疑难病症。清末状元、实业家张謇患腿疾，经石屏一针一灸治愈。袁世凯患偏头痛多年，群医束手无策，延请黄石屏赴京，针到病除。袁题匾额"一指回春"相赠。著名武术大师霍元甲患病，黄石屏也以金针为其治病。

黄石屏再传金针之术于武汉魏庭兰。魏得其术，亦擅长金针，以内、妇科病见长。魏庭兰笃信佛教，医德高尚，活人无数，医名显盛。魏庭兰先后收徒三人：大弟子治愈湖南督军谭延闿中风偏瘫之后，被委任两淮盐运使，即弃医从官；二弟子于抗战中长沙大火时失踪；三弟子叶心清，独承其技，被誉为"叶金针"。

叶心清，1908 年生于四川大邑县。13 岁时随祖母到湖北武汉叔父家居住。时魏庭兰正在武汉，叶心清亲见魏师为祖母治病，敬佩不已，决心拜其为师，魏感其诚意，乃收为徒。叶心清随师 12 年，尽得"金针"之术，于 1933 年回到重庆，与唐阳春、张乐天、吴棹仙、龚志贤等名医，在重庆凯旋路开设国粹医馆（张乐天任馆长），在四川中医界

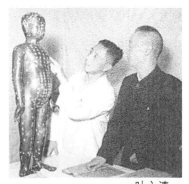

叶心清

颇有影响。两年后，因回成都为四川省主席刘湘治病，遂在成都包家巷开业行医。由于医术精湛，医德高尚，求诊者络绎不绝。当时成都骨科名医杜自明说："我和心清先生的金针，是两门难得的绝技。"

1951 年，叶心清受邀赴渝为领导看病，遂留在重庆。期间还为贺龙元帅治愈痹症。1955 年，叶心清奉调北京。他每周一、三、五上午为中央领导和外国友人治疗，二、四、六上午到普通门诊为群众治病。他还长期担任中央首长如刘少奇、朱德、宋庆龄、邓小平、叶剑英等的保健医生。1958 年，叶心清被派去为前也门国王艾哈迈德治疗顽疾，病愈后被誉为"东方神医"。1961 年，毛主席手书著名诗作《娄山关》送给他。叶心清曾多次出国为越南胡志明、柬埔寨西哈努克、也门国王等治病，屡获奇效，胡志明主席将亲笔签名照片送给他；范文同总理亲自授予他金质"友谊勋章"。

叶心清使用的金针独具特点，系 90% 的黄金加入 10% 的赤铜混合提炼，除去杂质，再抽拉成丝，直径约 0.28 毫米，有 3 寸和 5 寸两种规格。其特点是针质柔软，针身细长、针柄短小。叶心清为人耿直，不善言辞，好友任应秋称他"讷于言而敏于行。"叶心清胞弟叶德明亦有金针之术，曾任成都中医医院金针科主任、主任医师，其医术高超，善治疑难，深得病家称赞，也被称为"叶金针"。叶心清之子叶成亮、叶成鹄，叶德明之子叶成炳、女叶成理等皆继承家学，以针术见长。

成都地区"小儿"多

《史记》记载，扁鹊到陕西咸阳，听说当地人喜爱小孩，就称自己是儿科医

生，以看儿科病为主。在四川成都，其实也有这种情况，成都人也爱小孩，所以就有了很多善治小儿病的名医专家，人们还会冠以其姓氏，誉称为"某小儿"。如现在成都人家喻户晓的成都四大小儿：寇小儿（寇煜光）、王小儿（王静安）、熊小儿（熊梦周）、萧小儿（萧正安）。其实，早在民国时，成都也出了很多"小儿"，也有"四小儿"之称，只是因为年代久远，加之当时条件有限，很多资料没能及时保存，以致渐渐地，他们消失在历史的云烟之中。

"谢小儿"谢铨镕（1887—1964），成都人。自学中医成才，1920年开始行医，对儿科疾病造诣颇深，中年即享有"谢小儿"盛名。曾被聘为成都市中医考试委员，担任过成都国医讲习所教务主任，四川国医学院董事等职。新中国成立后，受聘为成都市第二人民医院儿科医师。其经治之病儿，多为他人失治误治之重症，处方常为麻杏石甘汤、凉膈散、三黄石膏汤，重则安宫牛黄丸、紫雪丹等品。病儿虽昏迷、动风，亦常应手而愈。谢氏经验丰富，且有胆识，故治险症多获奇效，著有《儿科经验录》（未刊）。

"王小儿"王祉珍（1893—1966），北京人。15岁开始学医，投师于北京针灸专家朱显堂及名医胡星恒门下，先后在北京、沈阳、成都等地行医。新中国成立后，初在成都市公安门诊部坐堂，后调至成都市第一人民医院工作。毕生致力于小儿杂病的临床研究，对乙脑、麻疹、小儿肺炎等疑难重症的诊治都有独到之处，有"王小儿"之誉称，并被聘为北京中医研究院特约研究员。

"赵小儿"赵耘农（1919—1968），成都新津县人。因母患疾而立志学医。高中毕业后，毅然求学于四川国医学院。自幼聪颖好学，经李斯炽、何伯勋等名医启迪指导，学识大有长进。毕业后，随赴乐山中学主讲生理卫生兼任校医。自修西医，是四川中西医结合较早的代表人物之一。新中国成立后，调成都市第一人民医院中医门诊。1959年，在成都中医学校讲授中药学、中医诊断和儿科学。赵耘农长于儿科，对麻疹、烂喉丹痧、乳蛾、惊风、小儿痿证等以及多种胃肠疾患，均有较好疗效，在群众中久享盛誉，人皆称"赵小儿"。

徐氏儿科徐梓柏（1886—1982），成都人。自幼学习中医，清末获都督府行医证。1938年参加创办成都国医公会，任监委委员。翌年，任《四川医药特刊》社社长。新中国成立后，在成都市第三人民医院任中医师，毕生致力于儿童杂病的临床研究，对治疗小儿肾炎、腹泻等疾病，颇有独到之处，著有《哑幼十讲》一书。

胡氏儿科胡伯安（1901—1973），四川眉山人。生于世医之家，自幼随先辈学医，熟读古今医籍。1921年悬壶乡里，后又在眉山举办国药部，颇有声望。1956年，调成都中医学院附属医院，专事儿科。其诊断注重望舌，其治法喜用疏解，如银翘散、桑菊饮、止嗽散、麻杏石甘汤等最为常用，亦善调理脾胃，习用平胃散、保和丸、四君子汤、参苓白术散等成方。疏里和中，轻灵活泼，精心化裁，疗效显著。

此外，如熊宝珊、冯视祥、王希贤等皆以儿科而著称，有"熊小儿""冯小儿"之称，在成都儿科界也享有较高的声望。

四川地区出"火神"

火神派诞生于清末同、光年间，其开山鼻祖为郑钦安（1824—1911），系四川邛崃人。郑氏重视人体阳气，以善用附子、干姜、桂枝等大辛大热之药而著称，时人誉称"郑火神"。郑氏之后，有卢铸之继承其学，常以大剂附子屡起沉疴，被人们尊为"卢火神"。卢铸之之子卢永定，卢永定之子卢崇汉，继承家学，也被称为"卢火神"。近几年，随着"火神派"的火热，这些"火神"渐渐被大家熟悉起来。其实，四川盛产附子，当然也就容易出"火神"，四川的"火神"远不止这几位。

"戴乌头"戴云波（1888—1868），四川邛崃人。初学私塾，青年时开始对中医感兴趣，8年间先后拜8位名师，于是医术大进，为人治病，多有疗效。1957年，戴云波调成都中医学院附属医院，以68岁高龄还刻苦学习，积极钻研，大力对风湿疾病进行研究。他将《金匮》乌头汤和麻黄附子细辛汤化裁名为乌附麻辛桂姜草汤，又分别拟定成药复方乌头片Ⅰ号和复方乌头片Ⅱ号（又名强力风湿片），用以治疗风寒湿痹证，效果甚佳，故时人称为"戴乌头"。

"火神菩萨"补晓岚（1856—1950），四川遂宁人。少时曾学武术，后来才学岐黄之术，因勤奋好学，几年时间便大有成就。补晓岚年轻时曾遍游南方各地，寻师访友，虚心求教，获益颇多。1928年定居重庆，开"补一药房"济世活人。他常说：培树先培根，救人先救命。他认为人体的生命活动全赖肾中阳气推动，阳气是生命的根本。所以他治病常以脾肾为本，重在扶阳，善用川乌、草乌、附子、蟾蜍、花蜘蛛等毒药、猛药，而常有奇效，故时人称为"火神菩萨"。

"曾火神"曾彦适（1899—1966），成都人。毕业于上海圣约翰大学，古文功底深厚，曾拜名医沈绍九为师，刻苦好学，精于证治，认为"脾肾之阳，为人体阳气之源，卫气营血之生莫不仰赖之"。故曾彦适善用温补之法，以附片治愈危重者甚多，被时人誉为"曾火神"。

"范火神"范中林（1895—1989），四川郫县人。多年来潜心于研究伤寒，善用经方，并深受火神鼻祖郑钦安思想影响。在掌握六经辨证规律治疗若干外感和内伤杂病方面积累了不少经验，对于许多虚寒证的疗效尤为显著，他善用大剂附子，故有"范火神"之称。

"唐火神"唐步祺（1917—2004），四川名医。祖父唐蓉生以医闻名于世，私淑郑钦安。唐步祺幼承庭训，研习郑氏之学，民间誉为"唐火神"。晚年穷十五年之功撰成《郑钦安医书阐释》一书，堪称火神派正宗传人。

其他还有云南"吴附子"吴佩衡，上海"祝附子"祝味菊、"刘附子"刘民叔，贵州"李附子"李彦师，都在四川学习"火神"思想后，而悬壶于全国各地，成为当地一方名医，他们都以擅用附子而著称，继承并传播了火神派之衣钵。

由川进京的临床大家：冉雪峰和蒲辅周

1. 冉雪峰

冉雪峰，原名敬典，别号恨生，1879年生于四川省巫山县。12岁开始随父采药，同时习医。五年后便独立应诊。然而冉雪峰受民主革命思想影响颇深，1907年，他出游京沪，定居武汉，并创办湖北通讯社，是为通讯社鼻祖。1911年，冉雪峰参加了震惊中外的武昌起义，任鄂军都督黎元洪之军机秘书，但不久即被黎

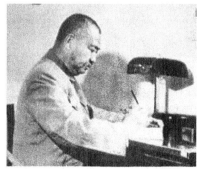

冉雪峰

逮捕入狱，后经各方积极营救才被释放。袁世凯窃国后，冉雪峰在报纸上揭露抨击其投降卖国、复辟帝制的罪行，于 1914 年再次身陷囹圄。两年后袁死，冉雪峰重获自由，但此时他已厌倦了政治，于是专心研究医学。

1917 年，冉雪峰悬壶武昌中和里，医名日噪。时武汉鼠疫严重流行，冉雪峰乃著《温病鼠疫问题解决》，制太素清燥救肺汤，急救通窍活血汤，活人者众。1919 年，冉雪峰被选为湖北省中西医会第一届会长，组织湖北中医公会与中医学会，创办湖北省《中医杂志》。1923 年在武昌独资创办湖北中医专门学校，自任校长，前后培养 500 余名中医师。1929 年，他出任汉口卫生局中医考试委员会委员、湖北省鉴定中医委员会委员。当时国民政府正欲"废止中医"，冉雪峰乃率领武汉中医界据理驳斥，并与天津名医张锡纯结成"南北同盟"，反对扼杀中医事业之卑鄙行径，"北张南冉"之称由此传开。中央国医馆成立后，冉雪峰任该馆医务处处长和湖北省国医馆馆长。抗日战争期间，他又捐款组织湖北省战地后方服务团，任团长及中医救护医院总院副院长，为抗日将士和难民免费治病。武汉沦陷前夕，冉雪峰举家迁往四川万县。此时，他与名医李重人、龚去非等交厚，并埋头读书，著有《大同药物学》《大同生理学》《大同方剂学》等著作。

1955 年，冉雪峰任重庆市政协委员、重庆中医进修学校首任校长，并亲自编写了《内经讲义》《伤寒论讲义》。1955 年 11 月奉调入京，到中医研究院工作，任中医研究院学术委员会副主任委员兼高干外宾治疗室主任，中华医学会总会常务理事，第二届全国政协委员，享受一等一级专家待遇。冉雪峰为人虚怀若谷，勤学苦研，尊古不泥，学识渊博。其学术思想可以概括为"一融三合"。一融，即伤寒与温病相融会；三合，即哲学与科学、中医与西医、理论与实践相结合。

1963 年 1 月，冉雪峰因脑动脉栓塞病逝，享年 85 岁。他一生著书甚丰，如《冉雪峰医案》《八法效方举隅》《中风临证效方选注》《冉注伤寒论》等都很受业界欢迎。

2. 蒲辅周

蒲辅周，少名启宇，光绪十四年（1888）生于四川省梓潼县一个世医之家。祖父蒲国桢，父亲蒲显聪皆以医为业，名闻乡里。15 岁时，蒲辅周开始随祖父和父亲学习医学。白天他在祖父开办的"杏林堂"侍诊，晚上则刻苦攻读医书。3 年之后，蒲辅周独立应诊。辅周之名，乃此时所取，意在以医术辅助贫弱，周济病人。

年轻的蒲辅周在家乡深得病家信赖。但他并不满足现状，一方面继续精研古今典籍，一方面又广泛收集秘方验方，汲取民间经验之精华。如眼科秘方"九子地黄丸"，伤科良方"百损丸"等都是他从当地医生处学来的。在学术上，蒲辅周从没有任何偏见。他不仅努力研究伤寒，也重视温病的学习，并特别推崇杨栗山之《寒温条辨》，他的乙脑治疗八法就是在此基础上形成的。

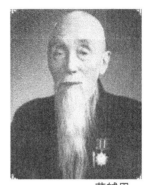

蒲辅周

1931 年，蒲辅周在梓潼成立"同济施医药社"，免费为贫困病人诊病施药，还创办了平民教养厂、两河义渡等慈善事业，受到当地群众的爱戴。1933 年，地方权势为了拉拢他，让他当区长。他为人正直，秉公办事，因此引起权贵的不满，数月后便托病辞职，到成都行医。到成都后，蒲辅周继续开办"同济施医药社"，并与成都名药店泰山堂定下合同，贫困病人可持他的特定处方去泰山堂免费抓药，账记在他的名下，由他定期结算。这样没过几年，蒲辅周已成为成都妇孺皆知的大名医了。

蒲辅周内、妇、儿科俱精，尤擅外感热病。1945 年夏，成都麻疹流行，众医束手无策，蒲辅周经过多次实地考察，认为此次麻疹与多雨湿热有关，遂改辛凉宣透为辛温化湿之法，病情遂得控制。十年之后，北京流行乙脑，按以前之治法病情不减反增，于是再请蒲辅周出山。他仔细分析，精确辨证，终于使一场可怕的瘟疫得以及时控制。后来《健康报》头版报道了此事，蒲辅周的名字顿时传遍全国。

1956 年，蒲辅周奉调进京后，先后担任了中医研究院副院长、中华医学会常务理事，第三、四届全国政协委员和第四届全国人大代表等职。期间他积极为群众服务，培养医学人才，并长期担任周恩来等中央领导人的保健医生。

1975 年，蒲辅周在北京逝世，享年 87 岁。其丰富的诊疗经验由学生高辉远整理成《蒲辅周医案》《蒲辅周医疗经验》等书。后其子蒲志孝又整理出《蒲辅周医话》等文。

近代四川的药材集散市场

四川自古有"中药之库"之美誉，川中盛产各类道地药材，如川贝、川芎、天麻等。有了药材，当然就需要市场来提供药材买卖的场所。在新中国成立以前，四川主要药材集散市场有重庆、成都、万县、中坝、宜宾、灌县（今都江堰）、雅安七个地方。

1. 重庆市场

重庆为我国西南经济贸易中心，是长江流域重要的货物集中地和转运地，省内及陕西、甘肃、西藏、云南、贵州等省区部分药材出口均汇集于此。鸦片战争以来，重庆逐渐成为西南重要的药材市场，各省药商纷纷云集储奇门一带进行药材交易。有数据显示，当时重庆的药材输出额每年达几百上千万元。"字号百余家，行栈七八十，铺户以百数，营业额大者百余万，其次数十万，小者也有数万……陕、甘、康、藏、滇、黔所产药材以此为集散地，湘、鄂、赣、粤等省药材之行销西南各省者，亦莫不以此为分配地。"这段话详细地记载了当时重庆药材贸易的繁荣。

但在1930年秋，储奇门发生了一场巨大火灾，大部分房屋、货品被焚，很多药商损失惨重而纷纷倒闭。1932年，日本进攻上海，更是雪上加霜，停闭药行近半数。到1937年，抗日战争全面爆发后，长江沿线交通梗阻，省内外大部分药材均改道运输（陕西、甘肃两省药材改由潼关或南郑下汉水。西康、西藏药材由会理经云南达海防或由昆明而运往缅甸仰光。云南、贵州药材由九龙出海防或由洪江到汉口）。由于运输线路改变，重庆药材贸易锐减，加上捐税繁重，市场从此一蹶不振。到新中国成立前夕，重庆药材贸易已如秋风落叶，寥寥无几，大有覆灭之势。

2. 成都市场

成都是四川省会，周围皆为平原，交通极为便利，是当时四川第二大药材销售市场。抗日战争以前，成都药材市场纯系内销性质，主要满足川内各地的药材进出口贸易。抗日战争以后，重庆原有的部分药材贸易转至成都，川内很多药材都由此经川陕公路运出四川。加之当时战区人民涌入四川，使得成都药铺大量增加，药材销售量也增大。而当时成都药材市场每日交易多达百余次，少则几十次。1944年，每家药行营业额多则两万万元，少则一万万元，一时间呈现出较为繁荣的景象。于是，成都药材市场逐渐由内销市场转为进出口市场，取代重庆成为四川最重要的药材内、外销市场，也是抗日战争后方最大的药材囤积地。

然而，抗日战争以后，内战爆发，全国物价飞涨，捐税繁重，经济萧条，在这种情况下，很多药行每天只有两三起交易，于是，很多药行终因资金周转不利，负债累累而先后关门。虽然药材市场的繁荣未能延续，但却在行业中留下了深刻影响，为成都以后药材市场复兴与发展奠定了基础。

3. 万县市场

万县位于长江之边，是川东重要的商业集散地，川东南、川东北各县和湖北利川、咸平等地的药材均在此汇集。经销品种有500种左右，远销汉口、上海、广州、天津、郑州等省内外许多大城市。川内水运药材输出量除了重庆就数万县最多，来来往往的轮船几乎每只船都装载有药材。1931年，万县药行已发展至近30家，比以前翻了一倍。饮片铺也发展到70多家，中药业从业人员近400人。但是随着市场规模的扩大，行业之间的不正当竞争也开始滋生，不顾质量、不讲信誉等现象比比皆是。

4. 灌县市场

灌县市场为川西北重要的药材市场。松潘、理县、茂汶边区各地所产药材及甘肃、青海两省部分药材都集聚于此，其中又以大黄、贝母、羌活、木香、冬虫夏草、麝香、甘松、鹿角等药材为主要交易品种。

5. 雅安市场

雅安市场汇集了所属各县及西康、西藏所产药材，比较成庄的药材有羌活、大黄、木香、贝母、冬虫夏草、黄芩、防风、麝香、牛膝等十余种，其余药材也较多。雅安药材主要运销重庆，但是抗日战争爆发后，长江交通阻滞，大部分药材均改道由西昌经昆明至海防出口，昔日来此的重庆药商庄客几乎绝迹，雅安药材交易乃陷于停顿状态，除贝母、冬虫夏草、麝香等几种贵重药材还可销售出去，其余药材无人问津。

6. 中坝市场

北川、平武、彰明、广元及甘肃南部等县药材均在此集散。中坝市场除杂药交易外，以江油、彰明出产的附子为大宗。附片为四川特产药，销路很广，但附子种植成本高，市价低，药农多无法继续种植，以致从 1942 年以后，附子产量逐年减少，附片市场日益萧条。

7. 宜宾市场

宜宾为四川、云南、贵州三省接壤要道，又为川南重镇。三省所产之药材很多在此聚集，种类丰富。其中又以云南、贵州两省运来的天麻、党参为大宗，除销售给当地药店外，还经水路下行至重庆，运出四川。但也是受抗日战争影响，到新中国成立前夕，宜宾市场的药行已由原先的 60 余家减少到 20 多家。

近代四川的著名中药老店

四川历来盛产药材，名医辈出，历朝历代的中药店堂当然也数不胜数，但因为年代久远，很多已无从可考，只有少数流传了下来。比如，重庆有康熙年间江西熊长泰、伍舒芳等开设的神香堂，嘉庆年间则有壶中春、罗广济堂、种德堂、大寿隆等。在成都地区，雍正年间有天福堂，道光年间有兴鼎药房，同治年间有萧长兴药店等。此外，合川的元义堂，绵竹的永结吉铺，铜梁的桂林堂，宜宾的天成堂，自贡的十全堂，重庆的天元堂，峨眉的保生堂等都是当时较为有名的药铺。有数据显示，民国五年（1916）时，四川共有中药店铺 17 872 家，其中成都地区有 305 家。今选其中几个历史悠久、声名远播者略做介绍：

1. 成都同仁堂

该店创办于乾隆四十五年（1707），迄今已有 300 多年的历史，是成都现存最古老的一家中药堂号，创办人姓陈名发光，所以店号旧名"陈同仁堂"。陈本江西宁江府人，后贩药入川，先在成都街边巷口摆摊售药，挣钱后便开设了"陈同仁堂"药号，现在"成都同仁堂"即是"陈同仁堂"原址。

同仁堂规模较大，前为配方部，后为成药作坊。所制成药，选料考究，工艺精细。如熬制龟板胶，龟板必须在三伏天浸泡，泡后剥去油皮，冲洗干净，夜间放于空旷地面上吸收露水，然后放置到冬至才行熬制，熬炼的锅必须是铜质，熬制人员轮流值班，三昼夜文火不断，这样加工的中药质量可想而知。对于贵重药材如人参、鹿茸、麝香、牛黄、熊胆、羚羊角等，坚持一人发药，一人下料的两人操作制度，这样既能互相监督，又可防止克扣斤两，暗中调换。民国期间，成都流传这样一段顺口溜："同仁堂，药最良。惊风丸，过山香。白痧药能开七窍，金红二丹急救方。膏丹丸散医百病，黑白膏药治恶疮。人马平安离不得，老少不欺一言堂。"由此可见成都同仁堂的信誉度是很好的。

现在同仁堂的业务依旧兴盛不衰，除经营传统的参、茸、胶、膏等滋补药品和四川特产川贝、虫草、银耳、天麻、杜仲等名贵中药外，在改革开放以后，又在全国率先办起了"药膳餐厅"。川菜是中国"四大菜系"之一。川人好吃，也爱做菜。

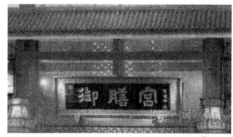

御膳宫

成都同仁堂乃结合这一特点，又根据历代食疗文献如《饮膳正要》《千金要方》《食疗本草》等著作记载的食谱以及从民间收集的有效食疗方，发掘和创制了160多个药膳品种，大致可以分为冷盘（如丁香鸡、果仁排骨）、小吃（如人参汤圆、茯苓包子）、菜肴（如陈皮鸡、红烧鱼掌）、饮料（如三蛇酒、三鞭酒）等几大类型。药膳餐厅的开设，把治病强身的药物与美味可口的食物很好地结合起来，使人们既享用了美食，又感受了博大精深的中医药文化，所以很受医药界和老百姓的欢迎和喜爱。如他们创制的治疗眩晕失眠的"天麻鱼头"、治疗肾虚腰痛的"枸杞腰子"、治疗肺虚久咳的"川贝炖鸡"、治疗阳痿不育的"狗脊虾仁"等著名药膳品种，早已驰名全国，走向世界。

2. 重庆桐君阁

桐君阁由重庆巴县人许建安于光绪三十四年（1903）创办，原名"桐君阁熟药房"。"桐君"一词源于《本草纲目》中："桐君，黄帝时臣也，著有《桐君采药录》"。该店最初也是实行"前店后坊"的经营方式，并制定了一套严格的质量规章制度，做到"货真价实""童叟无欺"。如配方中的人参，该店不用东北参而选质地优良的高丽参，熬炼虎骨胶专用虎的四大骨而不用杂骨，制作安宫牛黄丸、大活络丹、苏合香丸等所需的重要原料龙脑香、苏合香、牛黄、犀角等也专门找人在广州、香港、印度、南

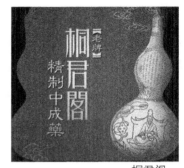

桐君阁

洋一带购买。另外，桐君阁注意改进工艺，比如该店曾销售一种"黑驴皮胶"，是用东北、华北、西北的黑毛驴皮，剥去腐肉，再用老君洞纯洁井泉水掺合陈年老酒熬炼而成，成品色泽淡黄，有香气，虽然价格昂贵，但病家乐于购用。

　　桐君阁在宣传方面也是下了很大功夫的。如最初成立时，药房专门成立珍奇部，摆上西康金丝猴、浙江火鸡、印度明月鸟、伊朗鹦鹉、南洋珊瑚等，这些东西在制药上用途不大，但对于吸引广大顾客，炫耀货品充实，还是很有好处的。再有，药房所卖鹿茸和"全鹿丸"，为了取信于众人，每到冬季就定好日期并告知顾客，届时当众宰杀专由东北运回的梅花鹿。所制"乌鸡白凤丸"，也是当众宰杀由江西泰和县买回来的白毛乌骨鸡。另外，桐君阁所用的生产工具如制丸拇筛、切药铡刀、熬胶铜锅等都是用的最新式的品种。正是由于这些原因，再加上掌门人许建安利用的一些竞争手段，使得桐君阁在短短几年之内就在重庆站稳了脚跟，并且后来居上，其声誉逐渐超过了壶中春、永和春等名店、老店。

　　桐君阁最有名的是它的成药，民国时，桐君阁经营的膏丹丸散各类成药计有240余种，常年炮制饮片400余种，故当地流传一句话"北有同仁堂，南有桐君阁"。桐君阁以"八大金刚"为拳头产品，分别是：犀黄丸、安宫牛黄丸、神效紫雪丹、虎骨大活络丹、定坤丹、局方至宝丹、化癥回生丹、苏合香丸。后来通过改进技术，又研发了天麻丸、一粒止痛丹、雄狮丸、嫦娥加丽丸、青蒿素片、穿龙骨刺片等新型中成药，畅销国内外。1951年，为适应新中国的经济政策，重庆桐君阁与其他5家中药店合营为专事中成药生产的工厂，现在的桐君阁药厂已发展为以机械化生产为主的全国重点中成药品生产基地。

3. 庚鼎药房

庚鼎药房创建于 1900 年，原址在城北鼓楼北二街，创办人为曹绍森（成都士绅，出资人）、黄善臣（内江人，外科医生）、叶炳和（大邑人，老药工）。店名取"庚鼎"者，乃曹绍森研究所定。"庚"字指创办于农历"庚子年"，"鼎"指三人劳资合作，辛勤奔波，惨淡经营，"三鼎足"合力而成也，故取名"庚鼎"。

庚鼎药房以制造膏丹丸散诸外用成药而闻名。其所采用之药方，主要选自《验方新编》记载之方。虽然初期经费紧张，但药房在采购名贵药材时，如牛黄、麝香、犀角、羚羊角等，也不惜重本，务必选购上等品种。一些短缺药品，也千方百计设法找到，缺一不造。其在选方、下料、配量方面，都极其慎重，精细准确。在药材炮制方面，庚鼎药房遵循古训，全程依照古法，尤其在炼丹方面，更是非常精细，一定要练到炉火纯青，丹质十成为准。如火候失慎，丹色不纯，或有飞丹走烟现象，宁可抛弃不用，另下药重炼。因此，庚鼎药房制作出来的药品，工精料好，且价廉药效，故为医家和病家所常用，短时间内声誉日隆，甚至有人不远万里入川采购。其著名药品有渴龙奔江丹、醒消丸、梅花点舌丹、太乙紫金锭、金耗子屎、白痧药、阳和解凝膏、红升丹、白降丹、铁箍散、子龙丸、万应丸等数十种，其中，以渴龙奔江丹、醒消丸、梅花点舌丹最著名，以金耗子屎、太乙紫金锭、渴龙奔江丹最畅销。1928 年前后，黄善臣、叶炳和先后去世，曹绍森乃将其所在药房之股份悉数给予其子女，自此庚鼎药房由曹绍森独资经营。曹绍森于 1948 年去世，药房由家人继续料理。新中国成立后，先由公私合营，继纳入国营，合并于工农兵药厂。

4. 泰三堂

泰三堂是位于成都署袜北二街上的一家铺面古朴、历史悠久的百年老店，创立年代已不可考，原名"泰山堂"。清末民初，张竹波等三人接掌"泰山堂"，遂更名"泰三堂"，沿用至今。

泰三堂以经营供配方用的中药饮片为主，同时也销售鹿茸、麝香、阿胶等名贵药材以及部分中成药。由于该店一直遵循"道地药材""遵古炮制"的原则，加上药材质优效良，价格合理，所以很受成都医药界及市民的信赖和喜爱，成为一家有名的中药配方门市部。在开展配方业务外，泰三堂也自制一些中成药出售，其中尤以"泰三堂珍珠眼药精"最为有名。"珍珠眼药精"又名"锡盒眼药"，采用上等金胆（熊胆中的菜花胆）、麝香、海浮石、慈姑等中药制成，对目赤红肿、迎风流泪、视物不清等风热肝火实证眼疾有较好疗效。业务发展后，泰三堂又开设一分店，取"十全上工"之意，名曰"上全堂"。泰三堂一直保持了老中医坐堂应诊、代病家加工药粉制作成药等传统做法。后来，又新开设药品邮寄业务，故在广大病人心目中，"泰三堂"一直享有"便民药店"之誉。

四川近现代生产的著名中成药

前面介绍了近代四川的著名药房，值得一提的是，四川中药店堂的经营大多具有"前店后坊"的特色，即店堂前面供医生坐堂应诊、饮片配方和出售中成药，店堂后面则进行饮片的加工炮制和中成药的制作。四川历来生产的具有地方特色的中成药品种甚多，大型药店一般制作200余种，小的药店也能生产十余种，其中以成都、重庆两地产品多、质量好、疗效好、销路广。例如成都同仁堂的灵宝丸、惊风丸、万应片，庚鼎药房的渴龙奔江丹、七宝光明露，天福堂的阿魏丸，满林春的金不换膏药，萧长兴的紫雪丹，泰山堂的锡盒眼药；重庆地区有熊长泰生产的灵宝丹、光明眼药、生肌拔毒丹、红毛膏、十全大补丸、黑锡丹等，桐君阁的磁朱丸、化癥回生丹，天元堂的龟鹿二仙丸，庆余堂的桑菊饮、银翘散等。这些成药大多是本药店的拳头产品，在群众中享有很高声誉，不仅畅销国内城乡，而且部分产品还远销蒙古、朝鲜及东南亚诸国。此外，川内其他县市也有一些著名成药。如彭县济生大药房的清润丸，永川大昌恒的补中益气丸，铜梁长寿春的七制香附丸、小儿紧口风散，合川元仪堂的二仙丹、白膏药，以及川东南常用的半夏曲、蟾酥丸、化风丹、青果丸、七厘散等，也都十分有名。

1. 伍舒芳膏药

伍舒芳膏药是伍舒芳膏药店的主打产品，亦有200多年的历史，在西南一带久负盛名。创始人伍宏宪在康熙末年由南京入重庆，创办"伍舒芳香室"，经营香粉（化妆品）和药香（如安息香）等。后得异人传授秘方，乃炼制膏药，初为免费赠送，由于膏药疗效确切，需求者剧增，才开始收取一定药费。

伍舒芳膏药的种类经过上百年的传承淘汰，现在流传下来的主要有四种，但其基础都是一个 32 味药物组成的处方，由于膏药分量和使用方法的不同，而分别具有祛风散寒、消炎止痛、提脓解毒、杀菌生肌等不同功效。比如万应狗皮膏和万应红布膏须根据不同的病情选择敷贴部位，专治风湿麻木、关节拘挛等肢节顽痹，但前者每张膏药重六钱，并另外附有药粉（由 12 味药共研细末，再加麝香、冰片），摊膏用狗皮（有祛风除湿的功效）。后者重三钱，药末直接撒在膏药之上，这样一来，二者的疗效就有了差别。但二者在贴之前须用温开水洗净贴处穴位，再用老姜烤热擦热穴位后方可贴上，因姜有辛温散寒之功效。阳和解凝膏和红毛拔毒膏主治疮疡肿毒、跌打损伤，只贴患处。前者每张膏药重一钱五分，摊膏用青布。后者重一钱，摊膏用油纸。若是病程较长，偏于慢性者多用阳和解凝膏，而病属急性，病程较短者就贴用红毛拔毒膏。贴之前均须用茶水洗净患处，以后每日用茶水或葱汤清洗一次，因茶水能清热消炎，而葱能通气杀菌。

伍舒芳膏药的熬制过程也是很考究的：先将麻油倒入铁锅内，待麻油沸腾后，再把药材放入，继续用小火慢慢将药炸酥，等药汁已慢慢透出，然后加入黄丹粉，用铁棍搅匀，等到膏药冷却成半流体时再行摊制，或者把膏药用陶器缸子盛装封盖，陆续摊制。熬制时需注意：一般每次用麻油 3 500 克，但必须根据熬炼时的季节、气温、天气变化等情况灵活掌握，酌情加减。尤其要掌握火候适宜，膏药才不至于"走性"，在下黄丹粉时必须火力强，这叫"武火猛熬"；待熬到由黄色转变为黑色时，就必须改用微火缓缓熬炼，叫作"文火细煎"。

2. 玉泉丸

玉泉丸是成都中药厂根据传统名方改进工艺、精心研制而成的一种治疗消渴证（糖尿病）的有效中成药。成都中药厂是由庚鼎、精一堂、益康、玉成、广生等 34 家大小药房合并发展起来的一家具有较大规模的中成药企业。由于该厂集中了成都老字号中药店堂的主要技术人员和经验丰富的老药工，以及各店堂的秘方和名牌产品，因此是一家在国内外都有较大影响的中药厂。

一般消渴患者，坚持服用玉泉丸 2~3 个疗程（每疗程 1 月）即有满意效果，所以该药深得广大患者信赖，享誉全国，远销国外，为厂家带来了巨大的经济和社会效益。革命老人谢觉哉在服用玉泉丸治愈糖尿病后，怀着喜悦的心情写下一首《喜渴病愈》："文园病渴几经年，久旱求泉未及泉。辟谷尝参都试过，一丸遇到不妨千。"

3. 一粒止痛丹

一粒止痛丹是由重庆桐君阁药厂研制，适用于多种病证的镇痛良药，其主要成分是金不换、麝香、乳香、没药、延胡索等，对跌打损伤、瘀滞肿痛、腹痛、胃痛、牙龈肿痛、痛经，以及各种肿瘤疼痛，都有较好的止痛效果。一般每日3次，1次1粒，多数患者在服药半小时内即开始生效，止痛时间维持在4小时以上，且无任何不良反应，所以是居家、旅行和医疗部门常备的应急药品。

4. 喉炎丸

喉炎丸也是成都中药厂的优质产品之一。该药以极其珍贵的中药如麝香、犀角、牛黄等炮制加工，精心配料研制而成，以体积微小而疗效优异为其特色，具有清热解毒、消肿止痛的功效，主治烂喉丹痧、喉风、乳蛾、咽喉肿痛，以及疔疮肿痛等。该药既可外用，又可内服，是四川传统中成药，其制造和使用已有百余年历史，在民间享有很高的声誉。

5. 麝香舒活灵

麝香舒活灵是由四川省中药厂生产的一种骨伤科外治专用药水，其处方为成都著名骨伤专家郑怀贤所创，以麝香、三七、血竭等名贵中药为主要原料，按传统工艺精制而成，有活血散瘀、消肿定痛、舒筋活络等优良功效，对新旧闭合性骨折、软组织损伤、扭挫伤以及风湿性关节炎等病证，都有较好疗效。

6. 麝香止痛膏

麝香止痛膏由重庆中药厂研制而成，以麝香为主要原料，结合现代工艺技术，精心研制而成的一种外用药。这种外用橡皮膏药，有止痛迅速、使用方便、清洁卫生的特点，对跌打损伤、扭挫伤所致的红肿疼痛，以及风湿引起的筋骨痛、腰腿痛、关节痛等，具有显著疗效。